慢性病综合防控践行探索精选

（第二集）

主　编◎吴　静
副主编◎周脉耕

编委（按姓氏笔画排序）
毛　凡　吴　静　宋秀玲　张伟伟　周脉耕　姜莹莹
顾学琪　徐　健　徐婷玲　董文兰　董建群　蒋　炜

人民卫生出版社
·北　京·

图书在版编目（CIP）数据

慢性病综合防控践行探索精选．第二集 / 吴静主编．—北京：人民卫生出版社，2021．8

ISBN 978-7-117-31915-7

Ⅰ．①慢…　Ⅱ．①吴…　Ⅲ．①慢性病-防治　Ⅳ．①R4

中国版本图书馆 CIP 数据核字（2021）第 160823 号

人卫智网	www.ipmph.com	医学教育、学术、考试、健康，购书智慧智能综合服务平台
人卫官网	www.pmph.com	人卫官方资讯发布平台

慢性病综合防控践行探索精选（第二集）

Manxingbing Zonghe Fangkong Jianxing Tansuo Jingxuan（Dierji）

主　　编：吴　静
出版发行：人民卫生出版社（中继线 010-59780011）
地　　址：北京市朝阳区潘家园南里 19 号
邮　　编：100021
E - mail：pmph @ pmph.com
购书热线：010-59787592　010-59787584　010-65264830
印　　刷：廊坊一二〇六印刷厂
经　　销：新华书店
开　　本：710 × 1000　1/16　　印张：15
字　　数：253 千字
版　　次：2021 年 8 月第 1 版
印　　次：2021 年 9 月第 1 次印刷
标准书号：ISBN 978-7-117-31915-7
定　　价：50.00 元
打击盗版举报电话：010-59787491　E-mail：WQ @ pmph.com
质量问题联系电话：010-59787234　E-mail：zhiliang @ pmph.com

前言

岁月弹指刹那，沧桑不掩风华。时隔两年，《慢性病综合防控践行探索精选（第二集）》即将与大家见面。当前，新冠肺炎疫情（COVID-19）使人类健康与社会发展的一体性再次成为焦点。核酸转阳、病毒变异、疫苗研发……传染病带给我们的冲击似乎让我们无暇顾及那些看似单调、乏味的"慢性病"。殊不知，这场人类历史罕见的危机所暴露出的问题远远不是传染病防控单一的维度，卫生体系的健全、部门合作的强化、老龄化的应对、全人群与全生命周期的健康水平全面提升都需要我们从整体健康观的角度去重新审视。

光阴含笑去，冷暖由心来。2021 年，是我国"十四五"规划的开局之年，也是落实《"健康中国 2030"规划纲要》的攻坚之年。健康融万策、深化医药卫生体制改革、强化政府多部门合作、优化健康服务、完善健康保障、发展健康产业，所有这些无不与慢性病防控密切相关。今年正值中国共产党诞辰 100 周年，此刻将本书奉献给大家，一方面想讲好慢性病防控的故事，另一方面也希望能展现制度优势带来的丰硕成果。

幽韵如云，其味共赏。本书共展示了慢性病防控案例 45 篇，是中国疾病预防控制中心慢性非传染性疾病预防控制中心组织各领域专家，从全国 31 个省（自治区、直辖市）及新疆生产建设兵团报送的 218 篇案例中遴选而来。案例集中体现了科学性、选题立意、撰写质量、推广价值、防治成效等方面的标准，内容涵盖我国慢性病综合防控工作的方方面面，紧扣"健康中国"主旋律，荟萃了慢性病防控政策研究与发展的真知灼见，展现了基层公共卫生与医疗工作者们结合实际、锐意进取、勇于创新的时代风采。

古人云："士人有百折不回之真心，才有万变不穷之妙用。"慢性病防控是一项长期、艰巨而伟大的事业，其成功，不在能知，乃在能行。我们衷心希望通过这些展示的案例，真正能够从"一枝红杏"引出万紫千红的春天。

吴 静

2021 年 7 月

目 录

>>> 危险因素防控篇 <<<

积极发挥家庭主妇干预作用,着力提高高血压防治水平 …………………… 002
享健康呼吸,创无烟钢都 ……………………………………………………… 007
建章立制,部门联动,全方位助推高血压医防融合…………………………… 013
公益瘦身俱乐部,慢性病防控新探索 ……………………………………… 017
减盐控油出重拳,龙头餐饮勇当先 ………………………………………… 021
“三减”进万家,健康“百家宴”……………………………………………… 026
建机制　强联动　开创减盐控压工作新局面………………………………… 030
鲁菜减盐推进慢性病防控健康餐饮发展……………………………………… 034
营养为宝,健康为安 ………………………………………………………… 038

>>> 慢性病管理篇 <<<

城市“赤脚医生”打造健康服务闭环 ………………………………………… 045
慢性病管理“一条龙”,“家门口”服务显实效………………………………… 051
“以健康为中心”的医共体建设——尤溪模式 ……………………………… 056
实施肺康复计划,探索慢阻肺防治 ………………………………………… 063
以糖尿病并发症筛查工作站为发力点,推进糖尿病医防融合 ………… 069
关口前移,构建慢性病高风险人群健康管理模式 ………………………… 075
上海市虹口区脑卒中综合防治网络建设的模式……………………………… 081
镜湖区实施“两卡制”,基本公共卫生服务更高效、更真实 ……………… 085

>>> 慢性病信息化篇 <<<

构建“信息化 + 大健康”慢性病综合防控体系，助力全方位全周期保障人民健康…… 091
从“看”电视到“用”电视——健康北仑云平台建设 …… 095
探索利用社保移动支付平台，推动偏远山区慢性病管理 …… 099
信息化“纤绳”助推慢性病综合防控 …… 102
爱的云端——云医院…… 106
“智慧家医”助力，打造家“门口的”健康卫士 …… 112
用好移动互联网 APP，助推松江慢阻肺防治 …… 117
新的慢性病一体化管理信息系统促进静安慢性病管理升华…… 123
构建“5+1”健教服务网络，打造“互联网 +”健康科普新生态 …… 131
脑卒中病切莫急，一键呼叫“李秘书” …… 137

>>> 健康融入万策篇 <<<

慢性病编进采茶戏，健康知识“唱”出来…… 143
医体融合推动健康淮安建设…… 147
“小小健康指导员”助力家庭健康教育 …… 152
转型计生指导员，转出慢性病防控新格局 …… 155
政府考核，人民监督，为慢性病防控保驾护航…… 158

>>> 全生命周期的健康维护篇 <<<

品牌养老助推医养结合新模式…… 165
爱护小牙齿，家校手携手 …… 171

打造智慧型“医养结合”新模式 …… 175
学生家长共携手,增强体质防慢性病——“家庭体育作业”助力学生健康成长 …… 179
颐养之家 幸福的家 …… 184
关爱幼儿健康成长 让孩子拥有“轻松”童年 …… 188
推进医养融合 打造“以医融养”与“以养融医”并存的健康养老新模式 …… 192
职业人群健康管理实践与探索 …… 196

>>> 社区治理与慢性病防治篇 <<<

“客堂汇” 汇健康 …… 204
“健康夜话”与社区居民摆健康龙门阵 …… 209
探索志愿者参与模式,助推社区慢性病管理 …… 214
来自四堂间的笑声 …… 220
共植创新“四叶草”,健康管理新格局 …… 225

后记 …… 231

危险因素防控篇

随着人们生活水平的日渐增长，健康意识也逐步增加，“养生”成为了人们挂在口头上的常用词汇。世界卫生组织研究发现，在影响健康的因素中，生物学因素占15%、环境影响占17%、行为和生活方式占60%、医疗服务仅占8%。因此，最简单最有效的养生方法，就是培养健康生活方式。然而，我国家庭人均每日烹调用盐和用油量远高于推荐值，而水果、豆及豆制品、奶类消费量仍不足；儿童青少年经常饮用含糖饮料问题已经凸显，15岁以上人群吸烟率超过25%；且居民超重肥胖问题不断凸显，有超过一半的成年居民超重或肥胖，儿童青少年超重肥胖率日渐攀升；高血压、糖尿病、高胆固醇血症的患病率有所上升。不健康生活方式仍然在我国人群中普遍存在，我国的慢性病防控工作面临巨大的挑战！

预防慢性病的发生、延缓慢性病的进展，要从改变生活习惯开始。从健康的社会决定因素角度来思考，将各种危险因素的综合防控融入个人的日常生活、单位、机构以及社会各界的政策制定和落实中，才能更为有效地促进健康生活方式的养成。比如要改善饮食和食物的供应环境，推动健康食堂、健康餐厅，鼓励食品企业生产低油、低糖的食品，为居民选择营养丰富的食物、实现合理膳食提供更多的支持条件。比如要改善促进人们身体活动的支持环境，加强人行道、自行车道、健康步道的建设，鼓励绿色出行，加大体育、健身、娱乐场所及公园等促进身体活动场所的建设，并且向公众开放。

本篇章选取了9个案例，这些案例的践行者通过积极思考和创新，促进了各个部门的合作、发动了全社会的力量来营造有利于广大群众树立健康生活方式的氛围。他们的做法和经验值得被学习和借鉴！

积极发挥家庭主妇干预作用，着力提高高血压防治水平

重庆市荣昌区于2009年通过“世行贷款/英国赠款中国农村卫生改革与发展项目”（卫生XI项目），率先在广顺街道天常村开展以家庭主妇为主要干预对象，多种干预措施相结合的针对高血压防治的健康教育和健康促进方法的探索，取得了不错的效果。在项目实施前，有关部门对广顺街道天常村高血压防治情况进行了基线调查，调查结果显示：35岁及以上人群高血压患病率为16.02%，其中新发现率为5.85%，既往患病率为10.18%，管理率为13.1%，血压控制率为11.49%；在实施基本公共卫生服务之前，高血压患者没有接受过规范化随访管理，对高血压认识较少，有49.43%的患者通过间断服药控制血压，有11.49%的患者认为高血压不用治疗。可以看出天常村的高血压防治措施基本是一片空白，防治效果较差，这也基本上代表了荣昌区的高血压防治现状。

之所以选择家庭主妇为切入点，探索适合农村地区的高血压防治经验，考虑到高血压患病的主要因素与个体生活习惯尤其是饮食结构有主要关系，而荣昌绝大部分家庭的厨房都是妇女的阵地，因此家庭主妇在家庭成员高血压防治中具有特殊作用，她们的双手把握着全家人的健康。

一、工作思路

通过让家庭主妇获取高血压防控知识，调整家庭饮食结构和监控家庭成员不良生活行为，以此逐渐提高家庭其他成员高血压防治知识知晓率、改善不良生活方式，以及提高高血压患者的依从性和自我管理能力，建立起“家庭主妇-家庭-示范户-社区”的健康教育和健康促进高血压防治模式。

二、主要做法

（一）选准干预实施主体

高血压患病的主要因素与个体生活习惯尤其是饮食结构有主要关系，荣昌区绝大部分家庭的厨房都是妇女的阵地，因此家庭主妇在家庭成员高血压

防治中具有特殊作用，她们的双手把握着全家人的健康。荣昌区选择家庭成员中有高血压患者（含家庭主妇本人）、年龄在65岁以下、小学以上文化程度并愿意承担“家庭高血压防治义务宣传”的家庭主妇作为干预实施主体。

（二）建立资金保障机制

将干预活动纳入基本公共卫生服务项目，每户400元，活动经费从基本公共卫生项目中列支。截至2019年，该项工作已全覆盖辖区内21个镇街和167个村，累计干预7 068户，涉及高血压患者10 602人，家庭成员8 481人，评选示范户1 050户。

（三）落实具体干预策略

1. 基层医疗机构与家庭主妇签订承诺书

明确家庭主妇在高血压防治方面应该做什么，怎么做。承诺书主要内容为：①愿意接受学习高血压防治知识，把学习到的高血压防治知识向家庭成员进行传播，督促家庭中35岁以上的成员每半年去村卫生室测一次血压；督促家庭成员改掉不健康的生活习惯，建立如戒烟限酒、控盐控油、适量体育运动等健康生活方式；②坚持在做菜时使用限盐勺和控油壶，减少油、盐的使用量，并做好每月油、盐食用摄入量记录，定期把记录表及时反馈到村医处；③有高血压患者的家庭，家庭主妇需要协助村医对高血压患者开展管理，督促其坚持规律服药，使高血压患者血压达标。督促高血压患者改掉不良的生活习惯，建立良好的生活方式。

2. 多形式提升家庭主妇干预技能

一是定期对家庭主妇开展高血压防治知识讲座（重点对核心防治知识的掌握、为什么要控盐、如何使用限盐勺控油壶、合理膳食、如何协助医务人员管理高血压患者等）。通过培训，提高家庭主妇对高血压的认识及调整家庭饮食结构和监控家庭成员不良生活行为的能力，让她们能有意识地协助医务人员加强对高血压患者的管理，及时将信息反馈给医务人员，在患者与医务人员之间架起一座信息沟通的“桥梁”，逐渐提高家庭其他成员高血压防治知识的知晓率、改变不良生活方式、提高高血压患者的依从性和自我管理能力。在家庭里承担起宣传员、监督员、执行员的任务，起到“家庭健康的守门神”的作用。二是指导家庭主妇如何控盐、填写食盐记录和高血压患者服药记录表格。由村医负责每月收集该表格，并计算出家庭人均食盐量[单位：g/（人·天）]，并将家庭用盐评价结果反馈给家庭主妇,进一步给予指导。三是营造健康氛围。在每个村民小组院落显眼地方张贴高血压防治知识大型宣传海报;入户向每个家庭发放通俗易懂的高血压防治手册和宣传挂历;向每个家庭发放限盐勺控油壶。采取开院坝会、村民座谈会、健康知识讲座等多种形式宣传讲解高血压防治知识,积极营造宣传高血压防治知识氛围,使家庭主妇懂得和领会高血压防治的重要性,自觉践行高血压防治技能,监督家庭成员改掉不良生活行为,自觉戒烟、限酒、减盐等。四是开展家庭主妇限盐控油技能厨艺比赛,提高村民限盐控油意识。每个镇街卫生院每年举办 1 期“家庭主妇限盐控油技能厨艺比赛”,共有 2 940 名家庭主妇参赛。比赛有较大的影响力,展现了家庭主妇限盐控油成效,提高村民参与高血压防治工作的积极性和自愿性,对干预起到很好的推动作用。五是开展高血压防治示范户评选。按照家庭成员中高血压患者健康知识的知晓情况、不良行为改变情况、积极配合镇街卫生院和村医的规范化管理情况及家庭主妇的责任落实情况等标准进行评选。2013—2019 年,在 147 个村开展评选“高血压防治示范户”活动,共评选出 1 050 户“高血压防治示范户”。

(四)延伸推行“示范户 - 社区”传播活动

2013—2019 年,在已评选出的 1 050 户示范户中,以 1 户带 2 户的形式,共确定新示范户 2 100 户,开展“以家庭主妇为主要干预对象,多种干预措施相结合的高血压防治”,逐步覆盖整个社区。为提高示范户的积极性,除给予物质奖励外,还在一些政策、项目上向示范户倾斜。

物资上:向示范户奖励腰围尺、计步器、血压计、血糖仪、电子体重秤、低钠盐等健康工具和生活用品;

政策上:对示范户优先落实家庭签约和基本公共卫生服务各项目,为到区人民医院就诊的高血压患者开辟绿色通道;

项目上:区里承担的骨质疏松流行病学调查项目、心血管病高危人群早期筛查与综合干预项目等均向示范户倾斜。

(五)积极发挥村医在此项活动中的网底作用

充分发挥村医作用,建立家庭基本信息库并进行管理。明确村医工作责任和内容:负责定期对家庭主妇开展高血压防治知识讲座;负责分发高血压防治知识宣传材料和控盐控油工具;负责协调村委会,组织村民开展各项健康促进活动（坝坝舞、广播体操等体育运动）；指导家庭主妇填写家庭食盐的摄入量表，每月收集该表格，并计算出家庭人均食盐量［单位：g/（人·天）］；每月为高血压患者测量血压并了解血压控制情况；定期收集信息报镇卫生院，同时将食盐信息及时反馈给家庭主妇，并做好指导工作，接受镇级卫生院工作监督、指导；评选高血压防治示范户，并收集上报典型案例；协助完成干预前后的评估调查。

三、取得成效

（一）家庭主妇干预高血压防治模式得到上级充分肯定

通过以家庭主妇为主要干预对象开展家庭高血压防治健康教育与健康促进模式的深入实践证明，家庭主妇干预高血压防治是最经济、最有效的措施。全区高血压患者规范管理率历年均达到市级 60% 的要求，血压控制率均达到市级 50% 的要求。2017 年成功创建国家慢性病综合防控示范区，该模式得到国家领导和专家一致肯定，在原国家卫生计生委基层司主办的“国家基本公共卫生服务项目——健康教育与健康促进方法研讨会”上进行交流，并在第九届全球健康促进大会中国健康促进优秀实践征集活动中被评为入围案例。

（二）家庭成员高血压防治知识知晓率与不良行为明显改善

据统计，家庭成员高血压防治知识知晓率由 2014 年的 52.94% 提高到了 2018 年的 68.62%，人均每日食盐摄入量由 2014 年的 13.1g 下降到了 2018 年的 7.23g。此外，家庭成员不健康行为得到明显改善，吸烟率由 2014 年的 5.99% 下降到了 2018 年的 3.46%，饮酒率由 2014 年的 14.98% 下降到了 2018 年的 8.02%，自觉口味较重的家庭成员比例由 2014 年的 14.98% 下降到了 2018 年的 10.04%，定期测血压率保持在 85% 以上。

（三）高血压患者防治知识知晓率及不良行为明显改善

据统计，高血压患者防治知识知晓率由 2014 年的 78.2% 提高到了 2018 年的 88.43%，每日食盐摄入量从 2014 年的 10.15g 降到了 2018 年的 5.78g。此外，患者的不健康行为也得到了明显改善，吸烟率由 2014 年的 11.53% 下降到了 2018 年的 6.58%，饮酒率由 2014 年的 16.22% 下降到了 2018 年的 9.5%，自觉口味较重的家庭成员比例由 2014 年的 17.49% 下降到了 2018 年的 8.28%，每月测血压率保持在 90% 以上。

（四）高血压患者控制指标明显提升

高血压患者规律服药、规范管理、血压控制率分别达到 83.80%、90.49%、75.76%，较 2014 年有较大改善。

四、体会

（一）政策支持是关键：将家庭主妇干预纳入基本公共卫生服务个性化健康指导，提供经费支持，保证可持续性。

（二）规范培训，提高家庭主妇的知识水平、技能与信心，达到授人以渔的目的。

（三）做好家庭主妇干预的规定动作，保证干预措施落地。

（四）村医是家庭主妇干预的支撑，要起到纽带的作用。

（五）督导与评估保证干预的效果，为政策制定提供依据。

下一步，将继续开展创新，实现从“以疾病为中心”到“以健康为中心”的转变。自 2020 年起，将家庭主妇转变为家庭主厨，把 2 型糖尿病患者健康管理一并纳入推广。

（重庆市荣昌区疾病预防控制中心　供稿）

享健康呼吸，创无烟钢都

邵雨平是辽宁省鞍山房产局的一名普通员工，2012 年鞍山市房产局开展戒烟工作时，局长亲自劝导、领导带头戒烟，反复开会宣传吸烟危害，这使邵雨平终于下定决心戒烟。“我烟瘾挺大的，每天至少一盒烟，一年少说得 3 000 多块钱，我气管不好，总是咳嗽，吃药打针一年到头也是一笔开销。不管是为自己好，还是为集体荣誉，这烟都必须戒。”邵雨平笑着说，“自从戒烟起，咱家空气环境都改善了，我也有精神头儿了。应了咱局长的话，‘一时痛苦，终身幸福；延长生命五年，自己给自己涨五级工资’。现在咱们局戒烟都创世界纪录了（2014 年 3 月 20 日，世界纪录协会和上海大世界基尼斯总部向鞍山市房产局颁发“世界上 1 年内戒烟成功人数最多的组织机构”世界纪录证书和“集体戒烟成功人数最多的单位”大世界基尼斯之最证书），我更得坚持住不能复吸，可不能给集体荣誉拖后腿。”说起这件事，邵雨平感到非常自豪。

一、背景

立山区是鞍山市传统老工业城区，人口 43 万，面积约 60 万平方公里，立山区人群吸烟率为 30.63%，其中男性为 52.74%，女性为 9.04%，立山区吸烟现状严峻，控烟形势不容乐观，控烟迫在眉睫。借助试点打造精品，2012 年年初以来，为了消除和减少吸烟危害，倡导健康的生活方式，提高自身的文明水平，鞍山市房产局积极响应国家、省、市控烟号召，在市控烟工作领导小组的组织下，按照鞍山作为全国 17 个控烟试点城市的标准要求，深入贯彻落实以市长令颁布的《鞍山市公共场所控制吸烟规定》，鞍山市房产局肩负着全市百姓房屋维修、冬季供暖、物业管理、产权办理等职能，是直接面向百姓服务的窗口单位。据统计，戒烟前市房产局系统 513 名吸烟职工中，一线职工 342 人，占吸烟职工总数的 67%；烟龄 30 年以上的 113 人，占吸烟职工总数的 22%；吸烟女职工 15 人。面临吸烟人员数量多、烟龄长、范围大等一系列难题。

二、具体做法

（一）做好宣传发动，提高吸烟者主动戒烟的自觉性

鞍山市房产局从爱护职工身体健康、树立文明形象、创造文明环境的角度考虑，在全局系统干部职工中开展戒烟活动，原立山区卫生防疫站协助房产局制定了"不仅要实现全员控烟，更要实现真正全员终身戒烟"的活动目标，重点抓了以下四项工作：

1. 积极组织，落实责任，夯实了戒烟活动的组织基础

为顺利实现目标，鞍山市房产局成立领导小组，制定并下发方案。明确各级党政主要领导为戒烟活动第一责任人。全局系统各级领导干部在戒烟活动中都能针对与中心工作之间的冲突、吸烟职工的心理障碍、社会外部的环境影响等实际，想法子、找点子、抓方子，亲身示范、亲自检查、亲力督促，坚决做到不走过场、不搞形式、不图虚名，为戒烟活动的顺利开展打下了坚实的组织基础。

2. 层层动员，提高了戒烟活动的思想认识

全局共召开 4 次大规模动员大会、70 多次基层单位座谈会，局领导亲自挂帅动员。通过自上而下、分期分批、逐步推开的方式，局系统吸烟职工全部举手表决自愿参与戒烟活动。全局职工深刻认识到戒烟活动的"六个需要"：一是响应国家讲文明树新风禁烟号召的需要；二是鞍山市创建全国文明城市的需要；三是关心关爱关怀干部职工的需要；四是满足吸烟者尤其是家属戒烟愿望的需要；五是净化环境和风气的需要；六是提高干部职工文明素质的需要。尤其是普遍赞同戒烟口号，即"一时痛苦，终身幸福；延长生命五年，自己给自己涨五级工资"。

3. 积极宣传，点面结合，营造了戒烟活动的舆论氛围

市健康教育所专业人员多次深入房产局进行技术指导。向全局发放戒烟教材和戒烟宣传资料 1 200 多份；在各单位张贴悬挂《鞍山市公共场所控制吸烟规定》等宣传画、宣传标识 200 多张；协助局控烟领导小组在节假日前夕，编发劝导戒烟短信 2 000 多条发给全体职工；在局《行风简报》中开辟戒烟专栏 180 次；通过局网站、政务微博及新闻媒体报道戒烟成果 60 多次。向吸烟职工宣传吸烟对人体和公共健康产生的危害，介绍提早戒烟的好处，普及科学的戒烟方法，传播正能量，树立新风尚，形成了积极的舆论导向，营造了良好的戒烟氛围。

4. 自发参与，自我调控，激发了戒烟活动的参与热情

随着戒烟活动的逐步展开和戒烟宣传的逐步深入，广大干部职工都充分认识到了戒烟的“八个有利于”，即有利于身心健康、有利于文明素质提高、有利于他人健康、有利于家庭和谐、有利于减少支出、有利于净化环境、有利于防火安全、有利于鞍山市文明城市创建。戒烟活动既体现民情，又贴近民意，更深得民心，全局 513 名吸烟者纷纷自愿参加这项大规模、全方位的群众活动。

（二）采取有力措施，推进戒烟活动取得实效性

戒烟活动中，房产局领导班子就提出要求，“戒烟务必讲求实效，坚决不走形式过场”，要采取科学有效的方法和手段。突出承诺、宣传、交流、监督和激励等强有力的措施，实现戒烟活动取得成功。为此，房产局重点抓住了以下四个环节工作：

1. 突出承诺环节，签订永不吸烟承诺书

自愿参与戒烟活动的职工，在规定的 3 个月内戒烟成功后，召开签订承诺书大会，郑重签下承诺，从此永不吸烟。承诺书一式三份，局机关、戒烟者所在基层单位领导、戒烟者家属分别保留一份。全局系统 13 个单位共有 513 名戒烟者全部签订戒烟承诺书，戒烟成功率达 100%。参与戒烟并成功的张锐是房产立山总公司的一名普通工人，父亲做了心脏支架手术，花费医药费 20 多万元，医生告诫说吸烟是导致心脏病的最大祸因。面对这个打击，已经有 10 年烟龄的他，痛下决心，表态将永远不接触烟草。

2. 突出交流环节，召开戒烟经验座谈会

市房产局坚持每月召开 1 次戒烟职工座谈会，谈感受，讲变化，表决心，巩固戒烟工作成果。领导班子成员先后 70 多次到基层单位参加座谈会，与一线干部职工交流戒烟经验和体会。职工一致反映：为了戒烟，局领导能面对面地与我们交流，给了我们莫大的鼓励，更坚定了我们戒烟的决心。截至目前，累计收到参与戒烟职工的单位和家属送来的锦旗 20 多面、发来的感谢信 30 多封、打来的感谢电话 230 多次。供暖办员工徐利东戒烟成功后，其爱人在写给局领导的感谢信中感激地写道：“贵局全系统开展戒烟活动，作为吸烟者家属我们双手拥护，这也是我们多年的愿望，万分感谢！”

3. 突出监督环节，加大激励约束的力度

积极鼓励职工戒烟，参加戒烟的职工名单，均以局简报形式在全局系统予以通报，戒烟成功的职工名单均予以张榜公布，从而起到表扬、激励、制约和监

督的作用,也加大了约束力度,有效保证了戒烟的成功。全局戒烟活动开展得扎扎实实,实现了组织真抓、职工真戒、数据真实。立山房管所原来吸烟的人员比较多,15 名吸烟者中年龄最大的 59 岁,最小的 28 岁,烟龄最长达 30 年。参与戒烟活动后,全所上下齐心协力,互相提醒,互相监督,互相勉励,终于实现了戒烟成功率 100% 的目标。该所戒烟成功者郝幕祥表示:"参加戒烟活动,吸烟费用省下来了,一年就为家庭节省 4 000 多元支出,全局 500 多人戒烟,计算起来每年将节约开支 200 多万元。"

4. 突出激励环节,奖励戒烟成功单位

戒烟活动中,市房产局还决定拿出一定的维修经费奖励戒烟成功的房管所。对在本年度内被授予"无烟单位"的房管所,给予每个所 5 000 元维修费的一次性奖励。截至 2013 年年底,基层 35 个管修所全部获得奖励。在南陶房管所,唐朝波是一名有着 40 多年烟龄的老职工。他戒烟成功后感慨地说:"作为一个老同志、老劳模,应该为年轻人起好带头作用。我们要用获得的奖励维修经费去为辖区更多的百姓维修房屋、解决困难,这真是件大好事啊!"

(三)建立跟踪机制,保障戒烟成果实现长效性

戒烟活动取得阶段性成功后,建立健全跟踪机制,实现戒烟活动的科学化、规范化、常态化和制度化,是巩固戒烟成果、提高文明素质的重要保障。

1. 切实把好"复发关口",确保巩固方法的科学化

巩固戒烟成果必须把好九个"复发关口",即思想放松关、酒桌宴会关、工作压力关、烦恼上火关、周围环境关、上网游戏关、周期反复关、节日假期关及践踏承诺关。房产局加强"复发关口"的宣传提示,促进戒烟者戒掉烟瘾,巩固戒烟成果。

2. 通报公示戒烟成果,确保联动监督的规范化

每次动员大会、签订承诺书大会、巩固戒烟成果座谈会后,都通过局工作简报的形式,公布戒烟自愿者和戒烟成功者名单,标明单位、职务、联系电话和监督电话。建立了全局戒烟监督员制度,既可对本系统、本单位人员进行规范,又可对外来办事的人员进行宣传,扩大了戒烟的群众监督范围,形成了良好的联动监督氛围。

3. 两年开展五次调查,确保跟踪问效的常态化

据国内外控烟调查资料显示,戒烟者两年内为高复发期,复发率高达 30% 左右。为此,立山区卫生防疫站指导房产局制定了吸烟成功者跟踪调查表,调

查表跟踪时间为连续两年5次调查,时间节点分别为三个月、半年、一年、一年半和两年时,要求全面调查,家属签字,部门审核,领导确认,保证了戒烟工作跟踪问效的常态化。

4. 制定包保责任制度,确保责任落实制度化

各级领导班子实行包保责任制,层层包保,逐级负责,对包保单位检查指导戒烟工作,召开的会议上都要强调戒烟工作,各级领导下基层走到哪里、讲到哪里、查到哪里,保证戒烟工作落到实处。截至2019年年底,513名戒烟成功者无一复发,巩固了戒烟成果。

三、成效

在鞍山市房产局开展的大规模戒烟活动中,全局系统2 126名干部职工中的513名吸烟者全部参与并成功戒烟,参与率、成功率均达到100%,并荣获"世界上一年内戒烟成功人数最多的组织机构"世界纪录证书和"集体戒烟成功人数最多的单位"大世界基尼斯之最证书。全局系统13个单位和35个基层房管所全部被鞍山市爱卫会授予"无烟单位"称号,实现了"全员戒烟、科学戒烟、终身戒烟"目标。

与此同时,鞍山房产局等一系列具有代表性的戒烟控烟先进单位,为立山区烟草控制工作提供了成熟技术和宝贵经验。以点带面,经过几年的努力,立山区控烟工作取得了很大的进展,无烟控烟氛围浓厚,广大人民群众对烟草的危害认识不断提高,2016年立山区进行的慢性病行为危险因素监测结果显示,立山区居民吸烟率较2013年下降了35.7%,被动接受二手烟的比率下降了51.3%。

四、思考

戒烟控烟工作看似简单,实际上是一项庞大复杂且需要长期坚持的系统工程。针对鞍山市房产局在戒烟控烟工作推进中存在的问题,提出以下几条可持续发展的建议:

(1)鞍山市房产局虽然在戒烟工作中取得了一系列荣誉,但戒烟控烟工作绝不是某个单位或某个组织能单独开展,"独善其身"的,政府的组织、政策、经费、人员保障是工作机制能否稳固的基石。以点带面,烟草控制工作是立山区慢性病防控工作的重要内容之一,慢性病防控工作本身是一项复杂的社会工程,任何一个部门或单位都无法统揽此项工作。始终坚持政府主导、部门配合、群众参与的原则，必须由政府牵头，政府主导，才能取得烟草控制工作长期全面的胜利。

（2）工作持续性需要考验，人员变动频繁，每个领导认识不同，对工作的推动力度不同，经费持续支持也需要得到保障，所以需要国家层面继续推动，带动，并给予相关支持，才能确保控烟效果长久有效。

（3）鞍山市房产局毕竟还是戒烟成功的少数案例，影响领域和覆盖范围有限。应进一步加大烟草危害宣传力度，形成全市全区公共场所禁止吸烟的氛围，建立完善禁烟工作制度，强化监督检查。以建设无烟医疗卫生机构为突破口，以创建无烟医院、无烟学校、无烟政府机关为切入点，医疗卫生系统应率先实现全面禁烟目标。

（鞍山市立山区卫生防疫站　鞍山市疾病预防控制中心　供稿）

建章立制，部门联动，全方位助推高血压医防融合

一、背景

高血压作为最常见的慢性病之一，是脑卒中、冠心病、心力衰竭及慢性肾脏病的重要危险因素。湖南省卫生健康委坚持以问题为导向，结合家庭医生签约服务，以基层高血压防治管理为突破口，以信息化为支撑，以长沙县作为省级试点，通过“管理五统一”，即统一管理指南、统一人员考核、统一质量评价、统一监测评估、统一宣教内容，实现“五个一目标”，即一张诊断书、一个适当处方、一些基本降压药物、一项基本咨询和跟踪服务、一条急诊救治绿色通道，促进预防与治疗有机结合，控制高血压病情发展，减少并发症，改善生活质量，增强群众获得感。

二、主要做法

（一）完善三大机制，实现医防融合齐抓共管

1. 完善组织领导机制

县委县政府把高血压医防融合示范工作摆在突出位置，列入重点民生工程，不断强化“政府主导、部门联合、社会参与”工作机制。成立了以分管副县长为组长，县委宣传部、卫生健康、教育、市场监管、人社等 29 个相关部门及镇（街道）为成员的示范项目领导小组。建立了领导协调机制，不定期召开联席会议，通过现场观摩会、工作推进会等形式积极推动部门联合行动。同时将示范项目工作纳入对相关单位的年度目标管理和绩效考核，严格进行督查和对照考评，对推进不力的单位负责人及时进行约谈。

2. 完善队伍建设机制

针对基层医务人员在高血压疾病认知和业务上存在的不足，组织专家研讨制定各类规范文件、课件 16 种，逐级组织开展全县高血压骨干队伍临床诊疗同质化培训，培训师资队伍 100 余人，经严格考核后备案上岗，确保高血压门诊规范运行。为提升基层医务人员的专业性和综合性，长沙县还开展了高血压健康教育大赛、防治管理知识竞赛等活动。

3. 完善经费保障机制

省卫生健康委在基本公共卫生服务项目中单独下拨示范项目经费480万元，用于建立高血压一体化管理平台、打造高血压示范门诊、标准化高血压防治宣教等工作，县财政局对项目实施进行全程质控和评估，对示范项目经费开展绩效评价。

（二）开展三大行动，实现医防融合广泛深入

1. 制定慢性病医防融合政策，推动健康管理制度化

基层医务人员是城乡居民健康的“守门人”，基层卫生工作是卫生健康工作的重中之重。长沙县组建家庭医生签约团队205个，每个团队均有一名高血压防治培训合格的医务人员，负责提供咨询和跟踪服务。2019年全县签约21.8万人，其中签约高血压服务对象5.2万人。长沙县对家庭签约服务对象实施“一增一减一免”的优惠政策，即经基层医疗卫生机构住院转上级医院住院的，免基层医疗机构的住院报销起付标准，上级医院产生的起付标准以上至1万元以下的住院费用，统筹基金支付比例增3%；经上级医院住院转基层医疗卫生机构住院的，上级医院住院报销起付标准减50%，基层医疗卫生机构产生的起付标准以上至1万元以下的住院费用，统筹基金支付比例增3%。通过家庭医生转诊预约上级专家，挂号费全免，大型检查优惠15%，血压监测全免费。家庭医生签约团队和“一增一减一免”政策较好地促进了双向转诊，让群众就近就医。长沙县开展高血压患者基因检测项目，对全县4.2万名高血压患者进行用药基因检测，并根据县内高血压患者的临床用药需求，在辖区高血压患者摸底、病情评估与危险分层的基础上，依据高血压临床大数据、指南推荐及辖区实际用药类别，组织专家多次研讨，制定长沙县高血压药品目录，扩充了43种基层高血压药品，解决了基层高血压药物短缺的问题，初步实现了县域内高血压药品“同药、同质、同价”“同城同病同价格”。

2. 实施部门联动行动，推动健康管理协作化

结合湖南省卫生健康委基层高血压防治管理试点工作“五个一”目标，以医联体建设为依托，信息化技术为手段，家庭医生签约服务为抓手，探索建立高血压医防融合体系，确保实现高血压患者人群全覆盖，制定出台《基层高血压医防融合示范项目工作方案》，将示范项目任务全面进行分解和细化，明确各部门职责。爱卫办将示范项目融入卫生镇（街道）评估；教育局将高血压防治知识融入中小学健康教育课堂，并通过“小手拉大手”形式，向家长普及高

血压防治知识；各镇街设有健康教育宣传阵地，向居民普及高血压病防控知识与技能，每年开展两次以上高血压健康知识讲座。各部门之间形成了齐抓共管、各尽其责的良好局面。

3. 开展智慧医疗行动，推动防治管服信息化

启动“互联网 + 健康”行动，通过“线上线下互通、数据实时共享”，开启高血压管理智慧医疗服务模式。自主研发农村卫生信息系统，实现公共卫生与临床的信息互联互通，通过抓取农村卫生信息系统、临床医疗和医保信息数据建立长沙县高血压大数据分析平台，多次邀请省市疾控、临床专家针对数据质控和评价指标进行研究讨论，并定期开展高血压管理和心脑血管事件专项评审，收集患者患病管理和就医过程信息，调查患者对筛查 - 诊断 - 治疗 - 转诊 - 随访服务的满意评价，及时发现管理问题和优化评价指标，将高血压的管理率、规范管理率、心脑血管事件发生率、高血压分级占比、住院总费用、人均住院费用等纳入高血压管理效果评价指标。通过年度数据比较，评价管理措施效果和改进方向，为效果评价提供强有力的信息化技术支撑。根据高血压患者病情程度，按照低危、中危、高危、极高危进行四色分型，实现分级分类管理，引进国家 CDSS 临床决策支持系统，智能生成健康风险评估报告，促进患者早发现、早诊断、早治疗。

4. 建设高血压标准化防治阵地，畅通急诊救治绿色通道

为了规范高血压诊疗，明确管理流程和要求，全面实施门诊和监测点标准化建设，在市县级医院建设高血压示范门诊 10 家，在基层医疗卫生机构建设专病门诊 15 家，在村卫生室建设血压监测点 213 个，实现县内四级管理网络全覆盖，制作成高血压监测点地图。同时，为了保障高血压患者在出现危急情况时得到及时有效的救治，在市八医院、县二医院、县一医院三所医院成立胸痛中心、卒中中心，纳入高德卒中地图，引导就近急救。并通过家庭医生与医联体，与上级机构实现无缝对接，畅通绿色转诊通道，打造生命急救圈，确保患者在最短的时间内得到救治。

三、成效

（一）以患者需求为导向，逐步建立健全高血压基层药物政策保障机制

通过对患者进行药物需求调查，结合高血压临床大数据、指南推荐及辖区实际用药类别，组织专家多次研讨，完善长沙县高血压药品目录，扩充了 43 种

基层需要的高血压药品，解决基层高血压药物短缺的问题，初步实现县域内高血压药品“同药、同质、同价”。

（二）标准化高血压门诊诊疗，初步构绘区域高血压和卒中监测地图，提升高血压管理及急救水平

在全县建立村 - 镇 - 县 - 市建立四级高血压标准化监测点和门诊，实现县内四级网络全覆盖，有效提高高血压检出和诊疗能力，管理高血压患者 83 451 人，与去年同期（78 170 人）比上升 15.15%；上半年高血压患者县内医疗机构就诊达到 31 549 人次，与去年同比上升 19.46%；县内就诊率为 67.97%，与去年同期（55.69%）比上升 12.28%。同时，畅通了高血压患者意外上下转诊急救通道，打造生命急救圈，大大提升高血压意外急救能力。2019 年 1—10 月，全县因心脏病、脑血管病死亡 1 664 人，与去年同比下降 6%。

四、思考

长沙县探索实施的高血压预防 - 筛查 - 诊断 - 治疗 - 转诊 - 随访 - 自我管理等服务全链条管理模式，为全省开展高血压医防融合工作提供了可复制的模式，也为糖尿病防控提供了经验，今后将结合医保在高血压、糖尿病患者药品报销的最新政策，对糖尿病的防治工作进一步进行探索推进。随着工作的推进，高血压糖尿病管理人数将不断增加，势必导致基层管理工作人员的不足，将出现慢性病患者管理的数量与质量不可兼得，如何从政策和队伍建设上进一步提升，保障慢性病管理的质量，将是今后需要解决的问题。

（长沙市长沙县卫生健康局　湖南省疾病预防控制中心　供稿）

公益瘦身俱乐部，慢性病防控新探索

江西省南昌市自从2007年启动全民健康生活方式行动以来，全市各县区均开展了大量活动，取得了一定的成绩。但是，以往的工作重点放在健康宣传和场地环境支持上，未能开发应用适宜的技术和方法。超重和肥胖是高血压、冠心病、脑卒中、肿瘤等多种慢性非传染性疾病发生的高危因素。调查显示，南昌市18~69岁人群超重率为26.70%，肥胖率为6.05%，超重肥胖是主要的健康问题之一。为了更好地做好超重肥胖人群的健康管理，结合国家卫生城市、健康城市和慢性病综合防控示范区（市）建设工作，南昌市疾病预防控制中心开展了"健康体重"专项行动，成立公益瘦身俱乐部，取得了较好的效果。

一、主要做法

（一）定方案，搭平台，建基地

为了规范推进健康体重专项行动，南昌市疾控中心制定了《南昌疾控健康体重专项行动的方案》，赴各县区和基层医疗机构巡讲，指导各县区疾控工作人员深入社区，针对重点人群（超重、肥胖、高血压、糖尿病、高血脂等）利用基本公共卫生服务信息系统和微信平台，通过减肥俱乐部、高血压俱乐部、糖友俱乐部等形式，与有关部门合作，招募一定数量的社区居民，开发应用适宜技术和方法长期干预和随访，进行效果评价。经费来源于全民健康生活方式行动工作经费和基本公共卫生服务项目业务指导经费。

第一步，组建俱乐部工作团队。在市疾控中心慢性病科及其他科室相关人员基础上，邀请南昌大学公共卫生学院，省、县（区）疾控中心，社区卫生服务机构有关专家参与和指导。由专业的服务团队组织以健康瘦身为目的的科学运动训练，为超重肥胖居民提供健康体质监测、科学瘦身知识、瘦身励志等服务，使他们最终获得健康、美丽、自信。

第二步，精选工作基地。南昌市疾病预防控制中心、农工党南昌市公卫综合支部和西湖区西湖街道社区卫生服务中心联合组建南昌疾控公益减肥俱乐部总部。各县区疾控中心设立分部，精选有代表性、工作基础较好、有合作意愿的若干社区卫生服务机构作为合作基地。

（二）遴选会员，实施分类精准干预

1. 招募会员

项目从2016年11月开始，主要通过南昌市疾控中心微信平台、QQ群、电视报纸广告、社区卫生服务中心基本公共卫生服务项目等多种形式在南昌市常住居民中招募超重肥胖会员。拟参加会员可以通过以下3个途径报名：①通过添加微信315138958报名；②携带身份证到疾病预防控制机构现场报名；③搜索并关注微信公众号“赣鄱健康卫士”或扫码关注后，点击底部的“健康瘦身”，继续点击“我要报名”。所有拟入会会员需按提示填写健康评估表。

2. 遴选会员

专家团队依据填写内容进行健康评估，提供健康建议，按照会员标准确定是否可以参加俱乐部。入选标准如下：①年龄18~70岁，超重或肥胖（BMI＞24），生活能自理；②认可俱乐部章程，并愿意遵守俱乐部的各项规章制度；③未患肾病和肝病，没有脑卒中或心脏病史，未患恶性肿瘤；④近半年没有怀孕或哺乳，未服用减肥药物；⑤保证在入会后3个月内不怀孕也不服用减肥药物。入选会员每期10名，报名入选人数超过10名的，将安排到下一期。

3. 评估分类，实施精准个性化干预

每期会员在参加俱乐部活动之前，都要接受所在地社区卫生服务机构家庭医生服务签约服务，建立健康档案，并进行健康体质测评，包括：身体基本素质、肥胖程度、身体功能水平等项目。俱乐部专家团队根据会员的测评结果制定个性化健康瘦身方案，对会员开展饮食和运动干预，同时开展科学瘦身知识的传授服务。

（1）饮食干预：采用随机分组的方式分为间歇性断食组（IF组）33人，持续热量限制组（CER组）32人。

轻断食组：开展5∶2轻断食的饮食模式，即以周为单位，每周选择5天为正常饮食，另外2天作为轻断食日。轻断食日的膳食方案由实验员结合《中国食物成分表》制定，以青菜、瘦肉、鸡蛋、豆浆或牛奶等为主，一天食物摄入的总热量为500kcal左右。受试者在轻断食日自行严格按照膳食方案要求购买食物，在家执行轻断食的饮食模式。

每天热量限制组：开展持续热量限制的饮食模式，控制每日摄入热量不能超过每天能量需要量的70%。成年人每天能量需要量为基础代谢量消耗和体

力活动水平的乘积。基础代谢量利用 Harris-Benedict 公式计算,可得受试者基础代谢在 1 200~2 000kcal。CER 组受试者均为轻体力劳动者,根据中国营养学会建议的中国成年人活动水平分级,男性 PAL 为 1.55,女性 PAL 为 1.56。所以 CER 组受试者 70% 每日能量热量摄入量范围为 1 500~2 100kcal。实验员根据热量范围制定相应的膳食方案,受试者根据方案要求在家执行热量限制的饮食模式。

(2)运动干预:要求所有会员运动量为每天 7 000~10 000 步当量。推荐步行为主,运动形式可以多样化,因地制宜,因人而异,不作硬性要求。

(3)科学瘦身知识的传授服务:开展健康瘦身的理念和知识的讲座,邀请运动营养专家、俱乐部资深瘦身顾问及瘦身成功者等现场传授知识并分享经验。

(4)会员交流服务。俱乐部定期开展瘦身活动,传授科学运动的理念和知识,学习科学运动的原理。运动项目包括(不局限):郊游、爬山、健步走、球类、操类、体育游戏、爱心公益活动等,以促进会员之间的相互交流和鼓励。

4. 举办俱乐部年会,总结经验,表彰先进。俱乐部在每年的年末举行年会,总结过去一年俱乐部的发展情况、会员的瘦身成绩,并对年终瘦身成绩名列前茅或对俱乐部的发展有突出贡献的会员予以奖励。

线上线下交流,定期随访。俱乐部通过"赣鄱健康卫士"微信公众平台和微信群进行线上互动,结合线下组织各种交流活动,每三个月随访一次,在线填写腾讯问卷随访表。

(三)总结试点经验,以点带面,逐步铺开

从 2018 年开始在全市 9 个县区巡讲推广经验,市疾控中心联合各县区疾控中心深入社区招募会员。到 2019 年 10 月为止,俱乐部会员已有 500 余人,覆盖 9 个县区,县区覆盖率达到 100%。

二、成效

(一)及时评估,成效显著

为了观察干预效果,在俱乐部试点阶段,我们对开始加入的 65 名会员进行了随机对照干预 1 年后的效果观察。IF 组在干预后,体重平均降低 5.31kg,BMI 平均降低 1.99,腰围平均降低 6.44cm,臀围平均降低 5.36cm。CER 组在干预后,

体重平均下降4.36kg，BMI下降1.66，腰围下降4.31cm，臀围下降4.68cm。

截至2019年10月，俱乐部会员已有500余人，平均减重多于5kg，有的已成功减肥15kg以上。健康瘦身俱乐部不仅能简单饮食和鼓励运动，更能改造会员心智，活动的参与价值最终将超越减肥本身，养成健康的生活习惯，从而保持健康的生活方式，这就是我们的最终目标。"瘦身一小步，健康一大步"，这是我们的口号，也是所有会员的心声。

（二）拓展了疾控业务工作，培养了一支专业队伍

疾控中心正处在转型时期，业务范围在不断的变化中，健康瘦身俱乐部以健康体重管理为抓手，为慢性病防控开拓了新的业务。通过健康瘦身俱乐部的组织推广，培训了100余名专业人员，锻炼了一支慢性病防控队伍。

（三）促进了慢性病综合防控示范区的建设

南昌市9个县区中已有6个慢性病综合防控示范区，均组建了健康瘦身俱乐部对高危人群进行干预管理，取得了较好的效果。2019年9月份，国家调研评估专家在南昌县调研，对健康瘦身俱乐部针对高危人群进行干预管理的做法给予了高度评价。

三、思考

疾控机构以组建俱乐部的形式帮助肥胖者建立有效的饮食运动干预措施是当前肥胖干预的最佳模式之一。目前肥胖者自我管理水平处于较低水平，通过有效的群体干预管理不仅能改善肥胖者的体重及各项指标，而且会员之间的相互鼓励、相互促进更有利于提高依从性。此项工作得到了社区居民的认可和欢迎，此经验可以推广到其他慢性病及其危险因素的干预和管理中，是疾控机构在慢性病防控的新探索！

（南昌市疾病预防控制中心　南昌市南昌县疾病预防控制中心　供稿）

减盐控油出重拳，龙头餐饮勇当先

昌平地区常住居民高血压患病率为32.30%，糖尿病患病率为13.42%，肥胖率为20.42%，人均摄入食盐量为9.35g/d，人均食用油摄入量为26.26g。昌平区居民的高血压、糖尿病及肥胖率均处于较高水平，慢性病防控形势严峻，对该区的防控工作提出更高的要求。俗话说：民以食为天，病从口入。因此，昌平区慢性病综合防控工作领导小组办公室以“三减三健”为切入点，发挥昌平区疾病预防控制中心的专业技术优势，联合相关部门在龙头餐饮企业中推广减盐控油活动，力争使在外就餐的人群能吃得更健康。

减盐控油从龙头餐饮企业入手至关重要。为此，该区将有意愿且知名度高、影响力大的企业作为首选。

北京市某食品集团是一家专营清真特色饮食的大型连锁餐饮企业，全国加盟店63家，其中，北京地区直营店26家，是A级三星达标单位。北京市某文化发展有限公司旗下共有加盟店91家，其中北京57家，直营店10家，是四星级饭店，提供川、鲁、粤、湘等多种菜系及特色涮羊肉。这两家餐饮企业，不仅有全国统一的肉食品加工基地，还设有营养配餐师统一开发火锅的调料包，统一配送，从源头控制食盐用量，开发、提供涮火锅的低盐调料包是其工作重点。北京市某餐饮有限公司是一家集专业膳食、营养配餐为一体，极具竞争力和发展潜力的餐饮公司，该公司目前主要涉及发展有中餐和快餐两个业态，有五家中餐、三家快餐，在当地是很火爆的饭店。川味菜系目前是很受年轻人所喜爱的菜肴，但是，川菜菜品油盐用量较大，口味较重，所以该饭店的重点是控制菜品的油盐用量。

一、主要做法

（一）组织保障

北京市昌平区慢性病综合防控工作领导小组办公室印制实施方案并下发到相关委办局，协调区卫生健康委、区市场监督管理局、区文化旅游委、区商务局等相关部门积极与辖区内的龙头餐饮企业沟通并搭建平台，昌平区疾病预防控制中心作为技术支持单位发挥专业技能，共同发起减盐控油行动，以点带面，扩大减盐控油效果。主要委办局与区疾控中心成立联合督导组，每年对示范餐厅进行至少一次督导检查，职责分工明确，部门间密切配合是基础，组织机构的设立是有力保障。

（二）领导支持是基础

确定了减盐控油行动的三家连锁餐饮企业后，区慢性病综合防控工作领导小组办公室组织主要成员单位和这三家连锁餐饮机构的行政领导一起召开了领导动员暨工作研讨会，讨论减盐控油活动对餐饮业有什么好处，该如何做，区疾控中心能提供哪些技术支持，以及活动的目的、意义、可行性，等等。三家连锁餐饮企业领导均赞同并支持在本连锁餐饮企业内开展减盐控油活动，均觉得此项活动既能降低企业的经营成本，又能提高企业的经营效益，还能扩大企业在辖区内健康餐饮的影响力，最终达到企业科学健康持久发展的目的。在得到连锁餐饮企业领导的支持后，又先后召开工作部署会，经验交流及推进会等相关会议，为本项活动的顺利开展奠定了有力基础。

（三）支持性环境建设

1. 加强培训与指导

在召开工作研讨会后，昌平区疾控中心专业技术人员对这三家龙头餐饮企业的管理人员及餐饮服务人员就减盐控油知识及其他地区可借鉴的经验等内容统一进行了现场培训，并多次进行现场技术指导，与餐厅负责人及厨师长共同商议，如何发挥厨师的烹饪技能，在不影响就餐者口味的前提下如何做到有效减盐控油。经过多次共同商讨，达成了初步共识。近三年来餐厅的厨师团队不断研发、提供多种低盐少油的菜品，达到了预期的培训效果。

2. 积极营造健康的就餐环境

区疾控中心每年都为全区示范餐厅及食堂统一印发“三减三健”、防治高血压等慢性病的宣传折页 10 种，每种 2.5 万册，并统一配置膳食宝塔食物模型、书报架、BMI 转盘、体重秤等健康支持性工具，尽最大努力为示范机构提供技术及健康支持性工具的支持，鼓励餐饮机构积极参与到创建健康示范餐厅、健康示范食堂的活动中来。餐厅也自主设计、制作了桌签、纸巾盒、宣传折页等各种宣传品，并利用现有的电子屏等循环播放健康饮食相关内容的宣传片进行宣传，多措并举，在整个用餐区域进行宣传，贯穿于整个用餐过程，积极营造健康的就餐环境。餐厅点餐人员主动向客人推荐低盐少油的健康菜品,大力宣传合理膳食知识,达到了很好的宣传效果。

餐厅还专门制作了低盐少油健康食谱,根据季节特点制作菜谱,把菜品的主料,所含营养成分、功效及制作菜品的用盐用油克数,清晰地告知宾客,让他们对低盐少油、健康饮食有更深一步的了解。

(四)激励创新

参加减盐控油行动的食品集团还推出了激励机制,对推出新菜品的厨师实施分级奖励措施,C 级厨师奖励 50~100 元,B 级厨师奖励 200~300 元,A 级厨师奖励 500 元,同时厨师们可以分别享受销量的提成,以此来激励厨师不断推出新菜品的积极性。

二、成效

(一)健康菜品层出不穷

1. 减盐不减味

三家连锁餐饮企业积极研发低盐菜品,对所掌握的烹饪技能进行了深度挖掘。自 2017 年以来,每家餐厅已推出 10 余种低盐少油新菜品。厨师们在原有的菜品中开发减盐控油烹饪方法的同时,不断增加菜品的新花样,把营养健康饮食作为主攻方向。在蔬菜加工过程中,通过快速翻炒出锅,在菜品七八分熟时再放盐,或是用醋、辣椒等调味品调味,在不影响口感的情况下既降低盐的用量,又不会让人觉得菜品清淡无味。同时,餐厅内杜绝使用鸡精、味精等这些隐形含盐调味品,厨师调料勺从 8g 勺改为 5g 勺,餐厅多措并举控制食盐用量。

2. 低油口味鲜

通过活动的开展,三家连锁餐饮企业积极研发低油菜品,对所掌握的烹饪技能进行了深度挖掘,如改变烹调方法,把原来的炒、煎、炸菜品改为煮、蒸、汆、拌等烹饪方式。所有厨师取消菜品出锅淋油环节,需要滑油菜品改用水汆等方式。据统计,每月的食用油量较之前减少了 10%。尤其是肉食加工方面,将肉食先汆再炒,把肉类自身的油脂先去除,然后再进行下一步的菜品加工,极大地减少了肉食菜肴的油脂含量。在不改变菜肴口味的基础上减少了食用油的用量。如宫保鸡丁减少了起锅出菜前下明油 30g;毛血旺减少了出菜后炸辣椒油 50g；水煮肉片减少滑油时用的 60g 色拉油；麻辣牛蛙在原来的料汤基础上减盐 5g，减少花椒油 50g 等烹饪方法。

3. 研发低盐调料包，推出清水涮锅

北京市某食品集团和北京市某文化发展有限公司两家连锁餐饮公司的营养配餐师团队，在不影响顾客口感的前提下，逐步下调火锅调料包的含盐量，调料包分别从 2017 年的每百克含盐量 3.6g 和 3.2g 降到 2018 年的 3.2g 和 3.1g，再降到 2019 年的 2.9g 和 3.0g，每次下调调料包含盐量后，都进行了顾客满意度回访，满意度都在 95% 以上。并且进行了多举措控盐，如把麻酱小料碗 50g/ 碗改为 30g/ 碗；还从火锅底料入手，2019 年下半年推出了“清水涮肉”，提出了“好羊肉才敢清水涮”的口号，大力宣传低油少盐的健康美食文化，服务员点菜时主动为客人推荐清汤锅底。

（二）油盐成本降低

餐厅服务员在给客人点餐时，重点推出低盐少油新菜品，点餐量在逐年增加。据统计，北京市某餐饮有限公司总店 2019 年比 2017 年每 100 万营业额节约用盐约 7.4kg，节约用油约 165L。

（三）连锁推广受益多

清水涮肉占比从原有的清汤锅占火锅总数的 63% 提高到 73%，推出清水涮的第一季度就上升了 10%。仅北京市某食品集团的三家店自 2017 年 7 月到 2019 年 6 月间，受益人群就达到 981 640 人次；并同时在集团各直营店和加盟店进行统一配送，受益群体扩大到全国 154 家加盟店，其中北京地区直营店、加盟店共 35 家，年受益人数达 2 000 余万人次，极大地控制了进店顾客对盐和油的摄入量。

三、思考

（一）宣传到位，营造健康支持性环境

点餐人员能主动向客人推荐低盐少油的健康菜品，大力宣传合理膳食知识，这样低盐少油菜品就容易被推广，真正达到宣传的效果。通过环境打造改变行为：在餐厅醒目位置张贴宣传画，摆放膳食宝塔食物模型、BMI 大转盘、宣传折页、自制桌签、纸巾盒等宣传标语；在餐厅醒目位置和菜谱上标注“本餐

厅可以根据您的口味提供低盐少油菜品”;利用电子屏循环播放健康饮食宣传片等多种形式进行宣传,积极营造健康支持性环境,让就餐者在整个就餐过程中都能感受到健康饮食的魅力,在就餐后把健康饮食的理念带回家。

（二）组织保障是基础

在国家慢性病综合防控示范区建设的基础上,政府行政部门来搭建平台,卫生健康委与市场监督管理局等相关部门密切合作,疾控机构发挥专业技术优势,开发动员领导,共同推进工作,是此项工作成功的基础。

（三）选对龙头收益大

在龙头餐饮企业开展减盐控油活动,尤其是大型连锁餐饮企业,硬件环境和人员配置综合条件充分,为取得初步成效奠定了基础。同时,在味儿重的川菜馆中取得成功,也为其他餐饮企业的参与坚定了信心。

（四）餐饮企业获益,助力减盐控油行动持续推进

三家连锁餐饮企业均反映,通过开展减盐控油活动既降低了餐厅经营的成本,增加了盈利,又提升了就餐者健康饮食的口碑,吃出了健康。这些获益,也坚定了企业继续把减油减盐、制作健康菜的工作坚持下去。

（北京市昌平区疾病预防控制中心　供稿）

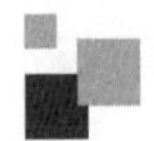

“三减”进万家，健康“百家宴”

一、背景

广饶县地处山东省中北部，饮食以鲁菜为主，口味偏咸，居民生活中喜欢多盐多油的菜，对咸菜、鸭蛋等高盐食品和糖醋排骨、油炸等高油食品乐此不疲，却也在无意识中增加了患慢性病的风险。近年来广饶县慢性病死亡人数占总死亡人数的86.79%。高血压、高血糖、高血脂患病率分别为20.08%、8.9%、22.5%，慢性病已成为危害人民健康的头号公敌和严重的公共卫生、社会问题。

2018年以来，广饶县创新慢性病防控工作模式，结合国家卫生健康委“三减三健”专项行动（即减盐、减油、减糖、健康口腔、健康体重、健康骨骼），将慢性病防控工作与社区工作高度融合，依托各社区组织的“健康百家宴”活动，积极将“三减”理念融入到活动中，提倡大家低盐少油少糖健康饮食，倡导健康的生活方式。

二、主要做法

2018年以来，在每年中秋、国庆等传统节日来临之际，县卫生健康局、县疾控中心联合广饶街道城中社区委会举办一场以“健康”为主题的邻里“百家宴”，每年每个居委会参加活动居民达400余人，大家欢聚一堂，秀厨艺、品美食，共同分享节日的喜悦。各社区邀请县医院、县疾控中心慢性病知识专家进行预防慢性病、建立良好生活习惯的知识讲座，推广“每个人是自己健康的第一责任人”理念，提高居民健康素养水平，引导群众合理膳食，自主自律防控慢性病。具体做法如下：

1. 积极同各社区对接，参与“百家宴”活动方案制定

县卫生健康局、县疾控中心到社区进行调研，根据各社区特点和需求，因地制宜制定“百家宴”活动方案，明确各方职责和活动评选标准。为提高广大居民的积极性，县卫生健康局、县疾控中心每年出资20余万元活动资金，购买体脂秤、血压表等健康自测产品作为比赛奖品，并定制减油壶、限盐勺、慢性病干预包（腰围尺、BMI转盘等）、健康生活方式宣传彩页等健康干预工具，在活

动现场进行发放。共设立营养健康奖、色味俱佳奖、和美欢乐奖 3 个奖项，将“三减”理念融入其中，以“低盐、低油、低糖，营养健康”为主，分别从油、盐、糖使用量、口味与质感、工艺与火候、形态与色泽及创意与实用等方面对所有参赛菜品进行评判打分，作品油盐糖含量不达标，一票否决。活动开始前将标准发放到社区每户家庭，鼓励居民按照标准制作，报名参加的居民自行提供 1~2 个美食及美食制作流程，标明油、盐、糖的使用量。

2. 活动中安排卫生健康知识问答环节

通过问答互动，宣传“三减三健”知识，给答对者发放小礼品，居民参与活动、学习卫生健康知识的积极性显著提高。

3. 精挑细选，推出“营养健康菜”

成立由美食专家、专业厨师及营养专家组成立的专业评委团，按“健康菜”标准为参赛菜品逐一编号打分，每次活动评比 3 道“营养健康菜”。选出的每道“健康菜”制作“菜品处方”，详细说明菜品的主要配料、盐油糖含量、营养搭配情况并配以精美图片，在社区公开栏进行展示。同时，在《广饶大众》开辟专栏进行展示，加强社会推广；组织辖区各餐饮机构将评选出的“健康菜”进行改良，纳入酒店菜谱，优先推荐。

4. 积极进行健康知识宣教

积极向参加活动群众科普每人每日用油不超过 25g、用盐不超过 6g 等基本常识，并发放限盐勺、控油壶和减盐减油、膳食指南等健康宣传折页，鼓励居民每天使用控油壶和限盐勺，严格控制油盐摄入量，主动改善饮食结构。每年县疾控中心均对社区居民进行问卷调查，由社区网格管理员和志愿者协助对居民进行一对一调查，确保问卷填写的质量，在每个社区随机抽取 10 户进行家庭油、盐、糖的用量测量。

三、主要成效

活动方式喜闻乐见。“百家宴”活动参与人数多、展示菜品大众化、活动内容丰富，现场气氛热烈、融洽，方式喜闻乐见。在各社区现场活动中可以看到，大家制作的“健康菜”，烹饪手法上既有传统也有创新，都非常注重食材的新鲜、少油腻、少重口味等健康指标。通过健康支持性工具，更形象地加深了居民健康生活、减盐减油减糖的意识，居民受益匪浅。社区居民普遍认为在“百家宴”活动中，既可以相互切磋厨房技艺，相互品尝“健康菜”，又可以获得卫生健康知识，这样的活动应该多举办、多参加。

活动效果显而易见。2018年至今，各社区组织“百家宴”活动16场，参与群众6 000余人。其间，举办健康知识有奖问答和健康知识讲座16次，发放健康教育宣传折页6 000余份，发放限盐勺控油壶等5 000套，评选出“健康菜”。活动前后，县疾控中心对各社区群众盐油摄入量进行问卷调查。调查结果显示，社区群众在参加“健康菜”评选活动后，能有意识地改变饮食习惯，盐摄入量平均下降6.7%，油摄入量平均下降5.2%。同时，通过活动的开展，越来越多的家庭对健康生活方式知晓率越来越高。下一步，将在全县社区、村复制推广广饶街道各社区举办的“百家宴”经验。同时，在大型酒店设置“健康菜”专柜和菜谱，让更多的群众关注盐油摄入量，逐渐养成健康的膳食习惯。

活动影响意义深远。开展“百家宴”活动，“三减”“健康饮食理念深入人心，居民能够自觉地、有意识地关心每天的摄盐量、摄油量，饮食习惯有很大的改善，有效降低了高血压、糖尿病等慢性病的发生比例。通过对评选出的“健康菜”复制推广，弘扬了健康饮食文化，推动健康生活方式养成，让更多的群众分享健康美味，分享健康生活。

四、思考与体会

目前，高血压、糖尿病等慢性疾病已成为影响广饶县群众健康的主要因素，饮食习惯的偏颇是慢性疾病发生的根源。举办社区“百家宴”活动，采取群众喜闻乐见、易于接受的方式，通过干预改善饮食结构和生活习惯，进而实现慢性病的有效预防。

1. “百家宴”活动的举办，抓住了根本

“民以食为天”，活动从老百姓衣食住行的日常生活入手，通过活动，促进百姓以健康理念对待“一日三餐”，从根源上切断慢性病的发生根本。参与活动的多为家庭中负责一日三餐的主要成员，“三减”教育更有针对性。参赛所有菜品由群众严格按照标准，自行设计，亲手制作，油盐用量仔细称量，感同身受，健康饮食理念更加深入人心，应用在实际日常生活中，效果更加明显。

2. 扩大了覆盖面

广饶街道“健康百家宴”活动方式丰富新颖，将健康饮食理念，通过才艺展示、有奖互动、健康菜评选等多个环节，多措并举融入其中，既能切磋学习厨艺，又能学习健康知识，群众参与意愿明显提升。该项活动形式目前基本成熟，起到了示范引领作用。下一步将在全县社区、村进行广泛推广，并在政策和资金上予以支持，确保活动的持续性。

3. 继续推广“三减”理念,不断创新做法

社区组织各项工作活动丰富多彩,涉及面广,广饶县将以“健康百家宴”为切入点,进一步深入社区、村党员活动、志愿者服务等活动,推广“三减”理念,扩大覆盖人群,真正将“三减”工作做细、做小,做到每一个家庭中去。全力推进生活方式干预实施,促进全人群健康生活方式的建立。

(东营市广饶县疾病预防控制中心　供稿)

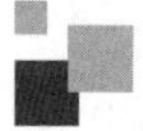

建机制 强联动 开创减盐控压工作新局面

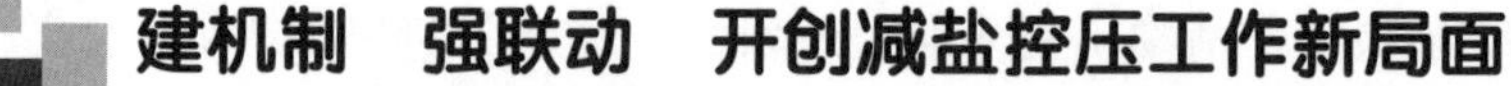

一、实施背景

荣成市是沿海地区，海产品供应较为丰富，居民传统饮食口味偏重。2012年辖区慢性病及其危险因素调查显示：人均日食盐摄入量达10.09g，2011年辖区高血压相关的心脑血管疾病死亡人数占全市因病死亡人数一半以上。高血压已成为影响居民健康的重大疾病之一，成为越来越严重的公共卫生问题。近年来荣成市通过采取一系列的减盐防控高血压综合防治措施，有效降低了辖区居民的日常食用盐摄入量和心脑血管疾病死亡构成，具体情况如下。

二、措施

（一）构建起政府主导，部门联合，动员社会，全民参与的减盐防控高血压综合防治机制

荣成市政府2011年将慢性病综合防控工作摆上政府、部门议事议程，将慢性病综合防控工作纳入了《荣成市国民经济和社会发展第十二个五年规划纲要》。2012年7月启动了全省慢性病综合防治示范市创建工作，并以此为契机，制定了《荣成市减盐防控高血压项目工作方案》，成立了分管市长任组长，卫生、教育、食品药品监管、商务等15个部门负责人为成员的减盐防控高血压项目领导小组，初步构建起了政府主导、部门联合、动员社会、全民参与的减盐防控高血压综合防治机制。各成员部门将减盐控压工作纳入日常工作中，在全市范围内正式启动减盐干预工作。

（二）营造全方位的减盐防控高血压社会氛围，不断提升居民的减盐控压素养

荣成市将减盐控压工作与全民健康生活方式行动和慢性病综合防控示范区建设工作有机结合，相互促进，在全市构建起浓厚、全方位的减盐控压氛围。

一是卫生行政部门牵头，联合多部门开展一系列的减盐宣传和健康教育

措施,实施减盐知识"五进"活动。开展卫生系统、社区、学校、餐饮单位、商超、食品生产企业等重点场所及从业人员和重点人群的减盐宣传、干预。

卫生部门启动全系统减盐师资培训,并将减盐控压知识技术结合到日常诊疗服务中,疾控部门印制减盐控压宣传海报、折页和控盐勺、定量盐壶等健康支持工具在全市范围内发放;教育部门将减盐控压知识技能纳入日常教学任务中,开展"盐与健康"中小学减盐专题教育活动;市场监管部门(原市食品药品监督管理局、市场监管局和技术监督局)将减盐控压知识技能纳入餐饮业从业人员(管理者、厨师、服务员)培训中,引导餐饮服务单位和集体食堂创建"健康餐厅、食堂"、开发低盐或减盐菜品,引导食品生产企业开发减盐、低盐食品,执行《预包装食品营养标签通则》;商务部门积极推动大型商超开展减盐宣传,设置减盐、低盐食品专柜,在货架上标识减盐、低盐等标识;市妇联将减盐控压知识、技能宣教工作纳入妇女宣传教育活动中,如"家规家训家风"公益讲座、妇女干部培训、妇儿中心公益低盐菜品培训班等;住建部门重点实施了健身广场、公园规划等活动,在全市规划建设健康主题公园(广场)5 处、健康一条街 1 处;机关工委、爱卫办牵头开展健康机关(单位)创建工作,落实减盐控压知识技能培训、宣传,目前累计创建健康机关(单位)92 个;各镇街负责在社区设置健康宣传栏,定期宣传减盐控压知识。

二是大力开展大众宣传和媒体宣传。结合全国高血压日、全民健康生活方式日、世界卒中日等大力开展大众宣传和媒体宣传。充分发挥大众媒体的传播力和公信力,在电视台、报社等开辟减盐知识宣传专栏(刊)、播放减盐公益广告,在网络、微信公众号等新媒体加大减盐控压等慢性病防治知识宣传和健康行为促进活动,提升群众自我预防保健意识和能力。

(三)强化部门联动,构建起健全的减盐控压综合防控体系

一是在市委市政府的领导下,强化部门联动,卫生健康、教育、市场监管、商务、妇联等部门不断强化高血压综合干预措施。联合开展辖区餐饮部门、大型商超、中小学校等场所及妇女干部的减盐控压知识、技能宣传和干预活动。一是在覆盖全市中小学校的营养餐饮公司开展低盐饮食干预;二是在大型商超组织"大家一起来找盐""比比食品盐含量""全民健康生活方式宣传月暨 915 减盐宣传"等参与活动;三是在全市中小学开展盐与健康征文和书画竞赛、减盐菜制作、盐水实验、一周家庭食盐使用记录等专项干预活动;四是组织

餐饮单位开发减盐、低盐菜品，并组织餐饮单位和居民家庭参加全省低盐菜品比赛等。

二是在卫生健康系统建立起以疾控中心、市级医疗机构、基层医疗机构及村卫生室/社区卫生服务站为主体的减盐控压防、治、管网络，建立健全辖区减盐控压效果监测与相关疾病评价体系。

卫生健康部门将减盐控压融入到基层医疗机构基本公共卫生服务慢性病高危人群、患者的管理中，积极开展慢性病高危人群及患者的干预活动。纳入到各级医疗机构对高血压、心脑血管疾病等患者诊疗服务的健康教育处方中。融入到慢性病患者自我管理活动中，逐步建立起防、治、管一体化网络。

市疾控中心定期开展辖区疾病与健康状况监测，内容包括减盐控压知识知晓率、健康支持工具拥有率、健康支持工具使用率、居民人均日食盐摄入量，自述患高血压人群随访管理率，血压控制率、急性心脑血管病发病率及其死亡率等，对减压控压效果进行监测与评价。

（四）推进高血压其他高危因素综合防控措施，提高高血压相关疾病预防效果

结合全民健康生活方式行动及H型高血压与脑卒中防控惠民工程，同步控制超重、肥胖、高血脂、高血糖、高同型半胱氨酸、吸烟、饮酒等高血压高危因素，同步推进高血压及其相关疾病的防控、干预措施。

三、效果

（一）荣成市居民食用盐摄入量显著下降，减盐控压相关知识知晓率等有效提升

2012年、2018年荣成市慢性病及其危险因素监测数据显示：2018年，荣成市居民人均日食盐摄入量为9.38g，较2012年（10.09g）下降了7.0%，低于全省水平[（10.13g）7.4%]。

2018年居民慢性病及其危险因素监测结果显示：荣成市居民高血压知晓率为85.86%，家庭盐勺覆盖率为41.45%，盐勺使用率为27.34%，自述患高血压人群随访管理率为84.49%，中国居民膳食指南推荐成年人每人每天盐摄入量的知晓率为40.94%。

（二）高血压患者规范管理水平领先全省水平

2018 年荣成市 35 岁以上居民的高血压患者规范管理率为 81.30%，控制率为 67.21%，均高于山东省的管理率（60%）和控制率（47.1%）。

（三）心脑血管疾病占总死因的比例明显下降

荣成市历年全人群死因监测数据（漏报调查）显示：2018 年荣成市居民心脑血管疾病死亡人数占全市因病死亡人数的 38.95%，较 2012 年（43.88%）显著下降（下降了 11.24%）。

（四）减盐防控高血压综合防控机制日益完善

通过多年的努力，辖区减盐防控高血压综合防控机制日益完善，减盐防控高血压领导小组每年至少召开一次领导小组会议，并适时召开联络员会议，调度协调各项减盐控压工作的落实，并将减盐控压工作与省级、国家级慢性病综合防控示范区的创建和动态管理及“健康山东　全民健康生活方式行动”有机地结合在一起。各部门在政府的领导下，各司其职，通力合作，并结合地区特点不断创新，开创了适合本地的减盐防控高血压综合防控新局面。

四、思考

高血压防控工作任重而道远，减盐只是其中的一个措施，要取得理想的效果，不仅需要动员全社会的力量参与进来，将其健康理念深入人心，同时要强化对高血压、心脑血管疾病等重点慢性病危险因素的全方位、立体化的防控，建立起更高效的全方位联合防控模式。相信在不久的未来，健康中国的成果会惠及所有中国人，让每个中国人都能拥有和享受健康人生。

（荣成市疾病预防控制中心　荣成市教育和体育局　供稿）

鲁菜减盐推进慢性病防控健康餐饮发展

一、背景

福山区位于山东半岛东北部的黄海之滨，居民平常饮食中海产品（咸鱼干、虾皮、海米、海鲜等）较多，家中吃饭经常会有大葱蘸虾酱等导致盐摄入过多的吃法。种种不良的饮食行为和习惯是造成福山居民食盐摄入量过高的一个重要因素。据2011年福山区减盐基线调查数据显示，福山人均每日食盐摄入量为15.4g，远高于居民膳食指南推荐6g，而高血压患病率为28.5%。年度人群死因监测分析报告也显示心脑血管疾病、肿瘤等已是导致福山居民死亡的主要原因。因此，福山区开展减盐防控高血压项目工作势在必行。

二、措施和做法

（一）制定健康鲁菜新标准，争创减盐示范区

针对鲁菜口味重、油盐投放量含糊不清的问题，在区食品药品监督管理局、质监局和餐饮协会的推动下，福山区邀请省健康营养专家指导，在保证色、香、味的前提下，科学细化了鲁菜的制作标准。2011年和2014年，省质监局分别下发了《关于批准发布〈鲁菜·韭菜炒海肠〉等33项山东省地方标准的通知》，特别明确了33道新鲁菜中盐和油的使用量。2012年起，每年对辖区餐饮单位负责人、厨师针对鲁菜新标准进行培训与考核，对其菜谱油盐用量作了精确的测算与标识，强化了餐饮单位与群众油盐合理摄入的意识。此外，区食药局还下文明确在餐饮服务食品安全监管公示牌中加入“创全国减盐示范区，提倡低盐少油饮食”提示标语。

（二）示范酒店带头减盐，争创健康酒店

自2012年开始，福山区陆续将12家中等规模的酒店列为示范创建对象。一是示范酒店的外环境建设均围绕减盐工作开展，酒店大厅、包厢、点菜区和楼梯等均设置显著的减盐提示标语；二是在易耗品的采购上也均以减盐为主题进行设计，餐巾纸、湿巾及餐具的外包装袋上都印有福山区疾控中心提供的

减盐核心知识标语；三是酒店的厨师和服务人员在工作中都使用福山区疾控中心统一发放的印有“每人每天6g盐”标语的围裙作为工作服装；四是为了更好地限制食盐的过量摄入，酒店餐桌上均摆放用餐时加盐罐，客人既可以根据自身喜好用餐，又能起到控盐的效果；五是自2012年起示范酒店厨师长和采购部门严格按照区疾控中心的要求，按月记录酒店内食盐等调味品的使用和酒店每天的就餐人数，并按时将数据记录情况反馈给区疾控中心；六是示范酒店服务人员多次参加区疾控中心组织的减盐知识和技能培训，并做到主动向顾客推荐低盐菜；七是酒店高层管理人员密切联系区疾控等卫生部门，将减盐理念融入到酒店文化建设中，积极参与山东健康酒店的评选；八是为了让全区居民在家中也能健康饮食，示范酒店的厨师长多次做客福山电视台，通过电视直播向福山百姓教授家常低盐菜的做法以及控盐工具的使用等。

（三）编码低盐菜引导就餐

福山区丽苑大酒店对福山餐饮单位减盐起到了带头作用，除要求所有服务人员积极向顾客推荐低盐饮食，倡导健康生活以外，还在全区范围内首先对点菜区菜品按照食盐含量多少加以区分，明确划分低盐点菜区和中盐点菜区，以满足不同顾客的口味需求。同时，丽苑大酒店厨师在经过多番尝试后，发现对同一种菜肴的常规做法和低盐做法分别加以编号会吸引大多数顾客进行询问，有的顾客之前并未听说过低盐烹饪，但在点菜时考虑到健康饮食，便会优先选择低盐做法。

另外，为了更好地引导顾客走向健康饮食，丽苑大酒店推出健康养生菜谱，在菜谱中除将每一道菜的油盐用量进行标注之外，还聘请营养师对每道菜品的能量和营养素进行核算，在菜谱中一一列出，使客人真正体验到健康酒店带来的健康效果。

（四）家庭健康美食大赛传播健康理念

妇女在家庭中扮演着重要角色，妇女的健康理念和平衡膳食知识水平直接决定着一个家庭的生活质量，甚至生命安全。福山区通过举办家庭健康美食大赛，展示制作低盐少油美食的技能，传播健康生活理念和科学饮食知识，引导妇女发挥示范带头作用，从自我做起、从家庭做起、从日常生活做起，提高健康意识和健康素养。

烹饪大赛的主题是“减盐膳食，健康相伴”。与一般烹饪比赛不同的是，以倡导“低盐”“低油”和平衡膳食为中心，对参赛选手选择的食材和调味品都进行了严格的称量和营养成分、含盐量测算，并专门为选手提供了标准计量的盐勺、油壶和厨房秤等工具，以突出“美味和健康”一样重要的健康烹饪理念。选手们完成的每一道菜，由烹饪专家、营养学专家、群众代表组成的评委会，根据“平衡膳食、合理营养、低盐少油、健康美味”的原则，对各参赛队的作品进行了评分。并且在活动现场向观众发放“盐与健康”知识读本，并以涉及读本内容的问题，穿插了有奖问答活动，发放“慢性病防控健康6件套”与厨房电子秤。

希望通过这样的活动，将“减盐控压”健康理念带给每一个家庭，推动家庭减盐、减油、控压，让每个家庭在享受美食的同时，吃出健康，吃出快乐。

三、成效

1. 制定标准

制定了健康鲁菜新标准，并在辖区酒店和居民中进行推广。

2. 受益于示范效应，低盐推广逐步形成共识

福山区疾控中心在2014年对12家示范酒店和8家示范食堂的共224名厨师的问卷调查评估发现，大部分厨师（95.4%）表示支持减盐工作，愿意做菜少放盐，并愿意参照新鲁菜标准的要求用盐（87.9%）。每家企业都推出了自己的低盐特色菜品，带动了辖区餐饮同行开展减盐示范餐厅创建活动，研发更多低盐、少油健康食品，充分发挥了企业自我更新的优势。

3. 居民对低盐菜接受度逐步提升，减盐促健康达到预期效果

2013年福山区对丽苑大酒店连续8周（7月初至8月底）的点菜宝点菜量进行统计发现，酒店顾客对低盐菜的接受程度逐渐提升，表明顾客对低盐饮食的做法还是比较赞同的。为进一步跟踪示范酒店减盐效果，2014年继续对丽苑大酒店进行了连续一个多月（5月中旬至6月底）的点菜宝点菜量进行统计发现，酒店中低盐菜的点菜数量明显比2013年有所降低，经与厨师和酒店管理人员了解，这一结果的出现是因为我们减盐工作的开展，使得酒店在常规菜做法中也降低了盐的使用量。

四、思考

1. 政府主导，专业技术机构提供指导

福山区开展的鲁菜减盐行动，由政府主导，区药监局、质监局、餐饮协会和

疾控专业技术机构互相配合，是保证健康鲁菜新标准制定的基础。而实际操作中，酒店顺畅得到技术部门的指导，专业技术机构也很迅捷地参与到企业的减盐技术决策中，协助企业制定科学、规范的减盐工作评估方案，不仅包括销售量的评估，还包括顾客满意度的评估，及时发现工作中的问题，并提出针对性的意见与建议，提高企业开展减盐工作的信心，为企业赢得业内口碑，提升其社会影响力，达到共建共赢，才能推动减盐行动的深入开展。

2. 整合资源，将示范工作常态化

继开展鲁菜标准和餐饮行业减盐活动后，福山区整合区域资源，结合国家级慢性病综合防控示范区创建工作，推行"家庭健康美食"活动，普及低盐和低油膳食。培训家庭妇女，提高减盐意识，掌握减盐技术。动员媒体进行广泛宣传，继续倡导减盐一小步、健康一大步的理念，推动示范工作逐步常态化。

（烟台市福山区疾病预防控制中心　供稿）

营养为宝，健康为安

儿童青少年正处于生长发育的关键时期，均衡营养是他们智力发展和体格发育，乃至一生健康的基础。

2018 年最新数据显示，深圳市中小学生肥胖率为 7.93%，也就是说每 12 个学生中就有一个胖子。作为深圳市的人口大区，宝安区拥有 40 余万中小学生。为了提高宝安区儿童青少年对零食和健康饮食的正确认识，建立合理选择、适量适度的食用原则，宝安区慢性病防治院在上级部门的支持和指导下，开展宝安区儿童营养健康教育试点项目。宝安区营养教育项目试点学校由 2015 年 1 所学校拓展到 2019 年 27 所学校，项目重点针对小学二年级学生，同时辐射宝安区所有学校（含公办和民办学校）小学生 20 余万人。

一、主要做法

（一）部门联动得力，职责分工明确，确保项目有效开展

儿童营养健康教育项目由市、区卫生健康委（局）负责组织统筹，市、区教育局负责项目学校的选取和协调，市慢性病防治中心负责制定项目实施方案和业务指导工作，宝安区慢性病防治院负责项目的具体实施和管理评估，项目试点学校做好项目动员和具体落实工作。各部门既分工明确，又相互协作，认真履职，是项目有效开展的关键。

（二）儿童营养健康促进多元化，引多方关注和认可

1. 建立家校卫联动机制，全方位呵护儿童营养健康

儿童营养不仅仅需要良好的学校环境，作为家庭的一员，家长的参与也是促进儿童营养健康重要的一环。宝安区在深圳市慢性病防治院的指导下，建立家校卫儿童营养促进联动机制，让校医、老师及家长都参与进来，各赋角色，互相配合互相促进，演好儿童营养促进的大戏。一是区慢性病防治院组织营养学专家对校医、班主任、卫生健康老师 500 多人进行专题培训，讲授儿童营养知识和《中国儿童青少年零食消费指南》、校内限制零食销售政策、儿童摄入过多零食危害等知识，提高校医和教师对儿童营养知识的认知，并通过开

展健康教育课、主题班会等将知识传授给学生。二是通过健康家委的遴选工作，宝安区 296 名健康家委积极报名参加，组建了 216 名健康家委讲师团。营养专家先培训健康家委，再利用健康家委平台开展健康家委进学校对学生进行营养培训。2019 年开展宝安区家庭健康技能竞赛暨小小健康管理员宣传活动，指导健康家委制作的《宝安，营养为宝，健康为安》午餐视频获得中国疾控中心领导好评，并连续两届获深圳市家庭健康技能竞赛该视频项目评分第一名。三是 2018—2019 年在全区各小学连续发起两届"营养早餐秀一秀"活动，合计吸引 300 余个家庭参与，累计投票 10 万余票，并在微信公众号开展"宝娃讲营养"系列，借此平台小学生晒营养早餐，讲述自己对营养早餐的认识，吸引更多学生和家长参与到营养项目活动中来，也提高了学生和家长的营养健康素养。四是各学校精心设计和制作了《给家长的一封信——小学生合理膳食行动》，由家长和学生阅读完毕后共同签名，并收集家长对营养项目的改进建议，进一步优化儿童营养促进方案。五是 2019 年宝安区慢性病防治院开通宝安区学生营养热线及营养在线咨询微信群和 QQ 群，方便家长和学生对营养问题进行免费咨询，由专业的营养师为其答疑解惑。利用报纸、微信、讲座等形式对营养热线进行推广，截至目前共累计咨询 900 余人次。六是学校利用家长关注的重要时间节点如开学季、高考季、中考季通过微信、报纸、电台等对学生营养知识进行宣传，并为家长提供可供参考的健康食谱。

2. 开展多元化的校园营养宣传，营造浓郁的营养健康氛围

向项目试点学校二年级学生教师、家长和学生发放由深圳市慢性病中心编印的《健康饮食、健康成长——深圳市儿童零食营养知识传播项目（教师家长读本）》《健康饮食、健康成长——深圳市儿童零食营养知识传播项目（儿童读本）》，并发放健康饮食、健康成长餐垫和儿童零食指南小扇子。组织项目试点学校举办零食营养知识巡展、观看零食动画片、开展零食营养分享班会、组织手抄报比赛、在所有学校张贴营养知识海报、开展营养义诊及营养知识讲座校园行活动、线上有奖问答等活动提高学生、家长及老师对营养知识的认知，培养科学合理的饮食行为。

3. 寓教于乐，创新宣传形式，成效显著

2018 年策划并创编全国首个儿童营养健康教育歌曲《营养宝宝》。《营养宝宝》在公共卫生与预防医学公众号上展播，在深圳市各公交、地铁、相关电台及宝安日报、宝安区政府公众号平台《滨海宝安》、宝安区卫生健康局、宝安教育局公众号等广泛传播，并由校医在各学校进行播放，覆盖宝安区小学生

20余万名。2019年进一步倡导“吃动两平衡”的理念,将“合理饮食”和“科学运动”相结合,创编了《营养宝宝操》。《营养宝宝操》利用欢快活泼、群众喜闻乐见的运动操普及健康营养知识,对于营养及运动知识的传播有重要意义。2019年对《营养宝宝操》进行推广,组织全区各小学和幼儿园开展《营养宝宝操》大赛,保障学生吃动平衡。宝安区慢性病院精心制作了《儿童平衡膳食》科普讲座视频,该视频在全民营养周期间在宝安区所有小学播放,并在中国学生与健康公众号平台进行展播。宝安区慢性病防治院将营养知识及全民营养融进《健康宝安》期刊,并将期刊发送到国家慢性病示范区各成员单位、各社区、学校及宝安区人大代表等,吸引各方对学生营养的关注和重视。

4. 将儿童营养健康教育与科学研究相结合,相互促进

每年项目实施前后,通过学生和家长的基线调查和效果评估数据,客观、科学地评估了项目实施效果,为媒体报道提供了丰富的素材,为争取行政主管部门支持提供了依据。2018年运用膳食质量指数(DQI)评价深圳市宝安区二年级小学生膳食质量,为本地区的小学生膳食指导、营养干预提供科学依据。完成课题研究《学生-学校-家庭综合干预措施对深圳市宝安区小学生零食相关状况的影响的研究》并顺利结题。《深圳市宝安区小学生膳食因素对代谢综合征影响的前瞻性研究》获得2019年宝安区医疗卫生科研立项。2017—2019年发表营养项目相关论文3篇。

(三)科学评估,以结果为导向,调整干预策略

2018—2019年宝安区慢性病防治院制定学生营养健康促进项目基线调查方案,抽取深圳市宝安区20所小学,在每个被抽中学校的二年级随机选取1个班级,共计20个班级957名学生作为研究对象。在2018年9月至2019年9月开展营养健康教育干预前后对二年级小学生和家长分别开展相关知识、行为和习惯等方面的问卷调查,并根据评估结果调整干预措施。

二、成效

(一)卫教融合、各司其职的小学生营养健康促进工作模式成效显著

宝安区卫生健康局与教育局联合推进宝安区小学生营养健康促进项目中,两部门各负其责,为项目的开展奠定了稳健的根基。深圳市慢性病防治中心和宝安区慢性病防治院充分发挥专业技术指导能力,联合各级学校给学

生烹饪了一顿“健康的学生餐”。2018 年项目获得中国营养学会最佳创新奖，2019 年获得中国营养学会基层最佳组织奖。2019 年《营养宝宝》荣登“学习强国”平台。《儿童平衡膳食》科普视频被收录在“中国学生与健康公众号”平台进行展播。同时，儿童营养健康促进项目获得了宝安区委区政府的重视和支持，深受区人大代表的关注，被列入区政府督查事项内容之一。

（二）建立家校卫联动机制，多方参与，才能呵护学生健康

学生营养健康，不仅关系到学校的健康教育，也跟家庭环境密切相关。在推进项目的过程中，通过项目实施和评估，进一步明晰了家长在儿童营养健康促进中的重要性。随着项目的深入开展，建立家委会参与学生营养教育、实践中，逐步建立家校卫联动的学生营养促进机制。

（三）科学评估，学生和家长营养素养大幅提升

1. 在营养知识方面，儿童营养知识知晓率大幅提升

干预后儿童营养知识的总体知晓率由 45.20% 提高到 66.98%，儿童营养健康知识知晓率提高了 21.78%。其中“白开水是最好的饮料”“油炸烧烤类食品属于限量食用零食”“可乐汽水等碳酸饮料属于限量食用零食”知晓率达到 90% 以上。其中食用高蛋白食物可促进大脑的发育知晓率由 68.34% 提高到 84.16%，奶类及奶制品是富含钙的零食知晓率由 15.83% 提高到 63.04%，不吃早餐时血液里会缺少葡萄糖，影响大脑功能的知晓率由 12.05% 提高到 69.68%。

2. 在行为干预方面，儿童的零食习惯更为合理

在经常食用零食种类方面，干预后食用水果的报告率由 66.77% 上升到 72.02%；食用油炸烧烤类的报告率由 18.24% 下降到 113.62%；食用方便面的报告率由 15.09% 下降到 7.81%。在经常饮用饮料种类方面，儿童饮用白开水的报告率由 73.48% 上升到 85.11%；饮用纯牛奶和酸奶的报告率由 65.72% 上升到 79.62%；饮用可乐、雪碧的报告率由 24.63% 下降到 16.47%；饮用咖啡、奶茶的报告率由 8.91% 下降到 3.70%；饮用爽歪歪、营养快线的报告率由 13.31% 下降到 8.66%。

3. 儿童食用零食的习惯有了明显的改善。每天吃零食的次数超过 3 次的比例由 6.60% 下降到 3.91%；在小商店及路边摊点购买零食的比例由 17.82% 下降到 9.40%；每次吃零食后刷牙或者漱口的比例由 6.50% 上升到 40.76%。

4. 家长营养健康素养有了一定程度提高。家长营养知识的总体知晓率由65.10%提高到78.53%；家长每次买零食阅读营养标签的比例由28%提高到36%。

（四）经过营养教育干预项目，宝安区小学生儿童肥胖率有所下降

一项针对中国9个省份儿童青少年超重和肥胖率的变化趋势分析表明，调整年龄、性别和地区后，体重指数由1991年的17.26上升至2015年的18.72。根据行业标准，超重率由1991年的4.27%增长至2015年的11.70%，肥胖率由1991年的2.41%增长至2015年的12.74%。经过营养教育干预项目，宝安区小学生的肥胖率由2015—2016学年的9.00%降低到了2016—2017学年的8.51%、2017—2018学年的8.61%；2019年度宝安区小学生的肥胖率为8.22%。

三、体会

1. 项目有利于民，应服务于更多的人

儿童营养教育项目倡导科学平衡的膳食，促进儿童养成健康饮食习惯，降低患龋齿、肥胖等儿童常见疾病的风险。项目得到各方认可、快速推广，证明公共卫生服务抓住重点人群，关注重点问题，想民之所想，解民之所忧，才能获得公众更多的支持和参与。

2. 项目应争取得到政府支持

该项目卫健局与教育局联合推进，宝安区委区政府提供充分的财政保障，各级卫生专业机构提供技术支持，不断创新形式，建立家校卫联动，从实施情况来看，有效的卫教融合及家长的参与是项目取得成功的保障。

3. 学生健康教育活动应适合学生年龄特点

学生健康教育活动必须要结合学生特点，评估学生需求和对不同宣传科普方式的接受度，以“寓教于乐，以赛促学”的形式将健康教育知识潜移默化地融入到孩子心中。要借鉴学校常见的学生文娱活动方式，开发学生喜闻乐见的健教宣传材料，才能够获得学生更多的支持和参与。

（深圳市宝安区慢性病防治院　供稿）

慢性病管理篇

慢性病防控要以健康促进和健康管理为手段，旨在减少可预防慢性病的发展和死亡。其中，慢性病防控的重中之重应该在于健康管理。随着现代医疗的不断发展，健康管理理念不断深入人心，慢性病管理服务的需求不断上扬，相应医疗资源的短缺为慢性病管理服务的发展带来了极大的市场空间。慢性病管理服务的特征包括涵盖病种多、内容多、覆盖面广、服务连续性要求高。慢性病管理已经成为患者与医院的共同需求，而智能化融入则可以让慢性病管理更加精准，可满足患者、医生、医院的多方需求。建立政府主导、部门协作、医联体为依托、信息化技术为支撑、家庭医生签约服务为抓手的医防融合管理模式是慢性病管理的形势所趋。利用人工智能"武装"社区医生，用"互联网+"连接医生和患者，用大数据提供精准的健康服务，可以有效地提升基层医疗卫生机构的慢性病诊疗和管理能力。充分利用信息化手段，收集整理慢性病健康大数据，有效分析和评估各类慢性病高危人群和患者的危险因素，为他们制定个性化、针对性的干预方案，重点强化自我健康管理意识，建立有效的跟踪和评估系统，及时有效监控健康状况，进一步降低发病率、致残率和致死率，为居民健康保驾护航。

我国的慢性病防控形势严峻，其主要的问题涵盖两方面，一是社区医生的数量不够、能力欠缺、动力不足；二是作为慢性病管理的服务对象——老百姓的参与意愿低、依从性差、重医轻防。这提示我们要关注如下问题。

1. 提升慢性病管理的专业化

诸如慢性病早期筛查、慢性病风险预测、健康教育、健康处方（饮食、运动、心理、用药等）、预警与综合干预、慢性病管理效果评估，并建立主要慢性病全程管理流程。

2. 加强信息化支撑

用人工智能武装社区医生、用“互联网 +”连接医生和患者、用大数据提供精准健康服务，将健康信息精准推送。

3. 完善科学的流程设计

自我健康风险评估、自助式健康管理、个体健康信息监测和管理（健康档案）、自我饮食管理（饮食指导）、自我运动管理（运动指导）、自我用药管理（用药指导、用药提醒）。

4. 落实政策保障

《国家慢性病综合防控示范区建设管理办法》和《中国防治慢性病中长期规划（2017—2025 年）》都对慢性病管理防控做出了重要部署。除国家宏观层面的政策之外，全国各省市也相应出台了许多政策，涉及医保政策、健康服务、慢性病防治等诸多方面（绩效激励政策、便民惠民政策）。

5. 提供组织保障

通过医联体或医共体、家庭医生签约服务体系、独立的慢性病健康管理中心等机构设置或体系完善来提供保障机制。分级诊疗制度仍然是当前改革的着力点。

慢性病管理作为慢性病综合防控工作的重要领域，受到全国各区县的高度重视。本章节收集八篇案例无论是从机制或制度的设计，还是从提高病种的特殊情况的针对设计；无论是从关口前移角度出发，还是从分级诊疗优化角度出发，确定慢性病健康管理的专业实施方案，对信息化平台进行升级改造，在具备支持性环境的地区开展试点、应用推广，各示范区均提出创新性的做法或方案，为全国慢性病事业提供了一系列可圈可点的范例。

城市“赤脚医生”打造健康服务闭环

福建省厦门市湖里区现有人口 103.5 万，其中户籍人口 32.3 万，常住人口 70.2 万。随着厦门市“三师共管”家庭医生签约服务模式的全面推行，在一定程度上解决了居民的医疗健康需求，但是与居民需求仍存在相当大的差距，且“签而不约”的服务短板也日益凸显。

由于湖里区卫生基础较为薄弱，全区仅有 5 个街道社区卫生服务中心、1 个分中心、6 个社区卫生服务站，基层医疗卫生服务机构数量不足，服务人口多，服务范围过大，不能达到 15 分钟医疗圈的规划布局。而且基层医务人员配置不足，工作负荷大，各街道社区卫生服务中心仅有全科及专科医师 137 人。社区慢性病患者及老年人健康管理难度大，难以满足居民全程化、个性化、实时化的医疗健康管理服务需求。

湖里区除 16 家公立医疗机构外，有各类社会医疗机构 347 家，拥有执业医师 1 424 人，占比 52.3%。为充分发挥社会医疗机构的力量，使医疗服务回归到医生的主体价值服务上来，湖里区提出了小区医生的构想，将小区医生作为社区卫生服务中心的延伸服务网点，实现在政府的主导下吸收社会办医力量，将公共卫生服务和基本医疗服务延伸至小区，实现居民需要、社会认可的家庭医生服务。

一、主要做法

（一）明确部门职责，理顺行政管理关系

在政府主导和统一管理下，相关部门分工合作，为小区医生服务体系建立起服务架构。社区卫生服务中心及其小区医生服务网点由卫生健康部门主导服务架构改革，指导具体实施和管理；街道办事处负责人、财、物的管理；财政部门指导购买服务体系建设；医保部门负责医疗保障制度一体化覆盖；市场监管部门负责药械质量的监督管理；民政部门负责医养结合保障服务体系建设，并配合做好医疗救助。各部门按照职能，及时与对口上级部门加强政策衔接和业务沟通。

（二）探索服务机制，完善制度建设

参考厦门市镇村卫生服务一体化管理，以“突出公益性，保障小区居民医疗卫生网底”的方式，先后出台《湖里区小区卫生服务站试点实施方案》《关于加快推进小区医生工作的意见》等文件，从制度上入手，创新探索小区医生服务居民的一条新路。一是明确建设思路。由区卫生健康局统筹推进，各街道、各社区负责“建”，负责提供用房保障、引入医生等工作；由各街道社区卫生服务中心负责“管”，开展业务指导和考评等工作；区卫生监督所负责“督”，加强依法监督、执业管理等工作。二是着眼基本服务。在适合的居民小区新建1个小区诊所，按照“六统一两独立”的模式，授予“小区卫生服务站”试点，协调各街道社区卫生服务中心签订四方协议，构建“大医院 - 社区卫生服务中心 - 小区卫生服务站”三级医疗服务体系，为个体诊所参与家庭医生签约和基本公共卫生服务摸索路子、创造条件。三是引入社会力量。支持民营医疗机构在禾山街道禾山社区金枋世家小区，由社区免租金提供用房，结合居家养老护理需求开办小区护理站，同时与社区卫生服务中心对接，承担部分基本公共卫生服务内容。

（三）因地制宜，探索多种服务模式

“健康是人民幸福之本，社会发展之基。”建设健康湖里必须着力深化医药卫生体制综合改革，坚持把保障人民健康作为民生工作的重中之重，切实解决好群众“看病难、看病烦”的问题，真正把医改成果转化为人民群众的健康福祉和实实在在的获得感。小区医生建设以服务居民小区为宗旨，拓宽思路，创新建立多种形式医疗服务模式，编织小区医生为居民提供医疗健康服务的一张新网。一是设立小区卫生服务站。在有条件的小区建立以个体诊所为基本形式的小区卫生服务站，作为街道社区卫生服务中心的延伸网点，为居民提供全方位的家庭医生式服务，落到最后“一公里”，实现“零距离”服务。二是设立小区医生工作室。在暂时不具备建设小区卫生服务站条件的小区，采取无偿服务的方式，邀请大医院医生、退休医生、兼职医生，为小区提供身高、体重、血压、血糖等健康监测和健康咨询服务，解答居民医疗健康问题，提出针对性的诊治、就医建议。三是开办小区居家养老护理站。依托社会办医力量建立小区护理站，建立以医为主的老年人日间照料服务站，提供老年病管理服务、失能康复训练、日常护理服务等，解决居家养老护理问题。

（四）创新管理机制，保障体系有效运行

不断完善措施，创新管理机制，落实好小区医生纳入街道社区卫生服务中心各项业务工作“一张皮”管理体系。一是开通医保给付。在市卫生健康委、市医保局的支持下，将禾山社区龙湖花园小区卫生服务站作为社区卫生服务中心延伸网点纳入医保协议管理范畴，实现医保管理系统和非税收入管理信息系统的对接，使其接受街道社区卫生服务中心和医保局的管理，行医更加规范可靠。二是制定扶持方案。出台《湖里区 2018 年小区卫生服务站建设及购买服务经费补助方案》，引导小区医生开展基本医疗、健康宣教等服务，逐步建立以健康管理服务为主的经营模式，形成长效管用的创新服务体系。三是推进分级诊疗。制定《湖里区小区卫生服务站分级诊疗实施方案》，构建“大医院 - 街道社区卫生服务中心 - 小区卫生服务站”三级医疗服务体系，复旦中山厦门医院、厦门市中医院发挥老年病专科和院前急救优势，为小区卫生服务站提供针对性培训，使小区医生服务能力不断跃升，健康守门人作用更加体现。四是建设管理平台。为加强小区卫生服务站规范化管理，委托厦门医联康信息技术有限公司结合医保监管系统建设小区卫生服务站信息管理平台。实现对小区卫生服务站有效监管，为小区卫生服务站提供标准化、信息化、互联互通的医疗信息服务，实现各监管部门的大数据管理和直接监控。

二、工作成效

小区医生健康服务试点，是基层医疗卫生服务补短板的重要创新。截至目前，湖里区共建成小区卫生服务站 6 家、小区护理站 3 家、小区医生工作室 52 家，共计 61 家，覆盖全部 5 个街道、49 个社区，社区覆盖率达到 90%。一年来，小区医生共开展门诊诊疗 6 445 人次，开展健康咨询 21 000 余人次。总体来看，小区医生的建设，是以居民健康为中心理念的体现，通过引导医生将服务方式从坐诊向在小区巡诊转变、从治病向为小区居民开展健康指导转变，实现了社会效益和经济效益双收。

（一）医疗便民服务在小区实现

距离上，打通了最后 100m，可最直接为群众服务。形式上，医生就近选取，随时可联系，可以 24 小时为居民提供常见病诊疗和健康管理服务。服务上，服务方式和内容灵活，可以发挥就地优势，作为街道社区卫生服务中心家

庭医生签约服务的有效补充,为当地老年人提供医疗保障。形成居民小病不出小区、立足小区转诊和人人都有医生邻居朋友的“10分钟医疗服务圈”,小区医生成为每个家庭的健康守门人,居民的获得感、幸福感在家门口升级。

(二)公共卫生服务在小区实现

小区医生的建设以国家公共卫生服务为切入点,实现熟人社会下的家庭医生服务方式。在社区卫生服务中心的管理下,实现与公立医疗同等的医疗保障政策。小区医生工作室完善了公共卫生服务网络体系建设,解决了现有基层公立医疗延伸站点少、人员编制不足、服务精准度差等问题,立足居民需求,实现熟人社会下的24小时个性化家庭医生服务。小区医生工作站以便民、利民为出发点,解决居民就近就医和医疗信任问题。针对湖里区当前高血压、糖尿病患者管理率低,面访难等慢性病管理难题,小区医生拉近了公共卫生服务与患者之间的距离,提升公共卫生服务的可及性。一是通过筛查发现患者,提高患者发现率、管理率。小区医生工作站设置在小区,居民可以灵活掌握时间,到工作站进行血压、血糖等健康指标检测,节约了到社区卫生服务中心的往返时间,也减少了候诊等待时间,小区医生还能提供个性化健康指导服务,方便可及的同质化服务能吸引更多居民主动参与健康检测。二是慢性病面访管理,解决了社区卫生服务中心出不来,小区居民不便去的难题。小区医生居住在本小区,拉近了医生与居民之间的距离,以邻居朋友的身份跟患者聊病情、讲管理、测指标,在拉家常般的氛围下完成面对面随访管理各项工作内容。这样的随访方式,尤其是对老弱病残、行动不便的患者,将极大提升患者接受健康管理和规律服药的依从性,促进患者自我管理能力的提升,也是提高血压血糖控制效果和提升患者生活质量的重要保障。

(三)居家医养结合在小区实现

随着老龄化进程的不断加快,如何解决老年人养老问题成为了社会难题。老年人居住在社区、生活在社区,加强社区服务网络建设,对于改善老年人居家养老的支持环境,具有重要意义。居家养老服务中心作为小区医生的一种工作模式,通过政府购买服务的方式,立足于社区,集中西医结合诊所、护理站及居家养老日间生活照料于一体,为小区居民提供常见病诊疗服务及健康教育咨询服务,并针对有需求的老年人提供专业康复、护理服务及健康养老需求,使老年人足不出小区即可得到更多关爱。在社区卫生服务中心的指导下开展老年人慢性病患者随访管理和老年人健康体检等公共卫生服务，实现慢性病管理与居家养老的有机融合，建立全方位的居家养老服务体系。真正做到“让老人生活得舒心、安心；让子女们放心、省心；让政府服务买得称心”。

（四）指导分诊在小区实现

小区医生在指导就诊和分级诊疗上发挥重要作用，一方面，通过小区医生的指导，使居民能够及时掌握自己的身体状况，可以使居民知道自己的病应该到哪一类医院看哪一科；另一方面可以通过小区医生联系上级医院，进行预约直接就诊，减少了患者就医的盲目性。

（五）减负提效在小区实现

一方面，小区医生建设减轻了财政负担。在没有大规模基础建设和人员招聘的情况下，实现了 15 分钟医疗圈的全覆盖，可减少财政基础建设投入约 4 亿元，同时每年还可以减少人员经费约 10 亿元。另一方面，通过小区医生试点，吸引了微医集团、医联康护公司等一批致力于小区医疗健康服务的龙头企业落户湖里，以小区医生服务为平台，形成多样化发展医疗健康产业，为湖里经济发展注入新活力。

三、下一步工作思考

湖里区将进一步深化小区医生建设，着力从处理好政府与市场化关系、促进医生与居民融合、激发医疗创新动力和活力、深化医疗信息化 4 个方面开展改革探索。

（一）创新管理机制

探索发挥政府主导与市场结合的有效机制，更好地发挥政府主导作用，最大限度发挥市场创新作用，引导小区医生服务模式实现区域自治，形成长效管用的创新治理体系。探索激发基础医疗创新发展的有效举措，建立购买服务的范围和考核办法，用好利益分配杠杆，激发医疗服务创新的内生动力，发展社会化新型医疗服务机制。

（二）深化健康管理

探索促进小区医生与居民深度融合的有效途径，进一步深化医疗服务与健康管理在小区实现的协同推进，着力改变医疗健康服务方式，让医生在管理中获益，让居民在服务中健康，形成熟人社会下的小区医生医疗服务关系。

（三）激发创新动力

探索激发基础医疗创新发展的有效举措，建立购买服务的范围和考核办法，用好利益分配杠杆，激发医疗服务创新的内生动力，发展社会化新型医疗服务机制。

（四）加强信息化融合

探索应用医疗卫生大数据在小区医生服务管理中的有效模式，充分利用信息化手段，为居民提供多方协同的全过程、立体式基本医疗和健康管理服务，提升居民的健康素养和自我健康管理能力。

（厦门市湖里区卫生健康局　厦门市湖里区疾病预防控制中心　供稿）

慢性病管理“一条龙”,“家门口”服务显实效

一、背景

随着慢性病患者的日益增多,申请办理慢性病门诊特殊病种的居民也日益增多,且多数为老年人,存在文化程度不高、出行不便、自行办理门诊特殊病种手续难度较大等问题,福建省泉州市丰泽区通过不断尝试实践,探索出了以“宣传 - 筛查 - 健教 - 专车送诊 - 专人代理协办特殊病种手续 - 智能化管理 - 社区康复 - 体医结合 - 居民得实惠 - 依从与互动”的慢性病(高血压、糖尿病)社区管理“一条龙”服务新模式,让慢性病患者真正体会到“家门口”社区卫生服务的便捷和实惠,为构建社区医生与社区居民之间的“连心桥”,促进基本公共卫生与基本医疗服务互动提供了有效载体。

二、实施

(一)多渠道拓平台,营造良好舆论氛围

为进一步拓展高血压、糖尿病患者的社区卫生服务工作,丰泽区以北峰街道社区卫生服务中心为试点,依托街道办事处、社区居委会、老年人协会等平台,大力开展社区卫生服务宣传,在宣传中服务,在服务中宣传。探索推行服务团队定期进社区、主动上门服务的工作举措,每个服务团队每周固定时间进社区服务不少于 1 个半天,促进居民对固定时间接受社区卫生服务的依从性;每季度集中时间、集中地点开展老年人免费健康体检、高血压和糖尿病健康随访等社区卫生服务,拉近医务人员与社区居民之间的距离,营造良好的舆论氛围。现已在全区进行推广,得到了社区居民的肯定,满意度达 95% 以上。2019 年,丰泽区通过定点下社区,共服务社区居民 41 856 人,较上一年增加 1 600 多人。

(二)进社区送健康,全面提升慢性病干预管理水平

1. 扩展免费健康体检对象

为提高慢性病筛查发现率,辖区各街道社区卫生服务中心充分发挥社

区居委会、老年人协会的发动和引导作用，确保免费体检通知到位，并将老年人免费体检的年龄段扩大至 50 岁以上人群。通过扩大免费体检年龄范围发现更多的慢性病患者，并及时为筛查新发现的慢性病患者建立健康档案。2019 年新发现慢性病患者 1 713 人，其中 60 岁以下的慢性病患者 366 人。

2. 增进健康教育的针对性

利用居民领取体检报告单的机会开展健康讲座，及时针对体检中发现的主要健康问题和危险因素，进行“面对面”个性化重点讲解，引导健康生活方式，纠正居民对慢性病的认识误区和盲区，有效避免社区居民对健康讲座参与率低、健康教育针对性不强等问题。

3. 引导居民“小病在社区”

在日常社区卫生服务中，一方面，社区医生加强与高血压、糖尿病居民的沟通交流，耐心讲解办理门诊特殊病种的医保优惠政策，承诺社区卫生服务中心将免费代理或协助高血压、糖尿病患者办理门诊特殊病种的“一条龙”服务，消除社区居民对自行办理门诊特殊病种“烦琐手续”的畏难情绪。另一方面，在社区卫生服务中心定期举办“高血压（糖尿病）病友联谊会”，让病友间现身谈体会，对比在社区卫生服务中心与在上级医院就医用药后的慢性病控制效果，交流介绍门诊特殊病种定点在社区卫生服务中心的便捷和实惠，引导“小病在社区”。截至 2019 年，累计代理或协助 80 个社区，为 1 915 名居民办理了高血压、糖尿病的门诊特殊病种，其中 1 901 人将门诊特殊病种定点在社区卫生中心，这为持续做好慢性病的预防控制工作，促进“小病在社区”就医模式进一步形成起到积极的推动作用。

（三）全方位代理协办门诊特殊病种，“家门口”服务显实效

针对申请办理门诊特殊病种的居民多数为老年人，文化程度不高，出行不便，自行办理门诊特殊病种手续难度较大等问题，街道社区卫生服务中心提前联系上级医院的经诊医生，派专车、专人送患有高血压和糖尿病的社区居民到上级医院进一步检查确诊。指定专人代理或协助符合条件的患者到医保部门办理门诊特殊病种医保手续，增加报销费用，方便患者就近就医、取药，让社区居民真正体会到“家门口”社区卫生服务的便捷和实惠。

（四）实时监控，智能化管理慢性病患者

糖尿病患者需每季度监测空腹血糖，而部分患者却无法做到空腹来检查，

结果只能做随机血糖。因此，丰泽区积极探索新的模式，先由泉秀街道社区卫生服务中心采购一批血糖仪和血糖试纸，免费发放给配合度和依从性好的糖尿病患者，自行在家中进行测量，测量的数据实时上传至中心的数据库。医生根据监测的数据给予患者个性化的指导。同时，通过每个季度给予定量的血糖试纸，患者需每季度到中心领取血糖试纸，保证做到面对面进行沟通、随访，并给慢性病患者做并发症的筛查。2019 年，泉秀社区卫生服务中心共发放 102 台智能血糖仪给糖尿病患者，从而更智能化、精细化、个性化的对患者进行管理，延缓慢性病并发症的发展和发生，获得了患者的一致认可。

（五）社区康复，拓展慢性病患者中医药适宜技术应用

将高血压中医药防控工作与国家基本公共卫生高血压管理工作高度结合，拓展慢性病患者的中医药适宜技术，由慢性病门诊筛选并引导血压控制不稳定的高血压患者进行高血压中医药治疗。一是社区责任医生利用社区定点服务，对高血压人群进行面对面中医药预防、保健知识与技能教学，从饮食、情志、运动、穴位保健等方面为患者制定健康生活方式；二是由社区居委会、乡村老年人协会协调提供场地、组织人员，社区卫生服务中心派遣医生为高血压患者提供高血压中医药健康知识讲座，为高血压患者普及中医药预防控制高血压的知识与技能；三是各街道社区卫生服务中心中医师为高血压患者进行中医辨证，根据高血压患者病情提供中药、中药茶饮处方、中药降压药枕、耳穴埋豆、刮痧、拔罐、针刺、推拿等治疗手段以帮助高血压患者进一步降压、稳压。以中医整体观，因时、因地、因人制宜为指导思想，通过改善高血压患者生活习惯，情志调摄、饮食指导、中药调理、中医非药物疗法治疗等途径预防控制高血压。

（六）探索体医结合，为慢性病患者进行个性化的健康服务

《健康中国行动（2019—2030 年）》中提出了建立针对不同人群、不同环境、不同身体状况的运动促进健康指导方法，推动形成体医结合的疾病管理和健康服务模式。近年，丰泽区积极探索体医结合模式，助力慢性病患者的健康服务。因此，丰泽区华大街道社区卫生服务中心与华侨大学体育学院 / 体育与健康科学研究中心于 2019 年 8 月签订了“运动健康促进联合行动”协议，通过体育专家和社区医生的定期坐诊与咨询指导等方式，更好地为周边的慢

性病患者提供个性化的健康服务。一是华侨大学体育学院相关领域专家和华大街道社区卫生服务中心医护人员共同组建社区健康促进工作组，设立“科学运动与健康指导咨询室”，持续推进此次行动；二是定期组织健康科普讲座，让慢性病患者掌握慢性病的防治知识和运动康复等知识，提高他们的配合度和依从性；三是体育专家定期坐诊，为社区居民提供个性化、专业化的科学运动方案和咨询服务，包括糖尿病运动干预指导、骨关节运动康复、慢性病运动康复及运动损伤康复、运动健康指导等运动医学领域；四是每周三次组织符合条件的糖尿病患者到社区卫生服务中心进行单车锻炼，通过监护系统实时监测心率，体育专家和医护人员根据心率和血压的变化进行运动指导。自 2019 年 8 月起至今，共招募 80 多名糖尿病患者，多数患者经过 3 个月以上的锻炼，生活质量现状改善，体重、体脂、体重指数、空腹血糖控制、有氧耐力、肌肉力量等指标，相比于运动干预之前都有大幅度提升，取得了预期成效。

三、成效

慢性病社区管理“一条龙”服务的新模式，大大增强了社区居民对社区医生的信任感和对社区卫生服务的依从性，促进基本公共卫生服务与基本医疗的相辅相成。一是有利于慢性病的连续跟踪管理。为持续做好慢性病规范化管理提供了有效工作途径，促进社区居民从被动接受慢性病干预管理，转变为主动配合、积极参与健康服务管理，居民对社区卫生服务的理解、支持、参与的互动态势逐渐显现。截至 2019 年 12 月 31 日，丰泽区累计登记管理高血压和糖尿病患者分别为 27 982 人、10 861 人，其中规范管理率分别为 83.2%、80.99%，均达目标要求。二是有利于促进“小病在社区”进一步形成。这种“家门口”社区卫生服务的便捷和实惠，大大促进了社区居民就近就医、取药，促进“小病在社区”就医格局进一步形成。2019 年 1—12 月，丰泽区社区卫生服务中心门急诊人次与去年同期比有较大幅度增长，门急诊量为 49.5 119 万人次，较去年同比增长 21.32%，人均门急诊费用为 191.41 元。三是有利于推动社区卫生服务水平进一步提升。推行服务团队定期进社区、主动上门服务的模式，有利于使社区医生从坐等患者就诊，转变为主动进社区筛查、发现和管理患者；有利于社区居民在“家门口”享受到基本公共卫生服务免费惠民项目，使政府对基本公共卫生服务的投入落到实处，进一步显现“政府得民心，百姓得实惠”的医改实效。

四、思考

1. 慢性病综合防控要取得实效，一定要“换位思考，心怀病人”

慢性病综合防控的网底在基层，服务在基层，成效如何更要看基层。要引导和促进居民提升在基层医疗卫生机构接受服务的主动性和依从性，真正实现“小病在社区”，关键在于增强居民对基层医疗卫生机构的认同感和信任感。要获得居民的认同和信任，就要学会“换位思考，心怀病人”。居民对基层医疗卫生机构的认同来源何处？就是医疗水平和服务质量。丰泽区在探索开展慢性病社区管理“一条龙”服务，正是基于努力取得居民的认同和信任这一考虑。通过实践以及取得的明显成效，更充分印证了我们最初思路的方向是正确的。居民实实在在感受到了在基层医疗卫生机构接受诊疗服务的优质、高效、便捷，与社区卫生服务中心距离更近了，认同感和信任感更强了，“小病在社区”更有了真正实现的基础。社区卫生服务中心在开展基本公共卫生和基本医疗服务过程中也更加顺畅、更加和谐了，拓展服务项目、提高医疗水平、提升服务质量的积极性和主动性也更高了。“换位思考、心怀病人”正是这一良性互动的催化剂。

2. 慢性病综合防控工作需要站高望远、全局思维、敢想敢干

慢性病社区管理“一条龙”服务的成功实践，从另一个侧面也告诉我们，慢性病综合防控工作不是单纯的技术服务，更是一项系统工程，需要站得高、望得远，要克服急功近利的思想，要有持之以恒、常抓不懈的思维；需要全局思维，要克服本位主义思想，要有统筹全局、主动融入的站位；需要敢想敢干，克服畏难退缩情绪，要有大胆开拓、敢于突破、勇于创新、勤于实践的态度。

（泉州市丰泽区卫生健康局　泉州市丰泽区疾病预防控制中心　供稿）

“以健康为中心”的医共体建设——尤溪模式

一、组建背景

福建省尤溪县共有公立医疗卫生机构230所，其中县级(总医院院区、中医医院)2所，乡镇卫生院15个，社区卫生服务中心1个，村卫生所212个。

近年来，尤溪县先后组建了以代管制为主的松散型医联体和以托管制为主的半紧密型医联体，但仍然破除不了各级医院“以治病为中心”、过度医疗、资源难以下沉等问题。2017年，尤溪县围绕“以三医联动改革为基础、以医保支付改革为支撑、以资源高度整合为载体、以中西医并重为方针、以实现全民健康为目标”的改革思路，建立紧密型医共体——尤溪县总医院，实现县域公立医疗机构一体化管理，打造管理、责任、利益、服务“四位一体”的工作联盟，让百姓充分享受医改带来的就医便利与实惠。

二、具体做法

(一)“三步”建设紧密型医共体

1. 建立管理决策机构

尤溪县率先打破县域公立医疗机构行政壁垒，按照“一套班子、两块牌子、两套财务、一体管理”模式，以县级2家公立医院为核心，保持县中医医院三级乙等中医院独立功能体系，联合15个乡镇卫生院、1个社区卫生服务中心和212个公办村卫生所于2017年4月组成紧密型医共体(总医院)，实现县乡村医疗机构一体化管理。医共体实行唯一法人制度，总医院院长为医共体内所有医疗机构唯一法人代表。同时，不断加强党对公立医院的领导，总医院设党委、纪委，党委书记和总院长分设，实行党委领导下的院长负责制；下辖原县医院、中医医院、各乡镇分院等18个党支部。

2. 明确各级管理职责

在县级层面，总医院院长通过兼任中医医院院长，实现统管县级公立医院，充分放活人事、分配、经营及财务自主权。在乡镇层面，设立乡镇分院，在卫生院保持机构性质等不变的前提下，由县总医院直管分院人、财、物，托管基层办医职责、管理职能、公共卫生服务等工作。在村级层面，对公办村卫生所实行人事、财务、药械、业务、绩效、信息、养老保障“七统一”管理，在全县范围内构建办医管理统一、内部管理规范的“大卫生”服务体系。

3. 优化医疗资源配置

按照“大专科、小综合”的功能定位，优化整合 2 家县级医院行政后勤职能科室。临床、医技科室按照统一管理、精简高效的原则，整合检验科、120 急救中心等机构，做强县总医院外科、儿科、妇科、重症医学科和中医医院中医骨科、肛肠科、康复理疗科等专业科室。启动肿瘤治疗、介入治疗、疼痛学科等短板空白学科建设，进一步提升总医院医疗技术水平。

（二）“五招”完善内部运行机制

1. 创新医保支付方式

2012—2016 年，尤溪县医保支付方式已走过“按次均费用付费、按病种定额付费”两个阶段。2017 年，以总医院为单位，实行县域医保总额打包，建立“统筹包干、超支自负、结余归己”的预付机制和“一组团、一包干、两确定”（一组团，即 1 个紧密型医共体；一包干，即县域医保基金统筹包干给总医院；两确定，即确定结余的医保基金直接纳入医院医务性收入用于计算医院工资总额，确定健康促进经费从医疗机构的成本中列支）的基金结余分配机制，年终结余基金直接纳入总医院工资总额，用于提高医共体内各级医疗机构医务人员薪酬。2018 年，实行住院费用按全病种（C-DRG）收付费改革，不设起付线，取消封顶线，参保患者在县级医院、基层定点医疗机构住院医疗费用，分别按病种由医保基金定额报销 70%、80%，患者自付 30%、20%，实现城镇职工和城乡居民同级别医疗机构“同病、同治、同质、同价”，倒逼总医院规范化、精细化管理，进一步提高医保基金使用效益。

2. 实行医药费用控制

建立县、乡、村三级医疗机构医药费用控制和堵浪费监管长效机制，将各项控费考核指标管控作为医院管理工作的重心之一，结合上级考核目标要求，科学合理地制定县级医院各科室和各分院控费指标。每月考核，动态监测，将控费情况纳入工作质量考核指标中，考核结果与年薪挂钩，督促医生规范诊疗行为，控制医药费用不合理增长，减轻百姓看病负担。

3. 提高医疗服务能力

县级医院，对外通过与高校、省级医院开展协作，提供人才培养和技术支撑，提升技术水平。对内积极开展新技术、新项目，开设综合ICU、肿瘤治疗中心、介入治疗中心等空白科室，购置数字减影血管造影、1.5T磁共振等大型设备，提升县域医疗服务能力。乡镇分院，通过县级专家驻乡驻村带动人才、资源、病种下沉。同时，政府投入专项资金改造手术室和急诊室，购置大型医疗设备，完善基层设施建设，大幅提升基层服务能力。

4. 优化薪酬分配机制

在县级医院实行工资总额制、全员目标年薪制、年薪计算工分制的基础上，优化基层绩效分配机制，乡镇分院实行绩效薪酬总额制和工分制考核。薪酬总额按基本医疗工分占50%、基本公共卫生占40%、行政管理占10%的业务类别分配，每年度进行适当调整，执行不得突破核定工资总额、不得亏损兑现工资“两条红线”政策，允许剩余的工资总额结转下年度使用。工分制考核综合考虑基本医疗、基本公共卫生工分，体现医防并重。实行“质化量化双考核”制度，总医院建立统一的乡镇分院绩效考核办法，每年2次，进行考核，考核分值应用于分院绩效薪酬总额。

5. 推进信息中心建设

积极开展远程医疗服务，助推全民健康四级共保工程，建设远程会诊、远程医学影像、远程心电、在线专家门诊、中医药+互联网、双向转诊、120急救调动指挥中心等远程医疗系统，为进一步优化县域医疗资源，探索成立县域检验检查、病理、消毒供应、病案管理中心、物流配送管理中心，推进全县医疗资源互联互通。

（三）“五式”转变医疗服务模式

1. 健全健康管理机构

转变医疗服务模式，改变医疗行为从以治病为中心转向治病与治未病并重，最终向以人民健康为中心转变。总医院成立全民健康管理部，内设医共办、医保办、健教办、慢性病办、信息办、基层卫生科、基层药剂科等职能科室；乡镇卫生院成立全民健康管理站。县乡两级医疗卫生机构通过进一步堵浪费、强化精细化管理、提高技术和健康促进等工作，努力减少百姓发病率、住院率，减轻就医负担，构建“大健康”格局。

2. 扎实驻乡驻村工作

出台《县级医院医务人员驻乡驻村管理办法》和医师晋升职称下基层服务制度。医生团队，采取长期派驻半年和大科室挂包分院（大科室医生至少驻乡一周），协助分院执行院长做好医院各项工作。护理团队，县级2家医院护士长及护理骨干组成驻乡队伍，分成16小组挂包分院，开展基层分院行风建设、护士业务培训等工作，保障护理安全。管理团队，根据医务、护理、院感、质控、财务、医保等管理实际，总医院相关职能科室业务人员不定期下乡督查、指导，提升乡镇卫生院行政管理工作能力。中医创先工作指导团队，抽调两家县级医院中医系列相关专家和职能科室人员，推广中医非药物疗法和中医药适宜技术。建立下沉病种工分浮动制、差别化分配和下乡激励机制，推动医疗资源、人才、病种三下沉。

3. 推进分级诊疗建设

县级完善转院转诊制度，严格要求县级医院将恢复期的患者尽量下转乡镇卫生院进行后续治疗和康复治疗，下转患者需高于本科室出院人次数的15%；各基层分院遵照程序进行上转患者，上转患者高于分院总出院人次的30%。同时，提升基层服务能力，逐步形成基层首诊、分级诊疗有序格局。

4. 创新慢性病管理模式

总医院在县级两家医院对应临床科室成立5个慢性病管理中心，发挥县级医院医疗资源龙头优势，组建县乡村服务团队，建立健康档案、健康教育、高危人群筛查与管理由公共卫生人员完成，慢性病的诊疗、急危重症治疗和康复工作由医疗人员完成的分工机制，研发"尤溪县总医院医共体慢性病管理系统"，分类分标分级分片为慢性患者提供个性化健康指导。制定《慢性病健康管理项目工分及绩效考核办法》，设立慢性病管理服务项目专项工分，向临床医生、护理人员参与慢性病管理服务项目倾斜，鼓励临床医生、护理人员参与慢性病健康管理，医防融合。

5. 推行家庭签约服务

定制基本公共卫生、重点人群、个性化有偿服务3类家庭医生签约服务包，由乡镇卫生院牵头，总医院专家指导，组建县乡村三级家庭医生服务团队进村入户开展签约工作，有针对性地为签约对象提供免费体检、预约诊疗、健康咨询、健康指导、家庭访视等健康服务。同时通过"健康尤溪"电视栏目、"健康讲堂"专题讲座、发放宣传资料、组织义诊等形式向广大群众宣传普及慢性病防治知识，提高居民健康素养。

三、初步成效

（一）群众就医难问题得到改善

分级诊疗制度、远程医疗系统初步构建，提高医疗卫生资源利用效率，群众看病难问题有所缓解。2018 年，县级医院城镇职工住院费用个人次均自付 1 686.97 元，较改革前（2011 年）同比下降了 4.5%，自付比例为 29.26%；城乡居民住院费用个人次均自付 1 344.71 元，同比下降了 10.57%，自付比例为 28.37%。群众看病贵问题有所减轻。

（二）县域医保基金实现结余

坚持医防并重，释放健康红利，2018 年总医院包干县域医保基金 2.983 亿元，结余 633 万元，基金运行平稳实现结余，有力促进卫生事业发展。

（三）医院收入结构趋于优化

县级医院医务性收入占比 40.37%，较改革前增长了 18.96 个百分点；药品收入、卫生耗材、检查化验收入占比均明显下降。乡镇分院（含村所）医务性收入占比 33.19%，各项指标逐年趋向优化。

（四）分级诊疗格局初步构建

2018 年，县级医院优质医疗资源有效下沉，县总医院主治及以上医师驻乡驻村 1 957 人次，下乡开展门诊 7 019 人次、手术 80 台次、授课 73 次，以人才下沉带动病种下沉 11 个，县级医院下转患者 9 472 人次，乡镇上转患者 1 946 人次。乡镇分院（含村所）门急诊 115.84 万人次，基层门急诊量占比为 60.78%；县级医院门急诊量 74.74 万人次，县外转诊 1 020 人次，同比下降了 35.64%。

（五）全民健康导向逐步形成

建成健康教育体系和慢性病管理网络，健康文明生活方式得到倡导和传播，群众就医理念和生活方式发生转变，主要居民健康指标逐步改善，全民健康素养水平得到提升。

四、思考：医共体建设“六关键”

（一）百姓受益是建设紧密型医共体的基点

医改的根本目的就是解决百姓就医难、就医贵问题，组建1个县域医共体打破了县级医院、乡镇卫生院之间的竞争格局，有效避免竞争患者造成的过度医疗。县域医共体检查化验等结果互认，开通县级医院平行转诊、县乡两级双向转诊绿色通道，方便百姓就医，减轻百姓看病负担。

（二）协同发展是建设紧密型医共体的原则

组建紧密型医共体优化县域医疗资源，提高医疗资源利用率，在此基础上积极开展纵向、横向协作、强强联手、优势互补、以强扶弱，推动县、乡、村三级医疗机构协同发展，让群众好看病、看好病。

（三）医保支付是建设紧密型医共体的杠杆

医保支付是利益杠杆，通过医保基金总额包干、盈亏归己，打破以往县域各级医疗机构竞争医保基金问题，督促医院强化精细化管理、规范医疗服务行为，减少不必要的医药费用浪费，同时撬动医疗能力、分级诊疗、医共体建设、药品流通等各项改革。

（四）绩效分配是建设紧密型医共体的抓手

组建紧密型医共体，鼓励医务人员医防并重，积极开展健康教育、治未病等工作，让百姓少得病、迟得病、不得大病，减少就医费用，大力节约医保基金，结余的部分医保基金列入县、乡、村三级医疗机构工资总额，用于提高医务人员薪酬待遇。

（五）分级诊疗是建设紧密型医共体的关键

组建紧密型医共体推动人才、病种、药品下沉，解决县级医院“舍不得放、放不下去”的问题，努力提升基层服务能力，提高基层就诊率。同时县级医院集聚人才、技术、资源，开展新技术、新项目，提升医疗技术，提高县域诊疗率，让百姓大病不出县，小病不出乡，落实分级诊疗。

（六）全民健康是建设紧密型医共体的目标

组建紧密型医共体，推行“全民健康四级（市、县、乡、村）共保”试点工程，促进医疗机构从以赚钱为中心转向以治病为中心，最终转变为以全民健康（健康价值）为中心，努力为群众提供“全方位、全过程、全生命周期”的卫生与健康服务。

2019 年 6 月 27 日，在雄安新区举办的由中国医学科学院指导，国家人口与健康科学数据共享平台和河北大学主办的第三届医共体推进健康中国建设峰会暨智慧医疗赋能分级诊疗主体论坛上，《健康为中心医共体“尤溪模式”》案例被评为“中国县域医共体价值实践案例”并排名第一。尤溪县总医院党委书记杨孝灯受邀在大会上作经验交流。

以“健康为中心”的尤溪医共体建设模式，在全国医改、推进全民健康实践中崭露头角，为全国紧密型县域医共体建设提供了借鉴范本。

（三明市尤溪县总医院　三明市尤溪县疾病预防控制中心　供稿）

实施肺康复计划，探索慢阻肺防治

慢性阻塞性肺疾病（COPD）（简称慢阻肺）是目前最常见的高患病率、高死亡率、高致残率疾病之一。世界银行和WHO公布，至2020年，COPD将位居世界疾病经济负担的第五位，占用相当大的社会医疗资源，其自然病程较难逆转，大部分中重度患者劳动和生活能力受限，出现心理障碍，社会适应力降低。

长期以来，慢阻肺的治疗以药物治疗为主。但研究证实，单纯的药物治疗虽然能够减轻症状，降低急性加重的频率和程度，但并不能缓解慢阻肺患者肺功能长期下降的趋势。近年来，在北美和欧洲部分地区，肺康复治疗已广泛应用于慢阻肺患者。肺康复是一种非药物干预治疗慢阻肺的方式，通过对患者全面评估，然后给予个体化的治疗，不仅能够促进患者在急性期症状改善及肺功能部分恢复，还能在稳定期减少慢阻肺的急性加重、延缓肺功能的进行性下降，提高患者的生活质量。全球COPD控制策略（GOLD）中将肺康复治疗列为慢阻肺患者治疗的主要措施之一。

根据重庆市万州区疾控中心的统计，万州区常住人口约163万，据不完全统计，共报告慢阻肺患者9 317例，发病率为569.57/10万，共死亡1 564例，死亡率为95.61/10万，死亡人数占全年总死亡人口的12.41%。因此，改善慢阻肺的治疗效果，提高慢阻肺患者的生活质量，对于提升全区慢性病防治工作水平具有十分重要的意义。万州区人民医院于2018年启动肺康复治疗项目，将肺康复治疗广泛应用于临床实践，对慢阻肺急性加重期的患者，在住院期间给予以药物治疗为主，运动训练为辅的康复治疗；患者病情缓解后，在肺康复门诊开展门诊康复训练；患者回到社区后，继续开展社区、家庭康复训练，建立了医院 - 社区 - 家庭联动的工作机制，在提高慢阻肺治疗上，取得了较好的成效，为全区慢阻肺防治管理探索了一条新思路。

一、做法

（一）抽调骨干，建立项目制度及流程

围绕肺康复治疗的开展，医院以呼吸与危重症医学科为基础成立了肺康复治疗工作项目小组，建立了“医生制定康复方案，医护共同实施治疗，主任

护士长抓质量管理,小组共同改进”的工作方针。项目组每月对患者的康复方案进行自查,针对共性问题,研究讨论改进;针对个案,给予一对一纠正,促使肺康复治疗的规范实施。2018 年下半年至今,项目组不断选派医务人员参与国家级、省市级的肺康复能力培训,促进肺康复治疗的成熟和发展。

由于肺康复工作具有循序渐进、持续进行、耗时较长的特点,单独在院内开展,无法满足治疗的需要,因此项目组积极探索,将肺康复治疗延伸到社区、延展到家庭,形成了医院康复、社区康复、家庭康复相互结合的治疗模式。

(二)多方参与,建立医院 - 社区 - 家庭全过程的工作模式

1. 医院康复

在医院治疗期间,根据患者病情,治疗过程分为住院康复和门诊康复两个环节。

(1)住院康复。在医院内,由于患者往往因慢阻肺急性加重入院,CAT 评分、MMRC 评级及 6 分钟步行试验评分均低,心肺功能差。因此,在住院康复环节,要以药物治疗为主,营养康复和心理康复为辅,配合适当的床上康复训练。

具体做法:专科医生运用评估量表对患者病情进行评价,制定药物治疗方案并实施。对家属进行饮食搭配指导,必要时给予口服营养餐、静脉营养液等治疗,保障患者的营养需要。依据焦虑评估结果,对患者及家属进行心理辅导,增强治疗信心。传授患者咳嗽技巧,指导家属掌握胸部叩拍、体位引流等技巧,以帮助患者廓清气道。指导患者在床上进行下肢空中踏车、上肢伸展等小运动量的肌力训练,逐步增强肌肉能力,改善呼吸困难症状。对家属、患者实施单独床旁宣教及科室集中宣教的策略,让其知晓肺康复的原理、意义、步骤,取得理解和支持,为后续开展门诊肺康复治疗创造条件。

(2)门诊康复。针对慢阻肺稳定期的患者,建立门诊康复档案,制订康复计划,开展技能培训及康复训练。同时,结合门诊训练情况,制订患者回到社区后的康复计划。对每一周期社区康复效果进行评估,调整方案。

具体做法:开设肺康复专科门诊,配备哑铃、弹力绷带、沙袋、肺功能仪等康复训练评估设备,配置吸氧装置、心电监护、抢救车等抢救设备。建立患者康复档案,内容包括:基础疾病史、用药史;症状评估,风险评估和危险分层;体格检查和系统回顾;诊断测试(如肺功能测试、血气分析、心电图、心脏彩超);营养评估;心理社会评估;运动测试评估等。为每位患者制订个性化的康复计划。

运动训练遵循个体化原则。在每次训练前,测患者静息生命体征、末梢氧饱和度,完成心电图检查,进行呼吸困难评分,避免禁忌证。训练中,通过哑铃、弹力带或橡胶圈,加强上肢肌力的锻炼;通过空中踏车、爬楼梯等,增强下肢运动耐力;通过缩唇呼吸、腹式呼吸,控制呼吸频率和改变呼吸方式减少气体陷闭,提高呼吸肌工作效率,从而减轻呼吸困难症状。在训练时,要注意观察患者情况,监测相关指标,必要时应终止训练。

评价及转诊指标:患者在门诊康复治疗后,如已掌握运动训练要领及技巧,运动过程无心悸、胸闷、头昏、血压下降等情况出现,且 CAT 评分、mMRC 评级、Borg 评级较康复前无增加,6 分钟步行距离无减少,再观察治疗 2 周后,即可回到社区开展后续康复治疗。

2. 社区康复

以社区卫生服务中心为平台,以家庭医生为主导开展社区康复工作。肺康复专科医生定期对家庭医生进行肺康复相关知识培训,家庭医生将患者预约到社区康复室开展康复训练。形成“专科医生 - 家庭医生 - 患者”的互动机制,使患者在肺康复专科门诊制定的康复计划能在社区得到规范和有效地实施。

具体做法:按照肺康复专科门诊制定的康复计划,开展扔球、双上肢绕圈、重复提举重物平肩等上肢肌肉锻炼项目,开展步行、快步走、慢跑等下肢肌肉锻炼项目,开展缩唇呼吸、腹式呼吸等呼吸肌训练项目。

干预措施:一是家庭医生主动与患者建立联系,通过电话、网络等方式预约治疗时间,每周开展 2~3 次康复训练;二是使用微信、QQ 等社交软件向患者推送肺康复治疗宣传影片,发放健康教育手册等,让患者及家属掌握慢阻肺的发病、进展、治疗、保健等基本知识;三是建立本社区的病友群,定期召开病友会,鼓励患者携家属参加,讲解体位引流、防窒息、药物正确使用、膳食营养搭配等知识,传授家庭急救技能,引导健康生活方式,促进病友间相互交流,增强治疗信心。

评价及转诊指标:患者在社区坚持肺康复 2 月后,如能够熟练、准确地执行训练动作,且 CAT 评分较康复前减少 5~10 分,mMRC 评级降低 1 级,Borg 评级较前降低 1 级,则可到肺康复专科康复门诊复诊,并完善 6 分钟步行试验、血气分析、肺功能检查,肺康复专科医师根据情况制定下一周期的治疗计划。

3. 家庭康复

家庭康复是社区康复的延伸,患者要养成健康的生活方式,居家开展正确的康复训练。

具体做法：指导患者进行适当的体力劳动，开展联合缩唇-腹式呼吸法和六字诀训练的呼吸康复锻炼，每天2次，每次20分钟；实施叩背排痰每次15~20分钟，每日2次；实施气道廓清术，每次15~20分钟，每日2次。

干预措施：一是依托社区健康教育，围绕健康的“四大基石”，引导患者养成健康的生活方式，做到戒烟限酒，改善居家环境，避免室内空气污染和接触有害粉尘等危险因素；二是指导患者自我管理，做好个人卫生，正确使用稳定期药物，尤其是吸入制剂，加强呼吸护理，对急性加重期早期识别，及时就医；三是鼓励并指导患者或家属书写康复日记，记录患者睡眠、饮食、大小便、自我感觉等一般情况和药物使用、训练项目、氧疗、排痰等治疗情况。四是家庭医生团队定期随访，对上述情况进行汇总分析，对训练情况和干预情况进行评价。

评价指标：一是通过CAT评分、mMRC评级、患者自觉症状等来评估训练效果；二是通过匹兹堡睡眠质量指数量表评分、体重指数、戒烟限酒等情况评估干预效果。

二、成效

项目组通过在院观察、门诊随访和电话随访等形式，采用CAT评分、6分钟步行试验、慢阻肺生命质量问卷、肺功能等方法对肺康复患者的治疗效果和患者依从性进行评价。

（一）患者肺功能改善，生活质量提高

在开展肺康复项目1年的时间中，有118人参加了住院康复，持续康复训练3个月以上的有98人，持续6个月的有65人，持续1年的有55人。对接受肺康复治疗的患者定期进行效果评价，治疗效果与患者接受康复治疗时间呈正比，如表1。

表1　肺康复治疗效果评价统计表

项目	单位	接受肺康复治疗时间			
		康复治疗前	持续3个月	持续6个月	持续1年
CAT评分	分	32	29	25	12
6分钟步行距离	米	425	452	491	508
生命质量问卷评分	分	247	268	301	313
肺功能测定FEV1增长率	%	0	31.25	50	66

案例：项目组治疗的一位张大爷，有10余年慢阻肺病史。在未接受肺康复治疗前，他每年都住院3~4次。2018年9月，张大爷因慢阻肺急性加重再次住院，经知情同意接受肺康复治疗。入院评估：自理能力评分80分，CAT评分30分，MMRC评级为3级，6分钟步行试验结果为353m，Borg评分为4分，抑郁自评量表（SDS）为55分。在入院后的前5天，项目组以药物治疗为主，采用气道廓清技术，给予营养支持和心理辅导。病程第6天，项目组开始给予患者在床上行下肢踏车、上肢伸展、腹式呼吸等肌肉耐力训练。每日1次，每次15分钟。在训练中，根据患者生理、心理变化适时调整，保障安全。住院第10天，患者病情好转出院，再次评估相关指标，评估结果较入院时明显好转。

出院后，张大爷主动寻求进行门诊康复，每周到门诊康复训练2次，每次30分钟。根据病情评估，项目组加入了举哑铃、弹力带训练、爬楼梯等较大运动量的项目，逐步增强呼吸肌的耐力和下肢肌群的力量。回到社区后，社区医生继续指导张大爷开展社区和家庭训练，指导服用稳定期药物，减少不良反应，定期随访康复训练情况。

经过医院-社区-家庭相结合的肺康复治疗，张大爷出院后病情一直处于稳定状态，生活质量得到提高，还外出参团旅游。张大爷在微信群里与医护人员、病友们交流康复心得，学习了太极拳，并录制太极拳视频在微信群里播放，向其他患者传授太极拳招式，得到了病友们的纷纷点赞。在2019年重庆呼吸康复学术年会上，项目组汇报了张大爷的康复治疗案例，得到了同行们的认可。

（二）住院时间减少，就医负担减轻

数据统计显示，接受肺康复治疗的患者，入院次数由肺康复治疗前的7~10次/年，减少了为2~3次/年；每次平均住院时间减少2.3天，住院费用平均减少1 000元左右；出院后，患者在稳定期月门诊费用平均减少120元。上述案例中的张大爷，末次住院天数较以往缩短了3天，费用减少了850元。

（三）获得社区支持，依从性得到保障

由万州区人民医院托管的两家社区卫生服务中心，对肺康复治疗项目进行了支持，两家社区卫生服务中心以全科医生为核心，融入康复治疗师和全科护士，建立了肺康复项目社区治疗团队，筹建了肺康复治疗病友会。

在接受过院内肺康复治疗的出院患者中，有98名患者在上述社区继续

接受康复训练，其中 75 名患者较好地实施了家庭康复，占社区康复患者的 76.5%。仅有少数患者，因为经济原因，无法坚持使用吸入制剂治疗。

三、体会

肺康复治疗是一个基于对患者进行全面评估后量身定制的综合性干预方案，它的核心是运动，但不是简单的散步或随意的机械运动，而是遵循科学的功能训练。对于提高地区慢阻肺疾病防治工作水平，医院 - 社区 - 家庭联合开展肺康复项目比单纯的院内肺康复治疗更具有价值。

项目难点：一是目前除了部分临床医护人员，社会公众对肺康复治疗缺乏基本认识，患者及家属不一定能够理解和接受肺康复治疗；二是肺康复治疗耗时久、周期长，需要患者长期坚持，患者家属也要给予不懈的支持和帮助；三是综合医院的肺康复项目开展还不广泛，多数医院还未设立肺康复治疗门诊，工作人员对肺康复治疗的经验不足；四是社区卫生服务机构对肺康复治疗的支持还不够，在肺康复治疗项目上未与综合医院形成联动，社区工作人员缺少专业知识，缺乏必要的设备设施。

技术要点：一是加强宣传，患者及家属要知晓肺康复治疗的基本知识，能够接受治疗，掌握康复训练要领，并长期坚持训练；二是夯实基础，综合医院要能广泛开展住院和门诊肺康复治疗工作，建设专业人员队伍，完善康复治疗的配套设施，建立规范的治疗和评价方法；三是进入社区，社区卫生服务机构要与综合医院联动起来，培训相应的工作人员，配置配套设施；四是深入家庭，健康教育和家庭随访工作要不断深入，患者居家训练要得到正确的指导和科学评价。

肺康复治疗不局限于慢阻肺治疗领域，也适用于其他肺部疾病；它不局限于在医院内使用，在社区和家庭开展同样具有实际意义。希望今后这项工作能在医疗行业内外得到更广泛的关注，不断完善，形成适宜全社会推广及应用的工作机制，让其成为慢性病管理的一项成熟方法，为提升地区慢性病管理水平做出贡献。

（重庆市万州区人民医院　供稿）

以糖尿病并发症筛查工作站为发力点，推进糖尿病医防融合

一、背景

糖尿病并发症严重危害患者身体健康，会给患者带来卒中、失明、心脏病发作、肾功能衰竭、下肢截肢等严重影响，甚至可直接导致死亡。积极开展糖尿病并发症筛查工作，努力预防和管理糖尿病并发症的发生及发展，在糖尿病的治疗控制上显得尤为重要。根据基本公共卫生服务数据统计，截至2018年，高邮市三垛镇辖区内在管糖尿病共计2 138人，规范管理率相对较低，患者管理依从性较差，血糖有效控制率低于45%，绝大多数患者未开展过并发症筛查，管理观念相对落后，管理方式亟待创新，管理效果有待提升。

糖尿病并发症筛查工作站是以团队服务为核心，签约服务为抓手，升级糖尿病患者管理服务，开展并发症筛查，做到并发症早诊早治，降低患者并发症发生概率，起到“以筛促防”作用，并可提高患者健康管理依从性，提升基层社区卫生服务中心慢性病医护人员诊疗水平，对减少整体医疗花费和疾病负担，具有重要意义。为此，高邮市三垛中心卫生院2017年11月正式申请立项糖尿病并发症筛查工作站建设项目，2018年6月正式投入使用，是江苏省首批、扬州市第一家。

工作站建于三垛卫生院健康管理中心内，与糖尿病门诊、眼科门诊毗邻。检查室面积25平方米，配备了外周血管检测系统、震动感觉阈值检测仪、免散瞳眼底照相设备，并可通过远程平台连网诊断。工作站日常配备有专业工作人员7名，包括糖尿病专科医生2名、眼科医生2名、护士3名（专职1名、兼职2名），围绕糖尿病及其并发症的诊断、检查、治疗开展工作。筛查工作站的建立无论是在制度建设、能力培养，还是在硬件设施配备上，都极大地弥补了辖区医疗机构以往在这一部分工作内容的空白与短板，全面推进了糖尿病专病检查、治疗、管理的系统化和规范化。

二、具体做法

（一）组织保障

1. 强化项目保障

一是定方案。通过多轮设备考察，于 2018 年 6 月份顺利完成了免散瞳眼底相机、糖尿病足（血管和神经）筛查等设备配备，上线了“慧眼糖网眼底筛查智能平台”。医院排定糖筛工作运行实施方案，依据“组织、宣传、运行、考核、总结、分析、改进”的程序思路，正式启动了糖尿病并发症筛查工作。二是定场所。门诊三楼健康管理中心设置糖筛工作站，踝肱指数和震动阈值检查在中心入口北侧第一个房间；将免散瞳眼底照相设在眼科门诊。三是定专人。明确 5 名临床医生和护士为糖尿病专科医护人员，按内科二级分科思路，集聚医护力量和资源。

2. 强化长效机制

一是形成服务包。将三项并发症检查设计成个性化签约服务包“糖筛三项”，做成检查项目组套，方便临床开具。制定激励措施，增加镇村两级临床筛查主动性。二是争取苏北医院支撑。与苏北医院申请建立专科紧密型医联体，由苏北医院每月派出糖尿病专家来院坐诊、讲学、指导。

3. 强化宣传推广

一是印发一份项目文件，将检查时间、收费价格、检查者等进行逐一明确，让临床各科医生对三项检查事项能够充分了解。二是开展一轮专题培训，邀请苏北医院内分泌专家进行糖尿病并发症筛查专题培训，以专科培训推动项目宣传。三是进行一轮科普巡讲，由苏北医院内分泌专家赴各行政村对糖尿病患者进行专题宣讲。累计已经完成第 16 站，累计宣教糖友 1 266 人次，获得广大糖友认可。

4. 优化绩效考核

一是在糖尿病门诊建设初期，结合医院实际情况，在专科门诊医生绩效工资计算上给予适当倾斜。二是在并发症筛查工作上，根据工作量给予绩效政策扶持。三是将早期诊断，专病转诊，并发症筛查开具权下放到村卫生室，形成镇村一体，共防共治的局面。

5. 签约打包点单

将糖尿病并发症筛查纳入家庭医生签约服务包中，让糖尿病患者点单选取，在价格上给予优惠，从引导点单逐步过渡到主动点单。

（二）技术流程

1. 总体原则

（1）实施四项聚焦。一是聚焦管理不满意。重点针对村级糖尿病健康随访不满意患者，在增加随访后仍不满意的，由乡村医生开具转诊单或糖筛三项检查单进行筛查。二是聚焦住院合并糖尿病患者。由院内各科临床医生对收治患者中合并有糖尿病的，进行常态化并发症筛查。三是聚焦门诊老病号。内科各门诊医生提高并发症筛查意识，对固定的糖尿病老年患者进行并发症筛查，以有效调整降糖药物品种和剂量。四是聚焦新发糖尿病患者。对所有新发糖尿病患者进行并发症筛查，以达到能够做到精确诊断，有效判断病情，确定治疗方案。通过实施“四聚焦”全力推动工作站糖尿病并发症筛查工作的全面启动及运行态势，不断扩大糖尿病患者并发症筛查的比例。

（2）落实四项深化。一是深化每月统计。由工作站每月统计糖筛三项检查数量，分为村级转诊、本院门诊、住院患者三类。二是深化定期研判。由工作站牵头，医教科、临床各科主任及医疗骨干、乡村医生代表等定期集中讨论分析筛查工作进展情况，查摆存在问题，分析问题原因，提出整改对策。三是深化持续改进。聚焦筛查实效，从临床有效治疗、管理角度，讨论研究工作站运行的提升措施。四是深化总结提升。从糖尿病健康管理的方向入手，立足有效治疗，深化早防早控，总结阶段性成效，为持续提升、不断优化奠定基础。

2. 确定核心

整个技术流程的核心在于明确糖筛工作站职能。一是做好并发症筛查：糖尿病并发症的筛查工作是工作站的第一职能，除了日常院内诊治患者的筛查工作，还有转入患者的并发症筛查工作按序开展。二是配合群众知识科普：由预防保健所牵头开展辖区糖尿病患者相关知识科普巡讲工作，每 2~3 周开展一期知识巡讲，每季度开展一次大型义诊、咨询活动，逐步提高患者和群众的糖尿病知晓率、治疗率。三是主导健康管理：慢性病管理工作人员和工作站护士共同担任“糖医助手”，除配合工作站糖尿病医生门诊工作外，还担当辖区糖尿病并发症患者的管理员，村级糖尿病患者随访工作质量的指导员，同时承担糖尿病门诊患者的预约、转诊、随访、督查、信息沟通等整个健康管理链每个环节的建设与推动。

3. 专科门诊工作

（1）新发现患者的管理。糖尿病医生在门诊发现新患者后，“糖医助手”

（护士）为辖区内的患者建立居民健康档案，完善好基础信息与首次随访，记录患者的就医详细情况。辖区外市内患者转诊至对应的医疗单位，市外患者填写《糖尿病门诊就医信息表》，带回管理单位。

（2）老年患者的管理。“糖医助手”对预约的门诊患者进行健康评估，完成门诊随访，对已完成村级季度随访的患者，调阅电子档案中随访表，查看并核对随访记录，填写质量评估表，全面参与村级随访工作的质控。

（3）并发症患者的管理。工作站筛查出具有并发症的患者，专科医生制订治疗方案，“糖医助手”为患者制订个性化随访方案，并为治疗效果不佳，病情相对复杂的患者预约定期专家门诊或转往上级医疗机构，待患者病情缓解后重新纳入管理。

4. 公卫健康管理

（1）在管患者的常规管理。对血糖控制效果达标的患者，定期开展季度随访，完善随访档案记录。

（2）患者转诊的要求。对控制效果不好的患者，随访时为患者办理转诊，联系预约“糖医助手”，在指定日期到专科门诊就医。在患者调整治疗方案两周后再次随访，对已稳定的患者纳入常规管理，效果不佳时将情况向“糖医助手”汇报，由上级专科医生与助手共同制订下一步方案。

（3）其他糖尿病患者的健康管理。未纳入管理的患者在知情同意的情况下，应管尽管。患有并发症的患者及时转入专科门诊，参与患者后期康复管理。

（三）协调保障

1. 管理组织分工明确

医院主要负责人将糖尿病创新管理工作纳入医院年度工作计划中，在绩效考核标准中优先考虑。分管领导靠前抓，定期召集相关部门负责人，推动工作进度，协调部门交叉点，解决工作中不断遇到的新问题。

2. 组织成员职责明确

以糖尿病并发症筛查工作站为发力点，推动专科门诊的日常诊疗工作，镇村两级的双向转诊。公共卫生管理人员加强村级医务人员糖尿病患者管理工作的推动与落实，把控管理质量，推动村级自我管理小组的正常运行。分管院长同时对糖尿病门诊医护人员、糖筛工作站、公共卫生项目办进行统一领导，提高协调的有效性。

（四）质量控制

1. 一级质控

以公共卫生管理为主力，定期和不定期对辖区内在管患者的健康管理进行督查。以真实性为前提，主要检查患者基本档案建立、随访质量、转诊落实、信息互通等方面的工作成效。主要采取抽样方式进行，抽取在管患者的10%进行督查，抽查结果直接与责任医生绩效挂钩。

2. 二级质控

以“糖医助手”为主力，对门诊就医的所有患者进行核查，通过面谈、网上档案查证、电话访谈等方式对所接触对象进行核查，将核查结果报公共卫生管理科室，由公共卫生部门计算责任医生的绩效工资。

3. 三级质控

糖尿病医生抽取电子档案的1%，进行查阅，从逻辑性，合理性分析数据的真实性，记录有疑问的对象，汇总给公共卫生管理科室进行现场核实，确保管理质量不断提升。

（五）技术要点

（1）根据不同管理岗位制订信息记录表，将门诊、公共卫生的需求进行有效区分。

（2）制订统一标准的考核工具表，便于尺度把控的一致性。

（3）按照国家规范建立考核数据，包括在册人数、管理人数、管理率、血糖控制人数、控制率、随访合格率、档案合格率等指标。

三、工作成效

1. 人群控制效果明显上升

通过筛查工作站三级质控工作的落实，进一步推动了辖区内2 138例糖尿病患者健康管理工作，提高了患者管理依从性和血糖控制效果，其中糖尿病患者规范管理人数由筛查工作实施前的1 450人提升到1 710人，规范管理率从66.4%提升到78.3%，血糖控制达标人数从1 145提升到1 342人，血糖控制率从52.5%提升到61.5%。

2. 并发症患者管理效率提高

对患有糖尿病并发症患者开展个性化管理，主要由“糖医助手”与专科医生负责开展工作。筛查工作站共计进行了无散瞳眼底检查 321 人，检出糖尿病视网膜病变（DR）55 人；踝肱指数（ABI）检查 230 人，检出糖尿病下肢动脉病变 35 人，临界病变 46 人；震动感觉阈值（VPT）检查 230 人，检出周围神经病变 200 人。对发现的并发症患者全部实行家庭医生签约化服务，为其制订个性化治疗方案，作为重点对象纳入管理或及时转至对应属地医疗机构。这部分患者血糖检测达标数由筛查管理前的 1/12 次，平均增长达到了 8/12 次，且经过连续跟踪发现 86% 的患者并发症得到了缓解，其中 35% 的患者经治疗后相关症状改善明显。

3. 医院实现经济效益和社会效益双丰收

一是经济效益提升。在院外推动了糖尿病患者家庭医生签约工作，签约患者比上年度增加了 10%。院内糖尿病健康管理链的建立，对医院的经济效益有一定提升，将一些不愿进行治疗的患者拉入到正规治疗的队列中；将一些不重视治疗患者的观念逐步转变，接受了正规治疗，积极控制病情发展、预防并发症的发生；将一些有并发症的患者纳入重点服务队伍中后，因有上级医联体专家的参与，患者的治疗依从性明显提高。二是社会效益提升。对周边患者有明显的虹吸效应，糖尿病专科门诊的社会效应逐步提升，工作得到了患者的进一步认可，带动了区域糖尿病患者的认知与自我管理能力提升。

四、经验总结

（1）糖尿病患者的健康管理需要医、护、防充分配合形成一个整体管理系统，才能达到好的效果。无论以哪一点为发力核心，都必须遵从三点：一是有强有力的执行制度，二是有明确的任务分工，三是有有效的激励政策。

（2）在方案实施过程中，要注意三点。一是执行者的能力培训很重要，事关方案实施的最终成果；二是质量控制很重要，统一标尺才能保证有效控制；三是部门协调很重要，必须有专项负责的领导去不断推动，才能保证项目的有效实施。

（3）糖尿病的健康管理，一是需要从省级或国家层面制订更好的引导政策；二是需要不断培养基层的后继人才，保证管理工作持续开展；三是需要探索更高的治疗、预防医疗技术，使这项工作更能简易开展。

（高邮市疾病预防控制中心　扬州市疾病预防控制中心　供稿）

关口前移，构建慢性病高风险人群健康管理模式

一、背景

慢性病是严重威胁我国居民健康的一类疾病，已成为影响国家经济社会发展的重大公共卫生问题。慢性病的发生是生命周期危险因素逐渐积累的过程，从健康状态发展为高风险状态，进而转变为疾病。近年来，国家的一系列政策、规划及规范中均对慢性病高风险人群健康管理工作提出了明确要求，但是整体来看，还未形成统一的工作标准、管理流程、评估方法等。因此，研究和探索慢性病高风险人群健康管理，控制危险因素水平，使高风险人群转归为正常人，对降低和延缓慢性病的发生具有十分重要的意义。

2014 年 12 月，习近平总书记在视察镇江丹徒区世业镇卫生院时指出："没有全民健康，就没有全面小康。"镇江作为"两轮医改"的试验田、"两康"理论的策源地、健康城市的试点市，健康工作理应先行在全省乃至全国始终位居前列。自 2017 年起，镇江市采用先试点后扩面的方式，积极探索建立有效的慢性病高风险人群健康管理模式，为推动由疾病治疗向健康管理转变提供宝贵的经验和基础依据。

二、主要做法

（一）注重顶层设计，明确项目推进思路

为贯彻落实党的十九大精神，推动实施健康中国战略，镇江市政府高度重视人民健康，2011 年以来，依托"健康镇江"行动，不断深化慢性病综合防控工作内涵。镇江市立足全人群和全生命周期两个着力点，坚持"预防为主　关口前移"工作方针，针对主要健康危险因素，确定以慢性病高风险人群为优先对象，强化早期干预，维护人民健康。为此，市卫生行政部门提出三步走的工作思路，即：第一步，试点筛查，打下基础；第二步，以点扩面，全市开展；第三步，确定目标，有效干预。

（二）强化保障措施，确保项目推进力度

一是组织保障到位。镇江市卫生行政部门先后印发《丹徒区世业镇重点慢性病患者和高风险人群筛查工作实施方案》《2018 年镇江市重点慢性病患者和高风险人群筛查工作实施方案》及《2019 年镇江市慢性病高风险人群健康管理实施方案》，明确项目内容和要求。成立市级项目工作领导小组，协调解决项目推进过程中遇到的问题和困难。

二是经费保障到位。连续三年将慢性病高风险人群筛查工作纳入“健康镇江”年度项目任务书及各辖市、区年度卫生工作综合目标考核细则，累计安排专项经费 137.5 万元，建立考核机制，考核结果与经费拨付挂钩。

三是技术保障到位。成立市、区两级技术指导组，负责项目培训和技术指导，项目单位指定专人负责问卷调查质量。指导组进行全程质量控制，分别在调查前、中、后期共抽取 5% 的问卷进行核查，发现问题及时纠正；市级技术指导组每周通过工作进度报表收集各地工作进展情况，掌握各地工作开展情况；同时利用信息管理后台对录入系统的问卷信息进行复核，发现有缺漏项与逻辑错误等问题及时反馈至筛查点，及时整改到位。

四是信息化支撑到位。为有效利用健康数据，依托镇江市居民健康档案信息系统，开发慢性病高风险人群筛查模块，为筛查出的高风险人群建立专项档案。

（三）探索模式创新，确保项目推进效果

1. 高风险人群筛查

（1）试点筛查。2017 年，在丹徒区世业镇中开展重点慢性病患者和高风险人群筛查试点工作，明确筛查对象为辖区内 18 岁以上常住居民（已确诊为高血压、糖尿病、恶性肿瘤、冠心病、脑卒中等慢性病的患者除外）。筛查内容分为问卷调查、身体测量、实验室检测三部分，包括调查筛查对象基本信息、家族史和既往史、生活习惯、体力活动、慢性病高风险因素知晓情况、身高、体重、腰围、血压、空腹血糖和血脂。对筛查结果进行评估分类，根据《慢性病高风险人群判定标准》，确定血压水平、现在吸烟情况、空腹血糖水平、血清总胆固醇水平、腰围五项为影响因素。本次共筛查 2 480 人，筛查结果显示：世业镇 18 岁以上成年人中慢性病高风险人群所占比例为 52.12%，其中血压异常情况最明显，其次是腰围，中青年组具有 3 个及以上高风险指标的检出率最高。由

此可见，慢性病高风险人群防控形势不容乐观。

（2）扩面筛查。2018 年，镇江市出台《2018 年镇江市重点慢性病患者和高风险人群筛查工作实施方案》，在所有七个辖市区开展筛查，按照方案要求，各辖市、区选择 1~2 个乡镇 / 街道，筛查人数不少于 5 000 人（其中 65 岁以上筛查人数规定不超过筛查总人数 15%），筛查对象、筛查内容和方法、高风险人群判定标准等均与试点筛查时相同。本次共筛查 30 243 人，筛查主要结果显示：慢性病高风险人群者占 44.0%，其中总胆固醇升高者占 21.7%，其次为血压异常。人均食盐摄入量偏高，经常参加体育锻炼人数占比较低。

2. 高风险人群健康管理

2019 年，镇江市出台《2019 年镇江市慢性病高风险人群健康管理实施方案》，在筛查出的高风险人群中招募对象进行健康干预，围绕膳食、运动、吸烟、饮酒 4 种行为危险因素开展健康管理，同时进行血压、血糖、血脂自我监测。截至 2019 年底，健康干预工作还在开展中。

（1）招募管理对象。遵循从发现到管理的思路，根据 2018 年慢性病高风险人群筛查结果，2019 年开始，在七个辖市区 2018 年重点慢性病患者和高风险人群筛查项目中检出的慢性病高风险人群中招募管理对象，设定筛选标准：男女比例为 1 ∶ 1；65 岁以上人群占比≤ 15%，全市共招募 3 000 人。

（2）宣传动员。各地充分考虑到本次管理对象特征，在前期宣传发动阶段深入基层社区、进村入户，通过横幅、海报、宣传折页、报纸、电子显示屏、广播、电视、网络、微信等手段，广泛、深入宣传慢性病高风险人群健康管理的目的和意义，引导公众树立正确健康观，提升管理对象认知度和依从性，为工作的顺利开展营造良好的社会氛围和舆论环境。

（3）规范管理。通过建立专项档案和个性化管理，建立规范的管理体系。

1）建立专项档案：项目单位与管理对象签订知情同意书，在居民档案系统中建立慢性病高风险人群专项档案，纳入管理；

2）开展健康管理：项目单位根据管理对象高风险因素情况，制订个体化干预方案，免费提供健康咨询和健康干预等服务，并指导其进行自我健康管理。

（4）健康干预。采用公众群体性健康干预为主，个体化健康干预为辅的方式开展健康干预。群体性干预以健康促进为主，个体化干预以随访或自我监测为主。

1）群体性干预：通过健康日宣传和 / 或专题宣传活动，组织干预对象开展现场健康宣传活动、义诊和健康知识讲座等多种形式的健康宣传教育。开发制作《慢性病高风险人群健康管理实用指导手册》(简称《手册》),包括合理膳食、适当活动、戒烟限酒、保持心理平衡,以及加强对血压、血糖、血脂的自主监测等。《手册》内容通俗易懂,便于管理对象理解和使用。主要形式:一是建立微信群、QQ 群,定期推送健康核心知识、个体化干预建议等信息,并在群里以互动交流的形式及时回复管理对象关心的健康问题。二是组建高风险人群自我管理小组,依托社区健康生活方式指导员,定期组织开展健康宣教活动,传授健康知识和技能。

2)个体化干预:为干预对象建立专项档案,通过微信、QQ、电话、门诊等方式进行随访管理。随访目的主要是收集管理对象相关健康信息,包括生活方式现况(膳食、运动、吸烟、饮酒等)、身体测量及生化检测指标(腰围、体重、血压、空腹血糖、血清总胆固醇)等,在随访过程中结合管理对象现况和指标情况,提出相应的个体干预措施(生活方式、药物等)。每半年完成一次随访,并录入数据库。

(5)效果评估。管理对象纳入管理 1 年后,开展效果评估,评估内容包括健康知识知晓情况、生活方式和体育锻炼情况、身体测量(身高、体重、腰围、血压)、实验室检测(空腹血糖和血脂)等。根据年度最后一次随访结果评价其转归,具体为:①转为正常人,此后每年随访一次;②高风险人群,继续按要求进行随访管理;③转为患者,建议其到上级医院进一步确诊(转为患者情况说明:社区医生在随访管理过程中如发现管理对象血压、血糖、血脂异常应立即建议其转诊,并在 2 周内随访结果,如在上级医院确诊为患者,即转入患者管理);④失访,描述失访原因,尽量补救。

三、成效

(一)创新建立慢性病高风险人群健康管理模式

通过慢性病高风险人群健康管理工作的开展,一是形成了卫生健康行政部门主导,疾控机构负责规划和指导,基层医疗卫生机构负责筛查和规范化管理,高风险人群干预对象自愿参与和全面配合的“筛查 - 管理”模式;二是创新管理途径和形式,通过微信、QQ 等新媒体、自我管理小组、门诊检测、健康宣传品开发等方式,实现了普通管理形式向创新性、针对性和自主性管理形式的转变,使管理对象既能享受到点对点、精准的健康知识和技能普及,又能切身参与到自己的健康管理中,满足自身健康需求。

（二）了解掌握全市慢性病高风险人群流行情况

通过慢性病高风险人群筛查工作，经过综合分析，得到全市慢性病高风险人群流行情况，并利用电台、电视台、报纸等媒体对社会大众进行了公布。筛查结果显示：慢性病高风险人群者占44.0%，其中，城市为50.1%，农村为38.0%；男性为53.1%，女性为37.1%；吸烟者占21.5%，血压异常者占18.9%，血糖异常者占10.3%，总胆固醇升高者占21.7%，中心型肥胖者占24.8%。人均每日食盐摄入量为9.6g，城市为8.2g，农村为10.9g；经常参加体育锻炼人数占比为14.8%。

（三）提高慢性病高风险人群依从性

通过慢性病高风险人群健康管理工作，为慢性病高风险人群获取健康知识提供了便捷的途径和良好的平台。使管理对象对自身存在的慢性病高风险因素有了清晰的认识，从而使管理对象在健康知识获取方面由被动接受转变为主动要求，在健康干预活动方面由不愿意、不主动配合转变为积极主动配合。管理对象的整体依从性有了很大的提高。

四、思考

通过构建慢性病高风险人群健康管理工作机制和模式，镇江市在慢性病高风险人群早发现和早管理方面取得了一定的成效，不仅有效地落实了“预防为主，关口前移”的方针，也探索出符合镇江市实际的慢性病高风险人群健康管理模式。

但在实际工作中也遇到一些问题和困难：一是政策支持有待加强。如果开展全人群筛查，需要政府层面出台政策强力推进，而目前的筛查仅仅是卫生部门组织实施的一个项目工作，所能达到的覆盖面远远不够，存在较多局限性；二是管理对象依从性有待提高。由于管理对象都是尚无疾病的高风险人群，加之没有相关不适症状，容易忽视自身已存在的慢性病高风险因素等健康隐患，自认为不需要采取任何措施，结果导致管理对象对健康管理工作的主动性、依从性还不够。

针对现在存在的问题和困难，下一步需要重点思考：

（一）争取政策支持

为贯彻落实党中央、国务院《“健康中国2030”规划纲要》《健康中国行动（2019—2030年）》提出的目标和任务，强调坚持政府主导，落实预防为主，倡导健康文明生活方式的要求，结合试点工作取得的成效，将慢性病高风险人群筛查和管理纳入《落实健康中国行动推进健康镇江建设实施方案（2020—2030）》和国家基本公共卫生服务项目，争取政策支持，实施健康前期影响因素早期发现和干预措施，从政策、经费、人力等方面予以保障，努力实现从政府层面上构建慢性病高风险人群健康管理体系和工作机制，形成政府积极主导、社会广泛动员、人人尽责尽力的良好局面，推动全民健康覆盖。

（二）加大健康宣传

大力开展健康宣传，充分利用新媒体的优势，多方位、广覆盖地传播健康知识和技能，提高群众健康意识。有侧重点地突出慢性病高风险因素、慢性病高风险人群标准及慢性病高风险人群的潜在危害，提升群众对慢性病高风险人群的认识度和依从性，使慢性病高风险人群积极配合参与到健康管理中。

（三）强化互联互通

推进综合医院和基层医疗机构信息系统的互联共通，积极探索综合医院体检信息向基层医疗机构推送的可能性，借助信息化手段实现综合医院体检时发现慢性病高风险人群到通过信息化平台进行下转，再到基层医疗机构纳入健康管理的一体化服务。

（镇江市疾病预防控制中心　镇江市卫生健康委员会　供稿）

上海市虹口区脑卒中综合防治网络建设的模式

一、背景

脑血管病为我国所有疾病死亡原因的首位，占总疾病死亡的22.45%，给社会、家庭造成了巨大的经济负担和精神压力，已经成为严重影响国计民生重要的公共卫生问题。上海市虹口区老龄化程度明显，慢性非传染性疾病负担逐年加重，其中心脑血管疾病居全区死因顺位的首位。

2009年，上海市虹口区在市和区级脑卒中防治科研项目基础上，在国内率先建立了区域脑血管病诊疗中心，并在此基础上逐步探索和推进“医防融合”的脑卒中综合防治，建立了可持续性的脑卒中预防、诊疗、随访的管理模式和运作机制，实现脑卒中风险人群、高危患者及脑卒中后患者全程管理的一体化脑卒中管理体系。

二、实施

在遵循国内外循证医学证据和脑卒中防治管理的学术基础上，虹口区卫生行政部门在区域内积极推进建立“区域诊疗中心、疾控中心、社区卫生服务中心”多中心联动一体化脑卒中综合防治模式。

（一）科研先行，以点带面

2009年，上海市虹口区在市及区级脑卒中防治科研项目基础上，由原上海市第一人民医院分院神经内科主任王少石教授团队在区域内社区卫生服务中心试点建立“脑卒中服务窗口”、在综合性医院开设“中风预防门诊”，在国内率先建立了区域脑血管病诊疗中心对社区卫生服务中心的脑卒中防治工作的技术指导、培训和脑卒中高危人群的双向转诊等工作制度。

虹口区的脑卒中综合防治的试点工作成效进一步推动了全区的防治网络建设工作，2011年虹口区全区8家社区卫生服务中心全面完善“脑卒中服务窗口”工作模式，2012年全覆盖开展脑卒中高危人群筛查工作，并于2015年在社区卫生服务中心全面推广颈动脉筛查适宜技术。2016年脑卒中高危人群筛查与干预工作在上海全市推进落实。

（二）政府主导，资源整合

2015年，原虹口区卫生计生委在原工作基础上进一步规范各单位工作要求，明确区疾控中心、区脑血管诊疗中心、虹口区各社区卫生服务中心在“医防融合”的脑卒中“预防-干预-救治”服务体系中的职责，区卫生计生委负责项目的统筹管理、协调推进、组织实施和督导考核；区脑血管诊疗中心负责业务培训、技术指导和规范诊疗；区疾控中心负责健康教育指导、数据质控；社区卫生服务中心负责落实筛查与管理工作；区社区卫生服务管理中心负责协调社区落实工作；区卫生计生委信息中心负责完善区脑卒中防治信息系统平台建设。

随着本市新一轮社区卫生服务综合改革的推进，2016年虹口区明确将社区脑卒中防治工作纳入标化工作量管理，进一步完善考核评价机制。

（三）授人以渔，专业人才

虹口区以社区卫生服务中心作为脑卒中预防的关口，自2009年起，通过区脑血管诊疗中心规范教学、病例讨论、国内学术会议、中澳ACTION培训班等多种形式开展培训，培训对象从负责脑卒中服务窗口的全科医师到社区全覆盖的全科医生、全科护士与康复师，提高社区的整体脑卒中防治水平。2016年虹口区启动了社区脑卒中防治人才培养计划，培养了一批优秀社区脑卒中管理骨干。

（四）信息支撑，全程管理

2014年虹口区逐步在全区建立基于His系统的社区家庭医生工作站，并以此为平台、构建完善脑卒中高危筛查管理系统，在居民就诊时通过智能提醒，完成危险度评估与颈动脉超声检查，按筛查结果自动提醒患者随访。2019年，进一步整合现有信息平台资源，将社区脑卒中高危人群筛查与随访工作整合纳入虹口区脑卒中防治信息平台系统，结合基于居民健康档案的慢性病健康管理系统，整合社区健康体检、疾病筛查、门诊等数据来源主动发现脑卒中高危人群，真正实现了区域脑卒中综合防治网络内部的信息共享和双向转诊的信息化管理。

（五）面向公众，教育为重

科学传播脑卒中防治知识，普及有效的防病技能是提高居民健康素养的重要方式，虹口区在十年的脑卒中健康教育中逐步聚焦重点人群，并针对患者与居民接受程度最高的宣教内容——危险因素预防和药物治疗规范化，探索各种宣传手段与途径。虹口区一是开展患者教育、科普宣教，制作发行了系列社区卒中管理手册、宣传折页、宣传展板、宣传视频等相关宣传资料；二是在基于传统医学科普的基础上，创新性探索应用微信新媒体，开展城市社区脑卒中防治公众教育的实施，积极探索易为广大社区居民所接受、且易于推广的日常科普宣传，进一步提高广大民众脑卒中防治意识和能力，促进脑卒中高危人群的有效管理。

三、成效

（一）创新脑卒中防治工作机制，在全国推广先进模式

自2009年以来，通过多年实践和探索，虹口区建立了由卫生行政部门组织，以区脑血管病诊疗中心、区疾控中心、各社区卫生服务中心共同实施的区域卒中综合防治管理网络；实现了"医防融合"的脑卒中防治一体化综合管理模式在防治实践中的应用；促进了脑卒中诊疗中心和社区卫生服务中心诊疗技术同质化管理，推进了区域分级诊疗制度的实施。

在2012年中国卒中大会上，原虹口区卫生局陆文局长代表虹口作"城市社区脑卒中高危人群筛查与防控管理平台"汇报，进行经验交流和分享。2012年12月，原上海市卫生局下发《关于组织开展"上海市脑卒中预防与救治服务体系"建设的通知》（沪卫疾妇〔2012〕61号）将虹口区脑卒中防治网络中的工作理念和服务模式正式推广到全市各区。

2014年，时任全国人大常委会委员、教科文卫委副主任、中国工程院王陇德院士在上海市卫生计生委科研项目成果鉴定时指出："虹口区在卫生行政部门确立脑卒中重大疾病管理政策与决策支持、实现区域内脑卒中预防救治的全程管理防控模式方面达到国内领先水平。"2015年第四人民医院王少石教授获"国家卫生计生委脑卒中防治工程突出贡献奖"。

在2016年中国卒中大会上，原虹口区卫生计生委张建敏副主任代表虹口作"上海市虹口区社区脑卒中风险人群管理"经验汇报和交流，并代表虹口与国家脑防委签署脑卒中高危人群管理合作备忘录，进一步将虹口模式经验推广至全国。

（二）早发现早诊治，使群众健康获益增加

虹口区人口老龄化逐年增高，随着脑卒中筛查工作的逐步推广与高危人

群规范管理，广大居民对脑卒中防治意识与疾病知晓率得到提高。根据上海市虹口区慢性病及其危险因素监测显示：2017 年虹口区居民血压与血糖知晓率分别达到 90.8% 与 99.0%，较 2013 年显著提高（血压知晓率为 90.4%，血糖知晓率为 76.7%），更多的脑卒中患者被纳入早发现早治疗早康复的防治体系。

2015—2018 年累计对社区家庭医生签约对象开展中风危险度评估 157 461 人次，检出高危人群 33 923 人，开展颈部血管超声检查 41 923 人次，对超声检查发现颈动脉斑块患者进行药物治疗，颈动脉中、重度狭窄对象及时转往定点医疗机构诊治并落实随访管理，降低了这部分高危患者的卒中发病风险。

（三）脑卒中防治经验，为其他慢性病防治提供借鉴

2017 年我区借鉴脑卒中防治模式启动实施了本区“医防融合”糖尿病预防和诊治服务体系，全面开展糖尿病及其慢性并发症筛查项目。进一步提升了区域重大慢性病综合防治能力，拓展了疾病健康管理内涵。

四、思考

“上海市虹口区脑卒中防治网络”管理模式，通过社区卫生服务中心“脑卒中服务窗口”和脑血管病诊疗中心“中风预防门诊”建设，实现了脑卒中医疗与预防联合诊疗的模式，保证了脑卒中医疗服务质量和区域整体防控实施能力，促进“指南与实践”的结合，实现了脑卒中高危人群、患者全程、连续管理的可行性。

下阶段，虹口区将在现有脑卒中综合防治管理模式上，继续探索区域人群脑卒中发病死亡影响因素与治疗干预新技术新方式；不断提高信息化建设及管理技术，重点提升系统整合，强化数据分析利用，以打造管理闭环，提高慢性疾病管理水平和工作效率；通过定期的专业培训，强化区域全科医生、公共卫生专业能力；加强志愿者等社会组织的在慢性病综合防治中的参与，结合“市民驿站”“智慧健康小屋”等设施落地，促进居民健康自我管理；巩固提升虹口区慢性病防控的综合实力，不断提升辖区居民的健康水平。

（上海市虹口区疾病预防控制中心　上海市第四人民医院　供稿）

镜湖区实施“两卡制”，基本公共卫生服务更高效、更真实

镜湖区是安徽省芜湖市的中心城区，总面积 115 平方公里，常住人口 56.1 万人，2012 年成为国家慢性病综合防控示范区，近期在基层慢性病防控工作中探索实践了“两卡制”管理。自 2009 年开始实施的国家基本公共卫生服务项目是慢性病防治的基础平台，针对居民获得感不高，基层卫生工作者积极性不高，项目实施难等矛盾和质疑工作质量与效果等问题，安徽省在全国创新实施基本公共卫生服务“两卡制”管理，芜湖市镜湖区是全省第二批 16 个试点县区，于 2018 年 9 月启动。

“两卡制”是指基层医疗卫生服务机构在向居民提供基本公共卫生服务及家庭医生签约服务时，家庭医生团队人员通过身份识别码（虚拟绩效卡）登录基本公共卫生服务管理及家庭医生签约系统，确定服务提供者；居民通过刷二代身份证、健康卡或人脸识别等方式的身份认证（身份认证卡）以示认可。系统根据设定的标准量化计算工分值，每项服务均进行标准量化，居民通过身份认证对服务真实性及满意度进行确认后，项目经费按医务人员实际服务量支付基本公共卫生服务项目补助资金。镜湖区财政投入资金总额 73.94 万元，保障了“两卡制”工作顺利实施。

一、主要做法

（一）加强“两卡制”工作领导

镜湖区非常重视基本公共卫生服务项目“两卡制”工作，把“两卡制”工作作为民生工程重点工作加以实施，成立以分管区长为组长，区卫生健康委、财政、人社等部门及街道分管领导参加的领导小组，领导小组在区卫生健康委设立办公室，由卫生健康委分管副主任担任办公室主任，承担综合协调和运行管理等工作。区政府印发了《镜湖区基本公共卫生服务项目“两卡制”试点工作方案》，对“两卡制”试点工作基本概念进行诠释，对目标任务、工作内容、实施步骤、职责分工等进行详细安排。

（二）构建“两卡制”平台建设

区财政投入33.8万元，建立“两卡制”信息系统，并完成“芜湖市基本公共卫生服务信息平台”的升级改造，将基本公共卫生服务信息系统，家庭医生签约服务信息系统和基本医疗卫生管理系统（电子病历）进行整合互通。投入资金40.14万元，用于基层医疗卫生机构配备配置适量移动终端，内置完善的包括身份识别功能在内的基础业务系统及安徽医疗便民服务平台移动端（APP），与基本公共卫生服务信息平台连接，完成了服务两端（即医护端和居民端）身份认证和硬件准备。

（三）统一身份编码，确保服务真实性

根据《关于印发安徽省基层医疗卫生机构人员身份识别码编码补充规则的通知》，为每位基层医疗卫生人员进行统一身份识别编码，确保全区医疗卫生人员在全省范围内有唯一编码，以此作为个人绩效卡；建设人脸识别以及身份认证支持系统，实现给居民的每一次服务均通过刷卡（人脸识别）来保证真实性，通过信息系统记录医务人员的工作量。

（四）确定覆盖全项目的标准工分值

根据《国家基本公共卫生服务规范（第三版）》，在综合考虑服务标准、所需投入的成本、风险和难度等因素基础上，合理确定全区相对统一的基本公共卫生服务12类46项工作的标准化工分参考值，用于衡量基本公共卫生服务工作量。

（五）完善项目绩效考核，合理分配项目经费

结合镜湖区实际，进一步完善基本公共卫生服务项目绩效考核工作方案。考核内容重点为慢性病控制效果、居民知晓率和满意度，尽可能从信息系统中获取数据进行指标考核，减少人员现场考核指标。基本公共卫生服务项目资金全区统筹，区财政局、区卫生健康委制定《镜湖区基本公共卫生和家庭医生签约服务“两卡制”经费分配方案》，经费决算依据工分值进行分配。

（六）建设基于工分值的电子健康券功能模块

为增强居民对享有基本公共卫生服务的获得感，在基本公共卫生服务管理信息系统中建设电子健康券功能模块，为每个居民提供其相应群体属性的

电子健康券，每张电子健康券与此项服务的工分值相挂钩。居民享受服务后，经身份认证后通过扫描该项服务的电子健康券支付给提供服务的医务人员，也同时计算此项服务工分值。

（七）有序推动健康档案向居民开放

基层医疗卫生人员通过移动终端为居民上门提供基本公共卫生服务，所采集健康数据上传至区基本公共卫生服务系统中的个人健康档案。同时区卫生健康委对“健康镜湖”微信公众号完成升级改造，居民可以上线查询本人的健康档案，免费推送健康知识，并可与社区居民进行互动。

二、取得成效

（一）充分调动家庭医生团队的工作积极性

“两卡制”之前划拨经费的唯一依据是常住人口数，仅在总体上对项目完成情况进行定性或半定量评价，项目经费按医务人员数平均支付。基本公共卫生服务“两卡制”管理后，划拨依据是以常住人口数、工分值以及绩效考核作为综合依据。家庭医生团队基本公共卫生服务工作量统一由信息系统记录，记入服务提供者的工分值，并与经费补助真实挂钩，多劳多得，充分调动了医护人员的工作积极性。

（二）提高家庭医生签约服务的工作效率

“两卡制”之前医生为居民提供所需的服务后，手工录入信息系统。现在医生通过自己唯一身份识别码登录系统为居民提供所需的服务，信息直接进入信息系统中，服务由纸质化、低效率模式转变为现代化、高效率的信息化管理模式。“两卡制”除了让居民对公共卫生服务的体验感升级以外，还直接影响到基层医生的绩效考核模式，通过信息系统记录工分，实现在线绩效考核，避免了人工考核主观性，客观地对各机构工作情况进行考核，提高了基本公共卫生服务项目管理工作效率。

（三）促进家庭医生签约项目做真做实

“两卡制”实施后，居民通过刷二代身份证或“刷脸”，确认家庭医生提供基本公共卫生服务，服务数据直接传入系统，家庭医生团队人员只能实打实地提供服务；居民享受服务后，可以在基本公共卫生服务管理信息系统中的电子健康券功能模块，将该项服务的电子健康券支付给提供服务的医务人员，由此获得此项服务工分值，双方互动，保障了基本公共卫生服务工作的真实性。

（四）提高社区居民对基本公共卫生服务的知晓率和获得感

“两卡制”后，居民可以实时了解基本公共卫生服务内容，可以查看自己的健康档案信息。信息系统对家庭医生团队人员提供服务以电子服务券形式告知社区居民，社区居民可以通过 APP 等多种途径知晓服务内容及结果，了解自己的健康档案信息，也可以通过身份认证对服务真实性及满意度进行确认，社区居民不仅知晓基本公共卫生服务内容，对获得的服务满意度也明显提高。

三、思考

“两卡制”试点工作以来，诸多问题也日趋出现，如面部信息采集涉及个人隐私，部分居民配合度不高；家庭医生服务团队力量仍相对薄弱，提供高质量的面对面服务难度较大；部分医疗卫生工作者年龄偏大，对信息系统的使用不够熟练；目前“两卡制”工作局限于居民健康档案、65 岁及以上老年人、高血压和糖尿病患者健康管理，没有实现基本公共卫生服务项目全覆盖。

2020 年，在深入推进“两卡制”试点工作的同时，着力解决相继出现的问题。通过政府平台加强“两卡制”试点工作宣传，加强家庭医生团队建设，提高医疗卫生工作者业务水平，逐步将妇幼健康系统联通基本公共卫生服务信息平台，继续推进居民健康档案开放查询，加强“健康镜湖公众微信号”建设，完善移动交流平台（APP）和“两卡制”系统考核和电子服务券模块，真正实现基本公共卫生服务项目精细管理、工作量化结算、信息智能分析。

（芜湖市镜湖区疾病预防控制中心芜湖市镜湖区卫生健康委员会　供稿）

慢性病信息化篇

在慢性病综合防控工作中，信息技术越来越受到大家的重视，应用越来越广泛。从入选本章节的案例看，信息化内容普及面较宽广，涉及题材众多。例如：依靠信息化开设云医院，以引入优质医疗资源，提高医疗健康服务的可及性，进行技术提升、管理提升、服务提升；尝试移动支付来完善体系和制度建设提升慢性病服务水平；统筹与其他部门信息贯通，进行资源整合；充分利用互联网、大数据、人工智能。通过信息化方案改变行医和就医模式，加快推进卫生健康工作以医疗为中心向以健康为中心的转化。通过信息化的建设和实现可以起到推动医疗卫生健康产业升级，让卫生健康服务更加便民惠民，使慢性病患者在更近的医疗机构、用更短的时间，享受到更优质的诊疗服务，让广大群众在医疗改革中得实惠、享健康、常受益。通信息化为偏远山区与城镇之间、各级医疗机构之间、慢性病患者与医疗工作者之间，搭建专业、便捷的桥梁！

以信息化为依托，拖动慢性病防控构架与方式的升级，促进操作流程的智能化、实现监测数据的电子化、减少误差、提高效率、实现应用简单化。随着信息化技术应用的日益推广扩大，慢性病防控工作的效率和质量必将得到很大的提升，这将极大地助推慢性病综合防控工作的深入发展。这也就成为国家将慢性病防控的信息化建设作为慢性病防控工作的重要环节而大力倡导的理由。

但从目前情况看，慢性病综合防控在慢性病信息化建设上不尽人意处还比较多。诸如区县较多存在“健康信息孤岛林立，信息化建设缺乏统一部署”现象及“慢性病监测、数据分析利用的能力不足”的问题。这些问题的存在导致了公共卫生、临床诊疗数据无法互联互通；疾病报告、监测数据采集效率低、漏报多、质量不佳；居民信息采集的依从性较低；承担了国家监测点任务的示范区县信息化工作做得好且数据代表性好，但其他区县尚未真正建立具有地区代表性的慢性病监测网络；无法将监测数据转化为政策和评估防治效果评价的依据。这些问题在一定程度上影响了慢性病防控工作深入、顺利地开展。

因此，为了提升慢性病综合防控工作的质量，还要进一步加强区域信息化建设和健康相关数据共享机制。这要求我们应将信息化建设作为支撑，提升慢性病服务效率并改善服务效果：加速区域卫生信息平台建设和维护，维护和加强电子健康档案、电子病例、随访、自助监测等数据的链接和利用，开展健康大数据应用；将数据服务于预防、诊疗和公共卫生决策。

构建“信息化＋大健康”慢性病综合防控体系，助力全方位全周期保障人民健康

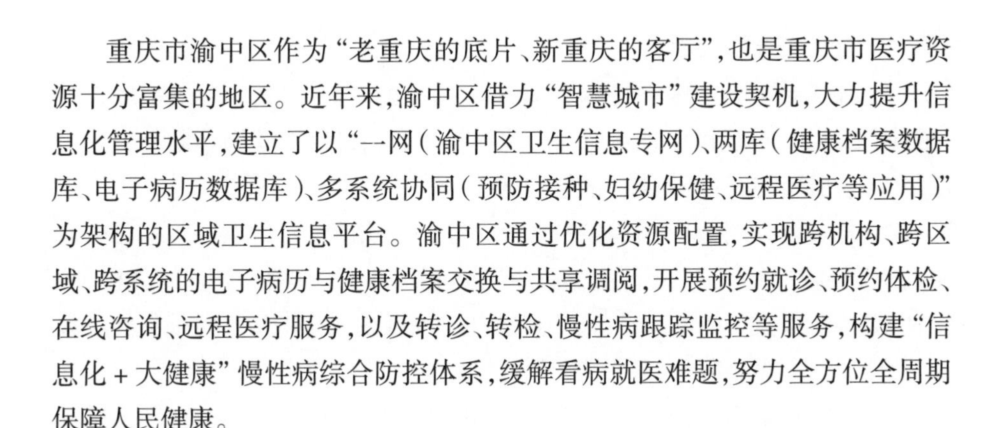
重庆市渝中区作为“老重庆的底片、新重庆的客厅”，也是重庆市医疗资源十分富集的地区。近年来，渝中区借力“智慧城市”建设契机，大力提升信息化管理水平，建立了以“一网（渝中区卫生信息专网）、两库（健康档案数据库、电子病历数据库）、多系统协同（预防接种、妇幼保健、远程医疗等应用）”为架构的区域卫生信息平台。渝中区通过优化资源配置，实现跨机构、跨区域、跨系统的电子病历与健康档案交换与共享调阅，开展预约就诊、预约体检、在线咨询、远程医疗服务，以及转诊、转检、慢性病跟踪监控等服务，构建“信息化＋大健康”慢性病综合防控体系，缓解看病就医难题，努力全方位全周期保障人民健康。

一、主要做法

（一）健全区域信息化慢性病防控体系，实现“防”有所依

1. 牢筑屏障，搭建渝中疾病监测信息“安全岛”

为打造安全有效的区域信息化慢性病防控体系，渝中区不断夯实疾病监测网络与信息安全基础，加强网络信任体系建设和密码保障，提升疾病监测网络与信息安全监管能力，提高风险隐患发现、监测预警和突发事件处置能力，加强对患者信息保护工作，切实提高防攻击、防篡改、防病毒、防瘫痪、防窃密能力，着力打造渝中监测信息“安全岛”。

2. 搭平台，构建渝中慢性病防控“智慧脑”

以区域卫生公共管理平台为基石，整合健康档案、电子病历、公共卫生数据，疾控数据，个人体征检测数据等，形成渝中慢性病“智慧脑”，在隐私保护和数据安全管控技术体系的支持下，建立贯穿慢性病预后管理、诊疗服务、健康指导的慢性病业务分析模型。根据病前预防、慢性病发现、慢性病诊疗、慢性病随访等慢性病管理的不同阶段，向公共卫生管理机构、医疗卫生机构、患者等用户提供慢性病风险评估、慢性病高危筛查、精准健康管理、个性诊疗方案、管理效果评估等应用服务，实现居民慢性病高危筛查、

自我慢性病管理、个性化诊疗服务和慢性病管理效果评估的无缝衔接，为实现慢性病的少发病、早发现，管理的全覆盖，管理过程的全监控提供有效支撑。

（二）创新“互联网+”家医模式，实现“治”有所靠

1. 着力打造“家医”

渝中区陆续推出健康渝中微信公众号、小程序、手机 APP，让居民 24 小时享有网上签约、在线管理、实时问诊、预约挂号、远程医疗、辅助诊断等智慧医疗服务，让居民拥有“不打烊”的家庭医生。

2. 大力推广“移动家医”。为全区家庭医生团队配备健康一体机 24 台，便携式穿戴智能设备 11 套，家庭医生团队利用血压、血糖、心电图、体温、脉搏、血氧等可穿戴智能监测设备，实现院外下社区或入户随访实时采集健康数据，上传居民健康档案，从真实性和便捷性上提升管理效果。

3. 率先使用“E 教授工作站”。在全市首个家庭医生工作室——大溪沟刘露霞家庭医生工作室率先试点使用 E 教授工作站，凡是在大溪沟街道社区卫生服务中心签约的居民，均可以通过签约家庭医生选择性开通 E 教授工作站，根据自身医疗需求进行预约服务，实现“家庭医生、签约居民、专家顾问”的三方互动式远程医疗视频会诊，提高签约居民获得感。

（三）打造区域大健康医疗环境，实现“管”有所享

1. 方便居民自助体检

为让居民在居所附近能享受实用、便捷的自助式健康管理，渝中区着力建设全域覆盖的健康小屋，提供包括血压、血氧、骨密度等一站式自助机体检服务，并支持预约挂号、查看报告、线上线下聚合支付等便民功能，检测数据与区域信息平台实现数据共享、互联互通。

2. 鼓励居民自我管理

居民可利用健康渝中微信小程序进行血压、血糖、体重、饮食的“健康签到”，查询本人及家人的居民健康档案、随访记录及体检报告，实现慢性病的自我管理，提高居民对自身健康的关注度，医务人员对已签约患者上传数据设计个性化健康指导、定期复查项目和相关指标，回顾管理患者的所有数据，以调整治疗指导方案。

（四）构建区域分级诊疗平台，实现“康”有所期

1. 共建分级诊疗业务平台，畅通双向转诊绿色通道

渝中区与重庆市急救中心开展分级诊疗信息系统建设，构建双向转诊绿色通道，并将上级医疗机构诊疗、检验等信息有效整合至区域卫生信息平台，促进卫生信息互联互通，实现全面共享，既提高优质医疗资源的利用效率，又为患者提供了持续的、适宜的、有质量保证的医疗服务。2017—2019 年渝中区完成双向转诊患者 2 588 人次（回转 1 069 人次），回转率达 41.31%，通过“绿色通道”快速救治脑卒中、冠心病患者多例。

2. 搭建远程诊疗技术网络，促进市级医疗资源下沉社区

渝中区与市级医院开通远程心电、远程影像，相关市级专家团队 24 小时为社区医院提供技术支持。在社区卫生服务中心做心电图和拍摄胸片，通过互联网上传到市级医院心电、影像中心后，10 分钟以内完成结果判读并下传到社区卫生服务中心。2017—2019 年开展远程心电、影像诊疗共计 7 500 余例，让居民在社区就诊也能享受市级医院的同质化医疗服务，初步实现“基层检查、上级诊断”的有效模式，逐步建立对接 3 所医院、3 类专家、3 天门诊的逐步式医疗服务和预约式慢性病评估模式。

二、工作成效

通过构建“信息化 + 大健康”慢性病综合防控体系，渝中区的慢性病工作取得了以下四方面的成效：

1. 实现“转变”

通过“信息化 + 大健康”体系建设，实现了纸质数据向电子数据信息的信息化转变，居民健康建档率由 70.28% 提升至 84.51%，电子健康档案建档率始终保持在 75% 以上，老年人体检率由 40.89% 提升至 67.44%，提升了工作效率和工作指标，也进一步实现了“以疾病为主导向以健康为主导、以患者为中心向以居民为中心、以医疗为重点向以预防保健为重点”的转变。

2. 得到“提升”

通过整合区内各级医疗卫生资源，紧密围绕个人和家庭全生命周期以及全保健维度的健康需要，以人为中心提供健康管理服务，群众获得感、居民满意度都得到了持续提升。居民健康素养水平由 15.83% 提升至 24.13%，社区基本公共卫生服务满意度由 85.68% 提升至 95.93%，知晓率由 66.77% 提升至 78.59%。

3. 建立“规范”

坚持共建共享、促进防治融合，建立了规范有效的机制长效化、工作常态化、考核规范化，持“防、管、治、康、保”一体化的全链条管理流程。高血压管理率由 25.62% 提升至 29.37%，规范管理率由 51.31% 提升至 67.50%；糖尿病管理率由 25.83% 提升至 32.24%，规范管理率由 57.48% 提升至 64.11%；血压控制率、血糖控制率分别由 40.71%、48.29% 上升至 58.74%、60.70%。

4. 收获“健康”

居民心脑血管疾病死亡率由 233.17/10 万下降至 202.88%，重大慢性病早死率由 14.76% 下降至 10.83%，居民重点慢性病核心知识知晓率达到了 65.58%，长期体育锻炼人口占比为 58.40%，人群期望寿命从 78.96 岁增加至 80.67 岁。

三、展望与期待

渝中区将继续加强“信息化 + 大健康”慢性病综合防控体系建设，助力全方位全周期保障人民健康。

1. 加强健康信息化建设

渝中区和阿里健康进行战略合作，在全市率先打造健康云平台，持续推出健康渝中微信公众号、小程序、手机 APP，推广使用健康一体机和可穿戴智能设备，实现家庭医生网上签约、在线管理，实时问诊、预约挂号、远程医疗、辅助诊断等智慧医疗交互功能。

2. 借力渝中区大数据智能化项目

以医养结合为契机，运用区块链、人工智能、物联网等技术实现养老智慧化，探索将“区块链 + 智慧养老 + 健康养老”运用到机构养老服务与社区养老服务中，用科技让天下没有难养的老。

3. 积极探索体医融合

开展与医学运动中心有针对性的合作，利用医学运动中心先进科技手段，在智能硬件支持下给居民提供高性价比的远程评估、智能处方、视频指导、量化监测的运动康复，通过“科学运动 + 均衡饮食”同步提高心肺功能，改善骨骼肌肉运动能力达到治疗和预防疾病的目的，特别对预防和治疗糖尿病、高血压、高血脂、冠心病和其他心血管疾病及骨骼损伤，帮助骨科术后康复，以及提高人体对肿瘤病化疗、放疗的耐受性，并为预防疾病复发起到良好的效果。

（重庆市渝中区疾病预防控制中心　供稿）

从“看”电视到“用”电视——健康北仑云平台建设

随着传统媒体市场化转型，健康教育的公益性宣传受到一定冲击。各家医院、社区卫生服务中心宣传阵地缺乏统筹管理，未能建立权威的科普渠道，使健康教育工作及宣传平台碎片化。与此同时，政府对健康教育工作越来越重视，群众也急需可直观接受的、科学的健康知识引导。而信息化手段为健康知识传播平台的建立提供了可能。北仑区卫生健康局结合区域智慧二期建设工作，借助信息化的手段对传统的宣教平台进行了转型，通过升级改造整合，借助广电部门有线电视网络，建立起智能化健康教育传播平台，可自主管理、控制，能及时、科学、系统、全面地对民众开展各种健康教育。

一、做法与内容

（一）强化多部门合作的组织保障

在区委宣传部、区卫生健康局、区文广局及区大数据中心等部门的通力协作引领下，北仑区疾控中心首创区域“健康教育云平台”。“健康教育云平台”由北仑区广电有限公司提供服务支持，由宁波华数广电网络有限公司提供技术支持，充分借助广电部门良好的用户平台和健康节目资源，以信息化的手段建立“总体控制、分级播放、上下联动、过程评估”的宣教系统，并逐步推广、升级、开发其他功能，最终实现“全区同步、一网到底、智能管理”的智能化宣传教育系统。

（二）提高顶层设计的针对性

1. 平台主页

健康教育云平台结合视频轮播与点播两大功能，设市级内容、县级内容、本地内容、电视直播、健康联播五大板块。

2. 区级内容

北仑卫生健康局自主打造的“健康北仑”云平台分为十大板块，包括卫生计生风采、寻医问诊、养生保健、传染病防治、慢性病管理、计划免疫、妇幼保健、健康权益、幸福家庭、健康联播。各板块内容由区卫生健康局、疾控中心、监督所、妇保院等多家单位提供。

3. 本地内容

北仑区各医院、社区卫生服务中心的健康教育平台可自主设计，结合本地特色和需求，因地制宜地制定自主模块的内容。

4. 突发应急

应急事件突发时，平台可实时上传宣传内容进行滚动字幕宣传，全区可同步发布应急信息。目前已经实现每月一次每个点位内容播放记录的统计，包括内容点播统计、播放时长统计等。区级和各医疗卫生单位的客户端界面可以根据各自权限进行各点位视频播放情况的分类统计和展示。

（三）加强实际应用中的管理与督导

2017 年 8 月，“健康北仑云平台”在北仑区各家综合医院、社区卫生服务中心及部分村老年活动室全面投入使用。具体形式采用利用广电部门的有线电视网络，通过信息化的手段，经过升级改造整合，建立一个智能化健康教育传播平台，可自主管理、控制，能及时、科学、系统、全面地对民众开展各种健康教育，可点播亦可强制播放。“健康教育云平台”的建设被列为了区政府民事保障项目，总计投入费用为 43 万元（含每个点位建设及日常维护费用）。

“健康教育云平台”工作人员可以通过日常的点位播放巡查及后台日常监测数据统计分析，加强各播放点位的云平台实际应用的管理和督导，并提出针对性的意见和建议。定期的督导和反馈形式包括每个月通过简报形式反馈“健康教育云平台”运行情况，每季度召开点位管理协商会、开展相关技术培训和视频管理库研讨，每年对总体运行情况进行分析和效果评估。

目前北仑区已有 608 个播放点位，覆盖全区公立医疗机构的候诊室、输液大厅、预防接种室及住院部等重点场所，社区卫生服务站及部分学校，企业及村老年活动室。受众可观看“宁波健康教育云平台”“健康北仑云平台”全部健康视频内容及该区域的本地内容。北仑区中医院的本地内容建设已经完成，内容包括医院简介、名医专科、健康教育，均为该院自主拍摄的视频内容，第一期拓展功能也已在该院实施，可实现电视预约挂号、化验单查询等功能。

二、成效与产出

（一）点位增加，素养提升，同促慢性病管理工作

健康云平台运行 1 年多，月均播放次数由 30 532 次增加到 367 089 次，点

位播放覆盖率由30%增长至100%。同期开展的健康素养调查显示，全区居民的健康素养由16.27%上升到22.60%。随着点位阵地突破，让慢性病等防控知识、自我保健技能“飞入寻常百姓家”，百姓获得感得到切实增强。调查结果显示慢性病患者的知、信、行相关指标明显提高，慢性病核心知识知晓率由2016年的76.01%提升到2019年的79.65%；患者的管理依从性由75.82%提升到81.43%；慢性病自我管理知识知晓率由62.64%提升到71.31%。

（二）“健康北仑云平台”的使用，提升了院内健康教育工作

1. 健康教育宣传平台统一化、品牌化

北仑区医疗机构内的电视均使用广电网络，电视开机后即进入健康教育云平台主页，健康联播节目可24小时循环滚动播放，打响“健康北仑云平台”的品牌。

2. 视频资源优质化、整合化

经过筛选，淘汰内容过时、分辨率不高的视频，将华数公司提供、疾控中心自主收集、广电公司协助拍摄的所有视频按不同板块分门别类。

3. 患者健康教育自动化、自主化

候诊输液大厅可24小时循环播放健康联播内容，也可设置电视直播与健康联播间隔播放，实现健康教育自动化。门诊和住院患者可以自主选择不同的健康视频进行点播观看，开展有针对性的健康教育。就诊人员开展调查结果显示，相关重点疾病知识知晓率由67.14%提升到74.57%。

（三）“健康北仑云平台”的推广，拓宽了新的宣传阵地

“健康北仑云平台”及它的拓展功能，将电视机从单纯的只能收看电视节目，发展到开展健康教育工作、电视预约挂号、化验单查询，以及今后的慢性病随访及远程医疗，使电视机从看的功能拓展到了用的功能。目前，北仑区已在春晓街道各村老年活动室播放“健康北仑云平台”，做到各村全覆盖。通过比较发现，视频健康教育比折页、传单、健康处方等更直观、更有吸引力、更受欢迎。

三、经验与思考

（一）拓展功能、丰富资源，让云平台更有生命力

在宣传和广电部门配合提供视频的基础上，需要动员各相关单位收集或制作更多健康视频，定期更新资源库，丰富节目内涵。同时通过家庭医生签约

拓展云平台慢性病随访管理、个性化健康教育指导、远程医疗等功能，使“健康北仑云平台”进入更多家庭，方便医生实现对老年慢性病患者的随访和指导，提升云平台的生命力。

（二）推广平台宣传阵地，以满足不同人群的需求

结合健康促进医院建设、患者住院健康教育等工作提高医疗机构开机率，增加播放量，让更多患者受益。拓展覆盖如公益事业单位、社区/村老年活动中心等公共区域平台，逐步进社区/村和入户，使健康真正传万家。将平台健康宣教内容延伸至手机，覆盖中青年和职业人群，提升全人群服务满意度。

（宁波市北仑区疾病预防控制中心　供稿）

探索利用社保移动支付平台，推动偏远山区慢性病管理

浙江省丽水市莲都区在创建省级慢性病综合防控示范区的过程中发现交通不方便的山区和农村医疗资源短缺，慢性病患者就医困难，生命质量难以得到较好的维护，加上空巢化与慢性病发病率提升的相互交织，致使山区和农村偏远地区老年空巢人群的晚年生活面临更加严峻的挑战。针对山区空巢老人慢性病发病率高与获得基本医疗服务可及性低的矛盾，丽水市莲都区利用社保移动支付平台开展了针对空巢老人的一站式慢性病管理随访服务，即在责任医生开展慢性病上门随访时提供相应的基本医疗服务，在家庭、床头现场完成诊断评估、处方配药、医保结算，给山区的空巢老人和慢性病患者带来便利。

一、做法

（一）部门合作齐发力

丽水市卫生健康委与社会保险事业管理局、人力资源和社会保障信息中心等通力合作，经过多次沟通协调，联合下发《关于扩大移动支付试点的通知》文件，进一步扩大医保结算移动支付试点工作范围，为偏远山区医保结算关键政策的开发与工作机制创新，健全慢性病防控体系，起到了积极促进作用。

（二）提供一站式服务

遵循患者自愿参加的原则，通过前期社区诊断调查、健康体检和基线调查等途径，莲都区为9个乡镇的所有偏远山区农村的空巢老年慢性病患者（高血压和/或糖尿病）提供随访时的带药上门服务（即责任医师慢性病随访时带药上门服务），解决送医上门最后一公里的难题。

1. 实施分级管理

责任医生根据偏远山区空巢老人的年龄、病情、教育水平、经济条件、个人意愿等制定个体化带药上门随访干预计划，采用标准化随访干预流程进行分级管理。随访内容包括病情和并发症监测、量化行为干预（合理饮食、适量运动与戒烟限酒）、合理用药指导、控制指标监测、自我管理指导等。接受随

访服务的空巢老人每 6 个月进行 1 次常规体检,并收集患者服药率、血压 / 血糖控制率、心理状态等指标,从生理、心理等方面监测空巢老人各指标的变化情况。

2. 规范带药随访流程

带药随访的服务过程包括五步,分别是:①患者登记 - 测血压、血糖(空腹)- 门诊日志记录;②诊疗,病史采集 - 物理体检(必要时进行 B 超、心电图等检查)- 临床评估 - 开药物处方、中医调理处方(必要时开展中医理疗);③随访干预,健康危险因素评估 - 面对面行为干预 - 开具健康干预个性化处方(膳食、运动、心理及其他生活方式)填写慢性病专项管理随访登记表;④交费刷医保卡 - 开发票;⑤取药。

3. 做好质量控制

高血压、糖尿病等重点慢性病患者需严格按随访流程操作,落实慢性病随访规范要求,对血压、血糖控制不良两次以上、有并发症发生或有其他紧急情况需要转诊的,应填写转诊单并与上级医院相应科室医生取得联系,转诊单交付患者后,由患者在存根联空白处签字。严格执行医保慢性病药物目录,开具慢性病规范处方,严禁现场开展输液等侵入性高风险治疗活动。随访团队至少 3 名成员,人员由 1 名临床医师(全科医生)、1 名健康管理师(或护士或公共卫生人员)及 1 名发票打印取药医务人员组成。做到每天随访结束后,药物、账目日清日结。针对每个环节设置相应的质控方法和指标,并进行实时动态监控,一旦发现质量问题需及时反馈和纠正。

二、成效

新华社、浙江日报对丽水市利用社保移动支付平台,对空巢老人慢性病管理带药上门随访启动了现场采访和报道,指出此举措能让群众能够少跑路、不跑路,减少山区空巢老人慢性病并发症、合并症的发生与发展的改革为全国首创。

1. 空巢老人慢性病管理依从性得到提升

带药服务上门随访的开展大幅度提升了空巢老人慢性病管理依从性,是国家基本公共卫生服务项目均等化政策在偏远山区有效落地的一大举措,也是对家庭医生签约服务最为实在的内容体现。截至 2019 年底,莲都区的责任医师在 83 个行政村行程达 675 多公里,共随访 3 028 名高血压患者和 702 名糖尿病患者,携带药物种类增加至 132 种,开出 3 000 余张处方及药品。

2. 提升慢性病管理规范性和效果

服务前后慢性病管理规范性和效果有了明显提升，高血压患者服药率由45.5%提高到71.8%，控制率由50.0%达到55.5%；糖尿病患者服药率由50.0%提高到67.9%，控制率由40.0%提高到48.7%；总体规范率也有了较大提高，由60.0%提高到66.0%。

三、思考

为偏远山区空巢老人和慢性病患者提供医防整合一站式服务，在家庭中、在床头现场完成诊断评估、处方配药、医保结算和慢性病随访，需要人力社保部门的通力合作，加强对医保政策和移动医保结算惠民措施的宣传也至关重要。通过医务人员多“跑”，来实现患者少“跑”，使“最多跑一次”改革成果真正惠及偏远山区群众，可以有效提升群众就医的获得感，同时也提高基层卫生的整体工作效率，对于改善山区空巢老人慢性病健康管理水平具有重要的现实意义和实践价值。

（丽水市疾病预防控制中心　丽水市医疗保障局　供稿）

信息化"纤绳"助推慢性病综合防控

慢性病综合防控是一项多领域共同参与、"包罗万象"的工作,急需一条"高速公路"将各"散装"工作"串起来",提升防控效率的同时增强整体防控效果,产生"提升防"的优质效应。2010 年以来张家港市累计投入 4 980 万元实施区域卫生信息化建设和"医疗便民一卡通"工程,以"市民卡"为载体,以居民电子健康档案为核心,建成了区域卫生信息平台,利用信息化技术将基本医疗、高危人群筛查、健康体检、慢性病监测和规范化管理、双向转诊整体"串起来",实现了医疗和公共卫生的体系融合,形成了信息共享、互联互通的工作机制,慢性病综合防控工作真正形成了一个"紧密体"。

一、主要做法

1. 电子健康档案"活建活用",奠定慢性病信息化管理基础

电子健康档案建设的目的是应用,张家港在务实应用方面进行了有益探索,主要做法是应用好"电子健康档案浏览器"。一是向公众开放,通过政府举办的"市民网"全面向市民开放,并通过报纸、电视等传统媒体和互联网新媒体,广泛宣传电子健康档案的作用,提升知晓率;二是注重实用,对市民最感兴趣的检验和检查信息进行实时采集,实时推送至电子健康档案,市民可以通过手机 APP 或者浏览器实时查阅到报告,提升了电子健康档案的利用价值;三是推动调阅,通过取消手写病历,全面实现门诊就诊信息数字化,医疗信息完整进入健康档案,检验、检查报告实时共享等措施,提高医生诊断时查阅电子健康档案的积极性;四是支撑公共卫生业务,老年人体检、慢性病体检等业务的开展全部通过电子健康档案系统进行支撑,体检开展均以健康档案为本底,建档和体检相结合,先有"档"再体检,体检结果必须入"档",与时俱进,把电子健康档案引入家庭医生签约和分级诊疗等工作,进一步把电子健康档案打造成支撑各项业务重要基础;五是构建互联网服务,建立电子健康档案"微"服务,把标准统一的"微"服务提供给合格的第三方应用,拓宽电子健康档案服务的渠道。目前,互联网健康服务注册人数超 20 万,覆盖 20% 以上的户籍人群。2017 年,张家港市在全国率先通过国家医疗健康信息互联互通标准化成熟度五级乙等测评,成为全国首个达到国家最高等级的县级市。电子

健康档案的“活建活用”和“互联互通”，奠定了信息化“纤绳”的基础。

2. 按“两步走”分阶段建设，慢性病监测与管理系统稳定、高效、可靠

张家港市的慢性病监测与管理系统历经多年建设，按“两步走”稳步实施，实现由纸质慢性病报卡到基于医院信息管理系统（HIS系统）开展慢性病报告的跨越式发展。

第一步：2011—2016年，张家港市慢性病监测及管理系统于2011年正式投入使用，全面摒弃之前手工纸质填报的模式，实行“防保科医生在线报卡→疾控中心审核分派→社区卫生服务中心审核分派→社区卫生服务站核实并纳入管理”的报告模式，整个报病流程双向互通，任何一个环节审核报卡有问题，均可逐级退回上一级进行修正完善。信息化报告的全面实施，大大提高了慢性病报卡在“医院-疾控-基层医疗卫生机构”三级管理网络之间流转的效率，实现了全市慢性病监测与管理工作的第一次飞跃。但是，此阶段临床医生还未有效参与慢性病报告，各医院主要由防保科医生开展慢性病病例的搜集与上报，难免会出现漏报、错报、多报等现象，对全市慢性病报告数据库的准确性产生一定影响。为有效解决此问题，把临床医生全面引入慢性病报告流程，张家港市于2017年启动慢性病系统的“第二步”建设。

第二步：2017年起，张家港市在一级以上医疗机构全面推行基于HIS系统开展慢性病强制报告工作，市卫生计生委专门下发了《关于全面推行HIS系统实现传染病及慢性病监测报告工作的通知》，对于院内已有HIS系统的医疗机构，全面启动实施系统对接，开展报病功能模块建设；对于院内还没有HIS系统的医疗机构，统一使用卫生计生委提供的“医疗云”系统。截至2019年底，全市28家慢性病责任报告单位中已有27家开展了基于HIS系统的慢性病强制报告工作，覆盖率达96.43%。各责任报告单位根据自身实际，进一步完善了门急诊、住院、医技检查科室（检验、病理、影像、内镜等）的患者信息项目，实现了病例主要信息自动抓取、重复病例自动过滤、新发病例住院强制报告、门诊提醒报告、报卡内容强制完善等功能，大大缩短临床医生的报卡时间，提高临床医生参与慢性病报卡的依从性。同时，各责任报告单位以此为契机，陆续修订完善了院内慢性病报告管理制度，明确临床医生和防保科医生的报病工作职责和各项奖惩制度，以“信息化”和“行政推动”两个抓手进一步完善了整个慢性病报告流程，全市慢性病报告工作由此进入各级各类医务人员共同参与的“全面信息化”阶段，慢性病报卡的效率和质量实现了再次提升。

3. 将慢性病临床诊疗和公共卫生管理无缝衔接，双向转诊“实时化”

将慢性病患者纳入社区卫生服务站开展常规管理后，如何根据患者的病情控制情况开展针对性管理，如何实施高效的“双向转诊”，如何让“公卫”和“医疗”相辅相成、无缝衔接，这些都是需要解决的现实难题。张家港市创新建立“医疗服务云”“公卫服务云”等云应用系统，覆盖所有一级公立医院，20家民营医院、9家社区卫生服务中心、212家社区卫生服务站，推动了医疗健康信息的共享化、基层卫生管理的数字化。通过横向打通业务节点，不同服务属性的医疗健康云实现了信息互通、功能互动。通过“服务云”，全科医生既可以开处方、写病历、完成诊疗服务，也可以开展健康档案、慢性病、老年人管理等公共卫生服务。通过电子健康档案，将市民的医疗服务信息和公共卫生服务信息整合在一起，医生在诊疗时，可以跨院调阅患者的就诊信息，还可以查看公共卫生服务信息，全方位掌握市民健康情况，辅助医疗决策。在进行公共卫生服务时，可以参考医疗服务信息，有助于为市民提供更全面健康指导建议。患者病情出现变化，需要上转时，可以在系统中实时转诊，利用居民身份证号码，患者信息通过健康档案跟着患者信息一起流转，所有慢性病监测及管理信息及时推送至患者电子健康档案，形成上下级联动的诊断管理模式，使慢性病的监测及后续管理工作无缝衔接，为建立“小病在社区、大病到医院、康复回社区”的就诊模式奠定了技术基础。

4. 信息化助推“三高”人群筛查

为及早控制“三高”人群的危险因素，减少高血压、糖尿病和血脂异常患者的发生和发展，按照慢性病高危人群的判定标准，通过“张家港市区域健康信息平台”中的健康档案、日常诊疗、健康体检等记录，信息系统自动、智能发现“三高”高危人群，第一时间推送给社区医生建立高危人群专项档案，开展随访管理。通过系统整合和互联互通，张家港市成功将社保退休人员体检、老年人健康体检、企事业单位职工体检等工作进行有机整合，进而掌握辖区慢性病高危人群情况，并对其进行适宜技术指导，控制超重、肥胖、血压、血糖、血脂等水平，将防治关口前移，降低发病率。对发现的“三高”高危人群，针对存在的高危因素进行健康管理，提供膳食、运动、心理平衡等健康生活的指导，提高高危人群的慢性病知识知晓率和自我保健意识。

二、成效

通过多年建设，张家港市区域卫生信息平台打通了医生工作站和疾病管理系统，实现了慢性病诊断到纳入管理的全流程互联互通，慢性病建档周期从2个月缩短到1天，全面提升了服务和管理效率。信息系统推行以来，全市脑卒中患者管理人数由2012年的1.54万人提升至2019年的4.26万人；冠心病患者管理人数由2012年的0.89万人提升至2019年的1.81万人；恶性肿瘤患者管理人数由2012年的0.72万人提升至2019年的1.82万人；高血压患者管理人数由2012年的13.1万人提升至2019年的13.8万人，规范化管理率达到66%；糖尿病患者管理人数由2012年的2.7万人提升至2019年的4.2万人，规范化管理率达到69%。血压控制率由2012年的40.82%上升至60%，血糖控制率由2012年的35.14%上升至42%。对高血压、糖尿病等管理对象实现平台双向转诊30 463人次。目前纳入管理高血压、高血糖、高血脂"三高"高危人群共251 892人，2019年随访管理158 711人。

通过全面推动一站式预约及信息化转诊，结合家庭医生签约"优惠服务包"及电子健康卡，全市实现了健康档案、检验检查报告"一键查询"，医疗、保健、检查等服务"一键预约"，医生和患者之间"一键沟通"，医疗急救"一键呼叫"，医疗费用"一键支付"，让群众切切实实享受到健康信息化带来的方便、快捷。双向转诊信息系统在投入使用后，服务人次增长迅速，远程会诊服务量从每年200多例上升至近30 000例，基层信息系统日均服务超万人。

三、思考

慢性病综合防控涵盖项目多、覆盖面广，且服务连续性要求高，而信息化融入则可以让慢性病防控更加精准、紧密，满足患者、医生、医院的多方需求。建立政府主导、部门协作、医联体为依托、信息化技术为支撑、家庭医生签约服务为抓手的慢性病医防融合管理模式是未来的形势所趋。利用人工智能"武装"社区医生，用"互联网+"连接医生和患者，用大数据提供精准的健康服务，可以有效地提升基层医疗卫生机构的慢性病诊疗和管理能力。

张家港市将进一步提升信息系统的"智能化"，收集整理慢性病健康大数据，有效分析和评估各类慢性病高危人群和患者的危险因素，为他们制定个性化、针对性的干预方案，重点强化自我健康管理意识，建立有效的跟踪和评估系统，及时有效监控健康状况，进一步降低发病率、致残率和致死率，为居民健康保驾护航。

（张家港市疾病预防控制中心　张家港市卫生健康委员会　供稿）

爱的云端——云医院

云医院是江西省新余市渝水区运用互联网技术开展慢性病防治的新模式。江西省渝水区卫生健康部门积极开展“高血压、糖尿病综合防控”工作，对辖区居民进行高血压、糖尿病筛查，开展“三师共管”家庭医生签约服务新模式，创新个人自助健康管理，提供远程移动医疗服务，有效提高高血压、糖尿病等慢性病患者的自我健康管理水平，创建具有渝水特色的高血压、糖尿病等慢性病综合管理模式。通过顶级专家资源平台的远程指导和培训，提高社区卫生服务中心的工作效率、专业水平以及慢性病防治水平。目前，云医院试点工作已在白竹路社区卫生服务中心和仰天社区卫生服务中心展开，建档539 425份，签约74 768人。

一、云医院的实施

患者通过免费领取智能体检设备（血压计、血糖测量仪），居家自助检查后，测量数据自动上传至互联网平台，医生可实时获取体检数据，患者检查数据异常时，互联网会以告警形式通知患者和以短信的方式通知患者家属，家属可以实时掌握患者健康情况，且不受区域限制。医院服务平台根据慢性病患者的个人体征数据、门诊数据、住院数据及其他个人数据进行趋势预测，为用户进行健康评估，用户可以根据评估信息进行针对性的体检。家庭医生通过平台对患者所监测到的数据做专业分析，对有亚健康或患病状态，提出干预信息，包括膳食处方、运动处方、心理疏导、戒烟戒酒、特殊注意事项等多方面方案。另外，家庭医生还可以通过电话、短信、手机APP直接跟踪患者健康干预效果。家庭医生对已经干预的患者有系统记录，平台会自动提醒家庭医生再跟进患者身体情况，待病情稳定再转诊至家庭（社区）医生处进行规范化管理，使家庭医生真正成为群众的健康“守门人”，有效降低并发症和病死率，减少医疗费用支出。

（一）六大健康管理服务

1. 居家免费自助检查

居民通过免费领取智能体检设备，居家自助检查后，测量数据自动上传到互联网平台，医生可实时获取这些数据。

2. 平台智能分析服务

互联网平台接收到居民上传的体征数据，通过云医院服务平台健康大数据分析（国家心血管病中心防治模型算法），对所检测到的数据做智能分析，对异常数据以警告形式通知患者。

3. 亲友关爱服务

慢性病患者日常检查异常时，服务平台将异常数据主动发送给家庭医生，同时以短信方式通知家属，家属可以实时掌握患者健康情况，且不受区域限制。例如父亲在渝水区家中测量血压，子女在广州上班也能收到异常警告短信，远程也能尽孝。

4. 平台自助疾病预测服务

云医院服务平台根据慢性病患者的个人体征、门诊数据、住院数据及其他个人数据进行趋势预测，为用户进行健康评估，用户可以根据评估信息进行针对性体检。

5. 医生干预

家庭医生根据平台对患者所检测到的数据做专业分析，对有亚健康或患病状态的用户，提出干预信息，从膳食处方、运动处方、心理疏导、戒烟戒酒、特殊注意项等方面提出方案。对已经干预的患者，家庭医生处均有系统记录，平台会自动提醒家庭医生跟进患者身体情况，持续到患者恢复健康。

6. 跟踪管理

家庭医生可以通过电话、短信、手机 APP 直接跟踪患者，了解其健康干预效果，为居民健康生活提供有效的保障。

（二）三个移动随访服务

1. 移动体检

家庭医生通过智能检测为居民进行体检，体检结果可实时传输到健康管理信息云平台，经数据库软件处理后自动生成健康档案，并进行智能体检数据分析，生成体检报告和健康体检记录，用户可以通过 APP 或相对应医护人员可以通过 APP 医生端，看日常测量的血压、血糖、体温等曲线图，动态监测慢性病的病情变化情况。

2. 随访计划管理

家庭医生可以通过随访对高血压、糖尿病等慢性病进行管理，可以从医院系统的门诊数据生成相对应的门诊随访记录。系统会根据慢性病分级分类生成不同的随访计划,提示家庭医生按计划完成随访管理;还可以根据随访计划进行导出,以方便家庭医生进行管理。

3. 移动随访

移动随访终端系统在基层卫生服务机构的应用可以提升全科医生团队的服务水平和范围,提高慢性病的随访率和建档率,加强对慢性病患者病情的及时追踪和科学管理,预防不良事件的发生,还可以在很大程度上降低基层医务人员的工作量,提高医务人员随访的积极性和主动性。

(三)五大家庭病床服务

1. 病床管理

家庭病床的建立使医务人员走出医院大门,最大限度地满足社会医疗护理要求,通过计算机技术与信息技术实现病床管理新模式。服务内容也日益扩大,包括疾病普查、健康教育与咨询,预防与控制疾病发生发展;从治疗扩大到预防,从医院内扩大到医院外,形成了一个综合的医疗护理体系。家庭病床是顺应社会发展而出现的一种新的医疗护理形式。

2. 病历管理

病历管理是为了加强医疗机构病历管理,保证病历资料客观、真实、完整,根据《医疗机构管理条例》和《医疗事故处理条例》等法规制定的一种管理规定,实现无纸化、移动化、正规化的病历管理。

3. 移动体检管理

移动体检管理是将体检所需的自动血压计、血糖分析仪等设备,与用户绑定,系统识别检验样本和检验对象。体检结果可以实时传输到健康管理信息云平台,经数据库软件处理后自动生成健康档案,并进行智能体检数据分析,生成体检报告和健康体检记录,用户可以通过个人 APP 端或相对应医护人员可以通过医生 APP 端,均可查看相关数据与分析结果,实现体检过程、结果的信息化、即时化、无纸化。

4. 移动 SOAP

移动 SOAP 是医护人员以移动 APP 端为专业的问题导向,较为全面地记录患者的生理、心理、行为和社会各方面情况,反映未分化疾病和慢性病的进展情况。此部分是个人健康档案的核心部分,为全科医生进行全方位、全过程、综合的、连续的、协调的服务提供记录空间和备查依据。

5. 移动诊疗

通过使用移动通信技术（PDA、移动智能电话、卫星通信等）来提供医疗服务和信息，具体到移动互联网领域，则以基于安卓和iOS等移动终端系统的医疗健康类APP应用为主。患者可通过居民个人端查看日常测量的血压、血糖、体温等异常信息曲线图，能动态监测慢性病的变化情况，可查看告警历史信息和家庭医生处理建议。移动医疗改变了过去人们只能前往医院“看病”的传统生活方式。

（四）三个家庭医生签约服务

1. 移动建档

家庭医生可以利用移动APP通过刷取居民身份证移动建档，提高家庭医生工作效率，确保健康档案的准确性、完整性、有效性。

2. 移动签约

家庭医生可以利用移动APP直接与居民进行家庭签约服务，实现家庭医生现场签约，现场进行系统录入，减少医生的重复工作。

3. 签约管理

通过医院系统平台可以管理所有签约居民，实现统一管理。

（五）两个远程专家指导服务

1. 在线指导

每周二至周五下午2点到4点，由长期坐诊专家实时响应业务帮助需求，帮助实践经验少的医护人员，指导进行专业业务操作，保障业务运作畅通。

2. 远程培训

每月提供一次专家远程培训，给予基层社区医院医生更专业、贴切的知识培训，提升医生的业务技术水平。

二、云医院的成效

（一）政府主导，运行体系科学合理

渝水区由卫生健康部门牵头，从市、区各大医院到社区卫生服务中心或乡镇卫生院及家庭医生，再到某科技公司提供硬件、软件配套服务，建立、完善一套科学合理的运作体系和考核模式。同时，借助政府的公信力和宣传手段

积极推动“互联网 + 云医院”走进居民家庭。推进“互联网 + 慢性病管理”试点,为慢性病患者免费发放“智能可穿戴”血压计和血糖仪,让全科医生及时掌握患者健康信息,并给予相应指导。2018 年,全区家庭医生签约服务人群达到 23.13 万人,签约覆盖率达到 35.80%,其中重点人群签约服务覆盖率达到 75.00%。

(二)资源整合,签约服务实惠高效

渝水区从医改层面推进“互联网 + 云医院”。做实家庭医生签约服务,出台《新余市家庭医生签约服务实施方案》,以高血压、糖尿病患者和老年人等人群为重点,通过契约化服务、网格化划片管理,引导签约对象到基层首诊,结合人群特点制定普通人群、高血压患者等六类人群服务包。服务包分为免费、初级、中级、高级四类服务包,费用按国家收费标准的 80% 收取,再由医保基金和签约居民按一定比例分担,从而达到医疗资源有效、高效利用,慢性病患者也可从中得到实惠,方便就医、节约费用。

(三)提高效率,加强慢性病患者管理

云医院为慢性病人群提供慢性病管理的健康服务终端,集自助的健康监测与专业的医疗健康服务于一体,获得基于个人健康数据分析的个性化评价及建议,并以此来改善生活习惯,帮助他们提高健康意识,最终达到防病治病、健康管理,推进慢性病防、治、管整体融合发展的目的。白竹路社区卫生服务中心管辖人口数为 17 268 人,仅 2017 年使用高血压自助检测的就有 4 215 人、使用糖尿病自助检测的人数为 1 127 人。通过自助检测筛查出高血压患者 976 人,占该社区在册管理高血压患者的 66.8%;筛查出糖尿病患者 176 人,占该社区在册管理糖尿病患者的 61.5%。该社区推出自助检测后,高血压管理率提高了 5.3%、糖尿病管理率提高了 5.5%。

三、关于云医院的思考

1. 加强队伍建设,提升医生服务能力是工作顺利开展的保障

渝水区落实全省提升县级公立医院服务能力三年行动计划,做强“龙头”,强化“枢纽”,筑牢“网底”。选派卫生人才服务团到县级医院挂职服务,选派骨干医师到北京、上海等知名医院进修,遴选 8 个临床专科进行重点建设。通过招聘执业医师,定向培养医学生、全科医生等措施,充实乡镇卫生院人才队伍。全面推行乡村卫生一体化管理,实行乡村联合办医,提升乡村两级

医疗服务能力。同时，云医院本身也设置了两个远程专家指导服务项目，提高基层医生业务水平。加强队伍建设，提升医生服务能力，保障了云医院工作的顺利开展。

2. 简化服务流程，有效覆盖服务人群是工作圆满完成的保证

由于云医院的简单、方便、快捷，特别有利于行动不便的老年人，所以高血压、糖尿病患者的主动参与性有了显著提高，有助于辖区居民高血压、糖尿病的管理。家庭医生可以利用移动 APP 通过刷取居民身份证移动建档，提高家庭医生工作效率，同时也可提高签约率。2018 年，渝水区家庭医生签约服务人群达到 23.13 万人，签约覆盖率达到 35.80%，其中重点人群签约服务覆盖率达到 75.00%。签约后，家庭医生可以通过医院系统平台管理所有签约居民，实现统一管理，更加有利于慢性病重点人群的健康管理。

（新余市渝水区疾病预防控制中心　供稿）

“智慧家医”助力，打造“家门口”的健康卫士

丰台区是首都北京的主城区之一，面积306km²，拥有210万人口。近5年来，辖区全人群前十位死因顺位为：恶性肿瘤、心脏病、脑血管病、呼吸系统疾病、内分泌疾病、营养和代谢疾病、损伤中毒、消化系统疾病、神经系统疾病、传染病和精神障碍。根据2011年丰台区社区诊断报告的结果，2011年全区65岁以上户籍老年人占总人口的比例从2007年的15%上升到了2011年的16.3%，老龄化呈缓慢发展态势。全区人口高血压、糖尿病、血脂异常、脑卒中四类重点慢性病总体患病率达到63.0%，慢性病防控的需求紧迫。

丰台区有二级及以上医疗机构15家，社区卫生服务中心23家，其中直属中心14家，医疗资源相对紧张。由于对基层诊疗能力不信任，老百姓看病都往大医院跑，跨区看病的也不在少数。但大医院里人满为患，高血压和糖尿病患者们想要看病，就常常是排队3小时，看病3分钟。出了医院，医嘱也就抛之脑后了。患者与医生之间没有黏性，患者依从性也比较差。而想要解决慢性病患者“看病难”“依从性差”的问题，就要落实分级诊疗，强化基层医疗机构在慢性病防控体系中的作用。

一、主要做法

让社区慢性病患者愿意回到家门口的医疗机构看病，必须提高社区医务人员的管理效率、诊疗水平和积极性。而依靠当前的医疗资源，很难满足社区慢性病患者健康管理的需求。因此，转变医患服务模式、用信息化技术武装社区医疗机构，让“智慧”先行，是一条值得尝试的道路。

（一）改变传统“诊室医患模式”，升级“智慧”医患服务

在2011年北京市首次试点推行“家庭医生”的契机下，以丰台区方庄社区卫生服务中心为代表的基层医疗机构，将原来的医、护分离的工作模式转变为一个全科医生和一个护士，组建成一个家医团队的工作模式。一个团队负责800~1 000名签约居民连续性健康管理。在预约就诊和分诊阶段，系统将患者优先分配给自己的签约医生，引导居民接受固定的家庭医生服务。在候诊时，签约护士指导患者使用院内健康小屋自测设备，完成健康信息采集，数

据联通医生工作站，提高就诊效率。在诊疗结束后，护士还可根据签约居民病情和预警监测情况实时随访，保证诊疗效果。

（二）充分借助信息化技术手段，为社区慢性病管理插上翅膀

1. “智慧”诊疗，提升基层医务人员慢性病诊疗水平

在社区卫生服务中心的医生工作站中嵌入临床辅助决策支持系统（clinical decision support system，CDSS），帮助社区医生更好地分析患者的信息，做出更恰当的诊疗决策，避免误诊和漏诊的发生。诊疗系统还可以提供图文并茂的健康教育，便于为患者开具健康生活方式处方。在嵌入了合理用药系统（prescription automatic screening system，PASS）后，社区医生可以更加正确地筛选药物和确定医嘱，及时发现用药的潜在风险，通过提醒和警示，降低用药的风险。

2. “智慧”档案“会说话”，让医患双方对健康信息都了如指掌

（1）将健康档案网格化定位到楼门户，让家庭医生对签约的慢性病患者进行准确定位，以家庭为单位，为患者提供所需的健康干预、养老、急救等服务。

（2）通过“身边医生”服务平台，家医团队可以通过手机统筹管理自己签约的所有慢性病患者，关注重点人群，推送个性化健康指导信息等。患者可以通过手机 APP 掌握自己的健康信息、化验诊疗信息、慢性病管理规划，并与签约的家庭医生进行实时交流。联合互联网和有线电视高清交互网络，让年龄较大的患者可以通过有线电视交互网络查阅自己的健康诊疗信息，为自我健康管理打下基础。

（3）将慢性病管理相关专家共识作为知识库嵌入档案系统中，实时对健康档案和诊疗信息进行监测评价，发现异常情况时，档案可以自动双向预警，让家庭医生和患者及时了解健康状况，避免延误病情。

3. “智慧”回访，批量规范化外呼，让工作人员从手工拨号工作中解放出来

“家医回访中心”依托信息化技术手段，将签约居民分为健康人群、高危人群、慢性病患者，对回访对象进行一键拨号，批量外呼，内容包括核实健康档案信息、健康生活方式宣教、按时服药提醒、满意度调查等。回访系统分为录入和使用两个步骤：首先将签约患者信息及当日门诊日志导入系统，由系统自动识别，显示当日就诊的签约患者详细信息，然后工作人员在电脑端实行一键拨号，由系统自动弹出回访信息，在电话回访的同时录入和保存回访信息。人工智能的回访方式取代了以往回访工作人员手工查找号码、固定电话拨号、手

工记录等过程,快速有效地对签约患者进行便捷回访。

对于部分信息化程度较高的社区医疗机构能在此基础上实现自动回访。如马家堡社区卫生服务中心,当患者的健康信息指标中具备两个以上心血管危险因素,智能语音回访系统即被触发,提醒患者注意自己的健康状况,调整用药方案,并督促患者与签约医生取得联系,以减少或延缓并发症的发生。

另一方面,回访系统对回访工作的音频资料和文字资料存档,以便后续查阅和统计。而在管理部门的端口,回访中心则具有按要求筛选回访对象、自动拨号、录音回访、回访结果统计分析的功能,因此也提高了监管的效率。

(三)"智慧"转诊,实现"小病"就地治,"大病"能上转

在医联体的基础上,基层社区医院与专科医院之间建立转诊云平台和绿色转诊通道。两者共享居民的健康档案和诊疗信息,全科医生与专科医生协作,为疑难病、危重病患者快速、精准转介。将北京市医联体的预约挂号平台植入医生工作站,全市 147 家二、三级医疗机构的号源向全科医生开放。医生根据病情,帮助患者在最短的时间内找到合适的医院、科室。

同时,在天坛医院等优势技术医院设立社区智慧家医工作室,形成三级医院与社区医疗机构的连续诊疗,工作室遴选 26 名直属社区医疗机构的全科医生,为签约患者提供转诊预约、门诊诊疗、住院诊疗、院后康复等服务。工作室启动后仅仅 2 个月的时间,预约转诊患者 162 人次。

(四)"智慧"绩效,调动医务人员参与慢性病管理的积极性

建立家庭医生服务管理平台,通过实时监测统计家庭医生服务的工作数量和管控服务质量,实现按劳按质取酬,提高基层医疗机构开展慢性病患者管理的积极性。首先,建立家庭医生签约服务补偿机制。财政按照重点人群 80 元 /(人·年)、普通人群 20 元 /(人·年)标准予以补偿,补偿款落实到家医团队。其次,落实激励机制。实施"一增一奖一补一保障"政策。一增是指按照"两个允许"要求,基层医疗卫生机构可将年度收支结余在考核后用于人员分配,纳入绩效工资总量;一奖是指家庭医生签约服务费 70% 用于奖励家庭医生团队,不纳入绩效工资总额;一补是指基层医务人员建立岗位补贴;一保障是指依据考核结果,为家庭医生团队中的优秀成员,提供符合相关标准的保障住房。在编制、人员聘用、职称晋升、在职培训、评奖评优等方面重点向家庭医生团队成员倾斜,将特殊优秀人员纳入人才引进优惠政策范围,全面增强

基层卫生岗位人员职业荣誉感，增强基层医务工作者的职业吸引力。

除此之外，“智慧家医”模式在服务细节上下功夫，让患者有更强的参与感和获得感。例如，行动不便的患者签订“长处方药品协议书”后，借助手机APP的药品配送服务，实现送药上门。高血压患者只需交付押金，即可借走一台共享血压计，在家中完成血压测量，数据通过WIFI、蓝牙等方式实时传输至健康档案。

二、成效与推广

（一）以点带面，逐层推广“智慧家医”

2017年，在方庄社区卫生服务中心的基础上，丰台区在政府主办14家社区卫生服务中心推行“智慧家医”模式。2018年初，丰台区卫生健康委逐步在全区推广“智慧家医”模式，23家社区卫生服务中心全部建立智能语音回访系统。2018年4月北京市卫生健康委发布文件将该模式向全市社区卫生服务机构推广。2018年11月，丰台区委、区政府印发《丰台区“智慧家医实施方案”》，在全区所有社区卫生服务中心推广智慧家医，方案明确提出“‘三个工程’（做实签约服务工程、连通信息化工程、深化健康共同体工程）和‘三个机制’（调整收付费机制、落实激励机制、实现人才保障机制）”。区委宣传部、区财政局、区人力社保局、区经信委等多部门及各街乡镇各司其职，多措并举，保证方案内容有效落实，“试点先行，以点带面”，促进“智慧家医”丰台模式的推广。2019年“推广智慧家医服务，提高基层医疗服务能力和水平”被写入北京市政府工作报告。

（二）“智慧家医”模式在社区慢性病防控中成效凸显

1. 服务获认可，社区医疗机构门诊量明显增加

截至2019年5月，社区医疗机构的门诊量增量由2017年的29%，增长至38%。其中马家堡社区卫生服务中心还成为全市门诊量最多的社区医疗机构。目前，全区共组建家医团队499个，身边家医APP签约82 168人，在线推送健康常识205万余条，健康咨询72 518人次。

2. 管理效率提高，节约人力成本

以规范化慢性病管理为例，每管理1名慢性病患者，每年规范化随访服务（4次）、健康评估服务（1次）、体检服务（1次）、数据加载（6次），工作用时由

平均61分钟下降至22分钟。据测算，每管理慢性病患者1万人，节约人力成本4.57人，按人力资源成本18万/人年计算，每年节约财政资金近82.2万元。

3. 依从性得到改善，提高高血压和糖尿病的控制率

以方庄社区卫生服务中心为例，通过规范管理慢性病患者，高血压和糖尿病控制率分别从2017年的47.43%和55.18%提高到了2019年的69.21%和73.05%，已达国际先进水平。医保后台统计分析，中心管理的17 807名慢性病患者每年节省医保费用约8 000万元。从全区范围来看，截至2019年11月底，高血压和糖尿病的控制率分别从2017年的47.73%和55.18%，提高到了2019年的69.21%和73.05%。

三、思考

慢性病患病率升高已成为当前我国人口不断老龄化的重要问题，丰台区居民的慢性病管理任务艰巨。要想真正把高血压、糖尿病等常见的慢性病管起来，仅仅依靠二级以上医院还远远不够。丰台区以“强基层”为切入点，一是提升社区医疗机构的慢性病管理水平和工作效率；二是打通一、二、三级医院间慢性病转诊通道，使得医生全面、连贯地掌握患者的情况，大大增加了医患黏性和依从性。

而社区医疗机构能力的提升，靠的是“智慧”。一是信息化技术带来的“智慧化”，让社区慢性病管理插上翅膀。临床诊疗决策支持系统、慢性病规范管理和合理用药模块，提高家庭医生疾病管理的规范性和能力；健康档案的预警模块，扩展家庭医生对于社区患者慢性病管理的宽度和深度；人工智能语音回访系统，提高了家庭医生回访的工作效率。二是资源整合、上下协同带来的“智慧化”，让社区慢性病管理连贯起来。不同级别间医疗机构的通畅转诊、诊疗前的预约和诊疗后的随访、提醒，真正让患者得到一体化、连续的健康服务。

如今，智慧家医模式在丰台区形成品牌，内涵不断深化。实地走访时，听到最多的就是居民们对社区医疗机构的认可、肯定。只有老百姓愿意在家门口看慢性病，医务人员愿意管慢性病患者，全区的防控体系才能真正落到实处。

（北京市丰台区疾病预防控制中心
北京市丰台区方庄社区卫生服务中心　供稿）

用好移动互联网 APP，助推松江慢阻肺防治

一、背景

“如果生命是一场华丽的交响，那么每一次呼吸，都是一颗珍贵的音符。”遗憾的是，很多人因慢性阻塞性肺疾病（简称慢阻肺，COPD）而不能自由呼吸。调查显示，上海市松江区户籍人群慢阻肺患者估计达 5.2 万人以上。然而相比于高血压、糖尿病，慢阻肺防治形式却异常严峻，具体表现为患者“四低”，即知晓率低、诊断率低、治疗率低、治疗规范率低；防治队伍薄弱，专科医生数量有限，全科医生人数不足、防治知识和技能欠缺；防治体系不完善，就诊信息不互通、转诊系统不够通畅，制约了防治工作的有效推进。为破解上述困局，松江区创新医疗服务理念，将“移动互联网 + 医疗服务”深度融合，积极探索基于移动互联网的“基层首诊、双向转诊、急慢分治、上下联动”慢阻肺分级诊疗就医模式，助推慢阻肺的高效防治管理。

二、实施

（一）政策保障，构建人员组织体系

明确定位，整合资源，政策确保慢阻肺分级诊疗。为高效利用全区医疗资源，做好慢阻肺全程管理工作，原区卫生计生委明确各级医疗机构的功能定位，从战略合作、功能定位、政策引导、制度保证上保障慢阻肺分级诊疗项目实施。将松江区的 1 家三级医疗机构、7 家二级医疗机构和 15 家社区卫生服务中心医疗资源实现有机整合。在区域内建立了区域医学中心和区临床重点专科群，实现优质医疗卫生资源配置均衡化。同时，考虑区域内各医疗单位的诊疗特色和辖区群众的实际需求，按照《国务院办公厅关于推进分级诊疗制度建设的指导意见》（国办发〔2015〕70 号）有关要求，由松江区中心医院呼吸与危重病学科牵头，联合 15 家社区卫生服务中心 157 名全科医生组建慢阻肺防治共同体，实施区域慢阻肺的分级诊疗。

（二）指导与监管并重，夯实基层防治体系

区卫生健康委履行监管职责，在辖区内的二、三级医疗机构中遴选了 6 名

呼吸科专家组成慢阻肺专家指导考核团队，定期到社区卫生服务中心提供医疗技术指导、人员培训、质量监督。同时，松江区中心医院呼吸与危重病学科联合专家组每半年对各社区卫生服务中心全科医生慢阻肺规范化诊治等情况进行检查，以提升社区医务人员慢阻肺的诊治能力和技术水平。借助信息化手段，全面评估社区开展慢阻肺筛查、诊疗管理、随访等工作，并将评估结果纳入单位慢性病重点防控工作考核，促进各单位保质保量完成各项防控工作。

（三）开发移动互联网诊疗平台，让慢阻肺防治插上科技的翅膀

松江区开发基于手机 APP 的慢阻肺分级诊疗信息平台，将筛查管理、疾病诊断、规范治疗、随访管理、健康教育等疾病全周期都纳入平台，实现疾病的高效管理，并具备以下鲜明特点：

1. 规范量表，实现疾病筛查信息化

平台 APP 系统采用国际呼吸道组织（IPAP）推荐的基于症状的慢阻肺筛查表，并依据中国人群特点进行适当修正，并在系统中开发量表结果自动评估和处置建议模块。患者可以自行下载安装 APP，并且自行完成筛查量表，实现大目标人群的自我筛查管理，极大地提高筛查效率，为最大程度发现早期患者提供了可能的技术支持。

2. 打破界限，实现诊疗信息全程共享

松江区域内各级医疗机构慢阻肺患者的门诊、住院信息上传至区域卫生信息平台。本 APP 系统通过与区域卫生信息平台的交互，实现跨医疗机构的慢阻肺患者诊疗数据交换，APP 系统医生终端可通过慢阻肺分级诊疗信息平台，直接从手机获取患者在松江区的各个医疗机构全程诊疗信息，真正实现了慢阻肺“医院 - 社区 - 家庭”医疗和管理服务无缝衔接。

3. 规范诊疗，实现诊疗方案最优化

参照诊治指南，APP 根据患者症状评估表（CAT）、呼吸困难指数（mMRC）评估结果和每年住院次数或每年急诊次数进行病情的综合评估，分为 A、B、C、D4 组。依据慢阻肺 2017 诊断标准、原国家卫生计生委慢阻肺分级诊疗规范，自动依据患者自身病情情况推荐首选或次选治疗方案。

APP 平台如同社区全科医生的慢阻肺全能助手，使全科医生与专科医生在疾病诊断、病情评估和治疗方面有规范统一的标准，让社区全科医生慢阻肺的诊治过程和结果能够达到或接近专科医生的水平，提高了社区医生的诊治能力。通过技术手段，实现各级别医院医生诊治的标准化、同质化，提升了医生诊疗素质水平。

4. 智能管理，实现动态随访智能化

患者的分级管理分为 3 个等级：一级管理为稳定期低风险（慢阻肺稳定期，A+B 组）患者的管理；每半年随访一次，每次随访需进行 CAT、mMRC 评估，每年肺功能检测一次。二级管理为稳定期高风险（慢阻肺稳定期，C+D 组）患者的管理；每季度随访一次，每次随访需进行 CAT、mMRC 评估，每半年肺功能检测一次。三级管理为急性加重期患者的管理（慢阻肺急性加重，呼吸系统症状恶化导致需要改变药物治疗方案）；随访时间按照患者实际情况来处理，当患者经过治疗稳定后或出院后 1 个月，按稳定期分级管理。

APP 系统自动依据患者当前病情，进行随访等级评估，并且自动进行随访计划安排，自动提醒随访医生科学合理对患者完成随访工作。

5. 双向转诊，实现患者转诊高效便捷

APP 平台依据原国家卫生计生委慢阻肺分级诊疗规范，设计自动双向转诊模块，将双向转诊的临床指征自动整合。医生只要将患者现状录入系统，就会自动提示上转或下转。同时，APP 平台与区域卫生信息平台实现信息互联互通，可以直接在 APP 中预约就诊医生，真正实现依据病情、个性化判断，科学规范、快捷方便地转诊。

6. 多元科普，全面提升防病知识

松江区借助多媒体健康教育、特殊装置培训、微信公众号及慢阻肺管理 APP 等各类宣教载体及方式开展慢阻肺“医院 - 社区 - 家庭”的健康促进活动。松江区中心医院呼吸与危重病学科建立了“医院 - 社区 - 家庭”多维度健康促进模式。医院护士在患者住院期间对其进行各种特殊装置的培训、疾病防治知识、如何自我管理、康复训练等教育；在患者出院时对患者进行慢阻肺基础知识、各种常用特殊吸入装置使用及家庭氧疗和家庭无创机械通气机使用注意事项等内容培训，提升其自身管理水平。同时，还将科普内容展示于 APP 平台中，方便患者居民在需要的时候随时调阅，进一步提升科普的便捷度和有效度。

7. 沟通平台，构建医患和谐家园

APP 平台开发医患沟通平台。让普通患者在自我管理随访过程中，碰到疑惑不解时，可以向主管医生和专科医生进行咨询。建立和谐的医患关系，提升患者对医生的认可度和信任感，提升患者治疗的依从性和满意度。

APP 平台开发医医沟通平台，让社区卫生服务中心全科医生在患者诊疗随访管理过程中碰到问题能在平台上向高级医院专科医生进行询问和解答，提升了医生的诊疗技能水平，丰富了医生的临床诊治经验。

三、成效

松江区建立慢阻肺分级诊疗信息平台后，实现了全覆盖式实施基于移动互联网的慢阻肺分级诊疗管理。在现有医务人员数量有限、能力不足的情况下，通过科技手段快速提升工作效率，解决防病短板，成效初步显现。

（一）筛查全面展开，“水下冰山”逐步浮现

据推算，松江户籍人口40岁以上慢阻肺患者约5.2万人，大量患者并没有被诊断和管理，成为慢阻肺的“水下冰山”。近年来通过APP平台的推广，初步建立了高危人群筛选库（1.45万人），完成量表筛查2 558人次，发现异常2 384人。2017年来累计新诊断慢阻肺患者5 481人，肺功能早期（GOLD1+GOLD2）患者占比达58%，初步实现了疾病的早发现、早诊断、早治疗。

（二）全面提升效能，解决医生诊疗管理短板

通过APP平台，临床医生只要打开自己的手机，就可以轻松查看患者在松江区的全程诊疗信息，方便对既往诊疗信息、用药方案进行追踪，极大地方便了医生的临床诊疗，提高了治疗针对性。系统可自动依据患者病情，推荐个性化的治疗方案、自动调整随访等级、自动安排随访。一个APP在手，使全科医生快速能达到与专科医生相当的诊疗水平，极大提升了临床医生管理患者的水平和效率。目前松江累计诊断病例5 481人，其中完成病情评估分级与诊断治疗3 532人，其中接受指南规范用药的患者达到1 222人，治疗率达64%，诊疗规范率达34%，达到全国领先水平。

（三）协同全区资源，无缝双向转诊

在APP平台中，医生实现了依据患者病情变化，自动提示双向转诊，通过与区域卫生信息平台实现信息互联互通，直接将转诊患者与转诊医生进行实时关联。真正实现依据病情、个性化判断、科学规范、快捷方便快速转诊。转诊功能开通以来，在大量的线下预约双向转诊外，累计通过APP双向转诊37人次。

（四）多维互动，提升医患融入感

通过APP平台，患者能够及时查看病情，学习掌握慢阻肺防治健康知识和呼吸仪器设备使用方法，及时与医生沟通交流病情，真正使其成为治疗与管理的中心。APP医生培训模块，助力全区各级医生共同交流学习，累计有27名全

科医生经培训后已获得中华医学会呼吸分会肺功能学组的培训合格证书，显著提升基层医生的慢阻肺诊治水平和基本技能，为区域慢阻肺防病打造坚实队伍。

（五）效果渐显，提升患者获得感

松江区创造性地融合筛查管理、疾病诊断、规范治疗、随访管理、健康教育等疾病全周期融入 APP，实现慢阻肺“早防早治、分期诊治、双向转诊、全程监管，同质化服务”高效管理。纳入管理后患者发生急性加重的人次数逐步降低，呼吸困难症状逐渐改善，CAT、MMRC 平均评分由 17.68 和 1.55 分别下降至 15.23 和 1.38，有效提升了患者的健康获得感。

四、思考

（一）有力的政策保障，是建立慢性呼吸系统疾病防治体系的基础

慢阻肺在公众认识、卫生政策、医保政策、医生队伍等方面远落后于高血压、糖尿病，成为“四大慢性病”防控的突出短板，亟须政府、卫生界及公众大力提高对慢阻肺防控的重视，建立“疾控 - 医院 - 社区”三位一体的慢阻肺防治体系，为居民提供覆盖健康促进、筛查、诊断、治疗、康复生命全周期的健康服务。

（二）基层医生的慢阻肺防治基本技能亟待提升

当前慢阻肺防治面临医生少、防治水平较低等瓶颈。提升基层医生的慢阻肺诊治水平和基本技能，打造一批懂防治、善防治的医疗人员队伍，促使基层医生有意识地对慢阻肺高危人群进行筛查，并将患者纳入规范管理至关重要。

（三）控制危险因素与普及肺功能检查为慢阻肺防控的关键

烟、环境污染、职业性粉尘是导致慢阻肺最常见的危险因素，只有从病因层面进行健康干预和健康促进，才能从根本上降低慢阻肺的发生与发展。肺功能检查是慢阻肺确诊的重要依据，但基层医疗机构普遍缺乏肺功能检查设备，不能对高危人群进行早期筛查。目前松江区 15 家社区卫生服务中心仅有 4 家配备肺功能检测设备，亟须加强基层医院机构开展肺功能检测的硬件软件建设，并将肺功能检查列为 40 岁以上人群的常规体检项目。

慢阻肺防治是一项长期、复杂、艰巨的工程，需要凝聚全社会力量和智慧共同防治，在科学技术发展过程中，要善于利用物联网、大数据、人工智能等先进技术。如何打赢慢阻肺防治攻坚战，需要所有卫生工作者共同思考。

附：松江区慢阻肺防治流程图

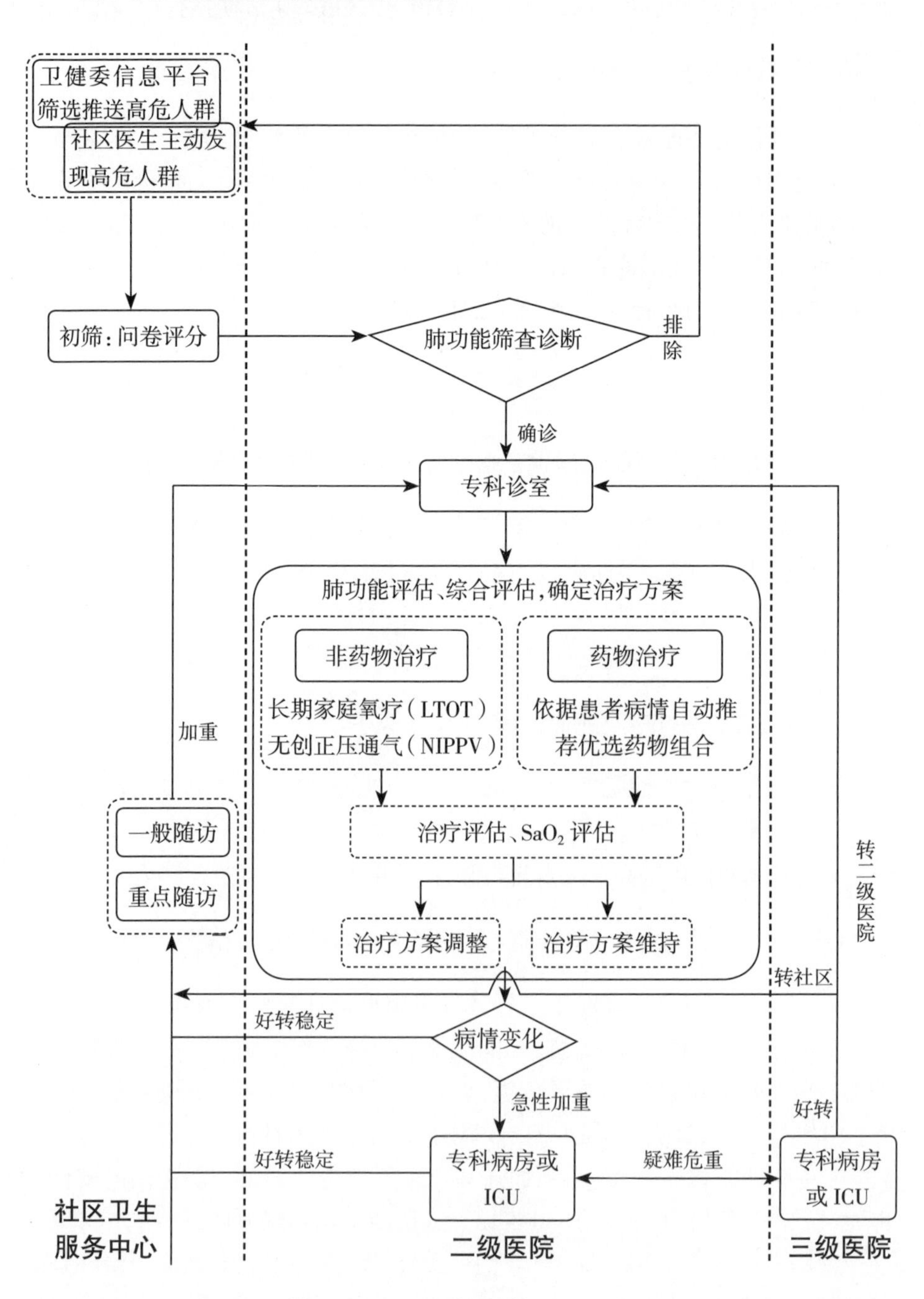

（上海市松江区疾病预防控制中心　上海市松江区中心医院　供稿）

新的慢性病一体化管理信息系统促进静安慢性病管理升华

一、背景

随着慢性病防控形势的日益严峻，市民对健康服务提出了更高的要求。上海市以慢性病综合防治服务与管理为突破口，秉持“健康第一”和“以人为本”的理念，努力实现“以治病为中心”向“以健康为中心”转变，出台了全国首个社区慢性病健康管理工作规范。但是由于信息系统建设滞后，缺乏信息化手段的支撑，工作要求难以落实，规范无法落地。

一方面，上海市原有的社区慢性病防治技术局限于单一的病种和人群，未得到有效整合；慢性病防控服务呈碎片化、断层化，服务供给和卫生资源使用效率低下。另一方面，不同来源、不同类别的海量健康数据需进行系统整合、挖掘和共享，以支撑社区全方位、全周期的慢性病防控。

市民健康需求的不断增长，个人健康意识增加，原先的单一疾病管理模式已经不能满足健康管理服务要求，同时还造成了资源的大量重复和浪费，加重了公共卫生负担。注重预防，涵盖疾病筛查、危险因素干预、规范治疗与管理及健康教育等内容的以人为单位的“一体化”全程健康管理模式已成为各方共识。需要建设能够推动慢性病防控重心从疾病治疗向健康管理转变的信息系统。并通过云服务、移动互联等技术手段，提高公众健康自主管理能力和水平。

静安区经过多年的卫生信息化建设，已经基本实现了居民健康档案和区域卫生平台的互联互通，积累了大量的卫生信息数据，但现有慢性病管理的模式和信息体系却无法跟上信息化建设的步伐，大数据、移动互联网等新兴技术在慢性病管理中也未得到体现。

二、实施

（一）组织保障

静安区卫生健康委员会作为行政主管机构，主要负责“新的慢性病一体化管理信息系统”建设的领导、组织和管理。静安区卫生信息中心作为具体实施单位，负责整个信息系统的建设，包括计算机设备的正常运行与维护，监测网络、应用系统、数据库的有效工作状态；保证系统资源的安全、完整和有效利用，进行数据备份，在系统遭到破坏时，及时进行恢复或启动备份系统确保本项目的正常运行；组织应用软件的升级和后续开发工作，参与应用软件的推广。静安区疾病预防控制中心负责系统的具体业务支持，比如业务规范的制定。同时，区疾控中心也是系统的使用单位，负责通过建立信息交换共享，实现业务的协同，资源的共享，及时了解一定时期内静安区相关公共卫生服务信息，并进行必要的统计分析等。区属的二级医院和社区卫生服务中心负责配合信息系统的部署和使用反馈，通过访问区平台部署的各类应用软件，完成各类公共卫生健康管理服务。

该信息系统建设所需的资金由静安区财政负责统一筹措。主要包含软件开发费用、前期咨询费用、软件测评费用、安全测评费用、监理费用。另外，静安区通过定期召开的工作例会制度来保障项目的运行、实施，并且随时解决项目运行中出现的问题。

（二）技术流程

新的慢性病一体化管理信息系统汇聚卫生信息大数据，基于数据推送，整合各种来源数据，以人为单位开展相关慢性病的风险评估、筛查和疾病管理工作。为区级平台和社区提供日常各类人群的健康管理服务和开展业务上的管理和质控、评估工作提供支撑，技术流程主要涉及“慢性病风险评估和筛查”和“疾病管理”。

1. 慢性病风险评估和筛查

市民完成登记基本信息登记之后，系统会自动从健康档案及社区诊疗平台抓取该人的疾病信息和诊疗信息，并形成其健康风险评估问题。完成风险评估之后，系统会自动评估其健康状态，分成健康人群、慢性病高危人群、慢性病患者等，并根据健康状态提示是否需要进行进一步的慢性病筛查。主要的筛查内容包括：糖尿病筛查（糖尿病早发现）、高血压筛查、大肠癌筛查等。

2. 疾病管理

居民在就诊过程中，被发现患有某种慢性病，患者可以自愿选择加入疾病管理。医生登记其相关信息并进行首次健康评估，完成第一次健康管理（随访）。内容包括患者的基本信息、具有的慢性病危险因素、各项生化指标、并发症信息、自我管理效能等。之后，每隔一定的时间，系统会提示相应的责任医生对患者进行定期的健康管理。健康管理分为“一般管理”和“重点管理”两种类型。健康管理的随访内容主要包括自主管理的支持、收集临床诊疗信息、病情(指标)监测和提醒、督促规范治疗、生活方式干预、并发症信息、是否需要转诊等。随访时,信息系统会自动抓取患者在随访间隔期内的诊疗信息,辅助医疗人员完成健康管理,并对患者进行健康教育。健康教育的内容采取“标准化课程 + 个体化干预”的模式。在每个管理年度期满之后,系统还会自动为患者开展年度评估,内容包括危险因素情况、疾病相关生化指标、并发症情况、自我管理效能。详见图 1。

(三)协调管理

由于本信息系统的建设涉及面广、涉及单位多,如果组织协调不力,很可能事倍功半。为此,静安区专门采取了以下举措:

1. 成立强有力的领导机构和执行机构

建立由区卫生健康委主要领导牵头负责的领导机构,并明确具体负责本系统建设的执行机构是静安区卫生信息中心。明确系统建设及运行维护的相关职责分工,统一组织系统建设资源和协调相关业务部门。

2. 建立领导重视、分工负责、全员参与的机制

随着慢性病防控工作的开展,各业务部门对信息化的依赖程度越来越高,各级领导对信息化的重视程度也与日俱增。在系统建设的过程中,按照业务分工情况,明确将项目建设任务分解落实到具体部门和负责人,充分发挥各部门业务骨干的带头作用,注重引导全体成员参与和使用该信息系统。

3. 加强内外协调,健全制度

加强内外单位的沟通、协调,确保信息系统建设的顺利推进。同时制定和颁布促进系统建设、推广、运行管理等整个过程规范科学的规章制度,保证系统建设过程有据可依、有法可查。

(四)质量控制

在系统的设计、实施、验收等阶段的不确定性事件或因素的集合,必须主动地对项目建设过程风险进行识别、评估及监控,以达到降低项目风险、减少风险损失的目的。主要对策包括:①实施系统建设监理。通过聘请第三方监理单位实施严格完善的项目监理,开展系统建设的质量、进度、投资控制,促进系统建设在设计、实施、验收等阶段的规范管理;②实施专家咨询制度。在系

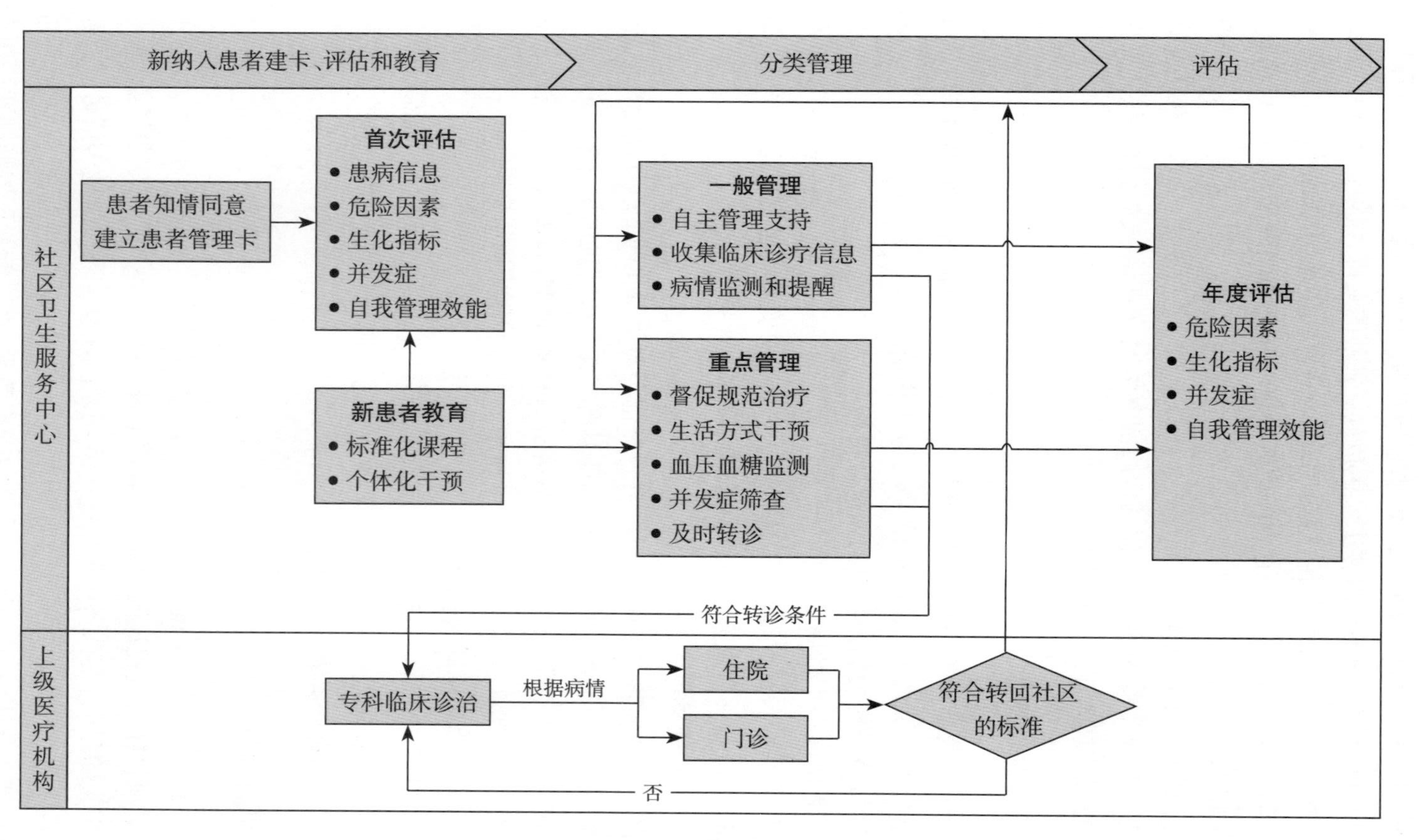
新纳入患者建卡、评估和教育
分类管理
评估
社区卫生服务中心
上级医疗机构
患者知情同意
建立患者管理卡
首次评估
● 患病信息
● 危险因素
● 生化指标
● 并发症
● 自我管理效能
新患者教育
● 标准化课程
● 个体化干预
一般管理
● 自主管理支持
● 收集临床诊疗信息
● 病情监测和提醒
重点管理
● 督促规范治疗
● 生活方式干预
● 血压血糖监测
● 并发症筛查
● 及时转诊
年度评估
● 危险因素
● 生化指标
● 并发症
● 自我管理效能
符合转诊条件
专科临床诊治
根据病情
住院
门诊
符合转回社区的标准
否

图 1　疾病管理模式

统建设的重要环节,通过聘请具备经验的技术专家进行评审,必要时可聘请第三方专业咨询单位进行全过程咨询管理,促使系统顺利开发、实施;③实施系统测评。开展针对信息系统的第三方软件测评和安全测评,从系统功能、性能、安全性等方面实施专业、客观的评价,以保证系统的质量,减少系统瑕疵。

(五)技术要点

静安区的“新慢性病一体化管理信息系统”系统是采用以线带面的中心端建设模式,开发涉及范围内的所有医疗机构需全部采用标准版系统开展疾控业务的信息化日常工作。一是通过大数据挖掘和分析研究,加大慢性病评估的深度和广度;二是突破原有系统单病种管理的限制,整合糖尿病、高血压、脑卒中、肿瘤等慢性病的健康管理,逐步形成以人为主题的慢性病融合管理模式,针对患者的整体健康状况而非单一慢性病指征,提供个性化的健康管理方案;三是对接社区卫生服务综合改革、分级诊疗及家庭医生制度,融合慢性病预防与诊治服务体系(如由社区提供面向居民的一系列慢性病健康管理服务,包括提供基于互联网的居民自主管理应用,建立综合医院患者发现和告知机制,以增加患者发现途径等),落实社区卫生服务中心、综合性医疗机构和公共卫生专业机构协同的全程健康管理要求,打造“机构分级协同、公众主动积极”的健康全程管理服务模式,提升慢性病健康管理服务效率,提升居民满意度。

新的慢性病一体化管理信息系统由若干个子系统组成:慢性病风险评估和筛查平台、疾病管理子系统、综合展示子系统、居民自主管理支持子系统、健康管理两级平台交互管理子系统,系统关系如图 2 所示。

1. 慢性病风险评估和筛查平台

平台通过汇聚市平台推送的相关专病档案、互联网、物联网中的慢性病大数据,实现慢性病的自主筛查、预防干预和信息推送。同时,针对大数据筛查中所需的各项生化检验指标,需在本次建设中制定相关检验和临检标准,形成完整的平台筛查数据链。

2. 疾病管理子系统

包含全区管理对象查询、全区管理明细、慢性病健康管理信息采集登记、健康风险评估、迁入迁出管理、首次评估、年度评估、转归小结、高危随访管理、患者随访管理、社区真实性质控、社区唯一性质控、社区报表管理、区级真实性质控、区级唯一性性质控、区级报表管理、质控查询、管理对象查重、业务周期

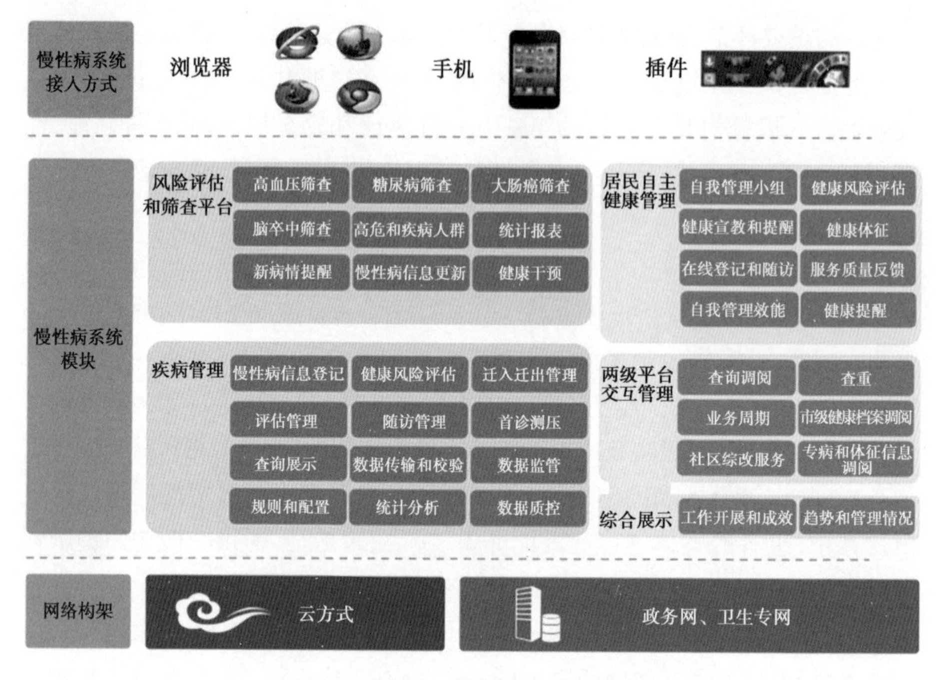

图 2　慢性病一体化管理信息系统

变更、字典和知识库更新、死亡通知和死亡补发、实有人口库查询、社区综改数据查询、个人健康档案调阅、专病信息调阅等 25 个功能模块。

3. 居民自主管理支持子系统

构建基于慢性病管理的居民自主管理支持子系统，向居民和家庭医生提供健康管理互联网应用。可以直接提供给健康静安和静安移动家庭医生等服务发布渠道。

4. 健康管理两级平台交互管理子系统

在新慢性病一体化管理系统中，区平台需要通过市平台提供的接口服务，提交所有必要的管理、流程和辅助数据，提交数据的内容需参照《市疾控平台对区县平台数据接口规范》进行。

5. 健康管理综合展示子系统

综合展示静安区主要慢性病患病、流行及危险因素分布情况，慢性病健康管理对象基本情况，工作开展情况和管理成效。采用表或图等多种形式对不同人群、地域及时间等结果进行分类展示。

三、成效

（一）慢性病管理工作效率的提高

新慢性病管理信息系统将以前多个病种管理表单通过合并、筛选，形成一份个性化的多病种随访、干预表单，可以避免多次询问同一管理对象，一次就诊完成多个疾病的随访，大大提高了医务人员的工作效率，同时减少了以往按病种管理造成的“重复随访”“病人多次往返社区卫生服务中心”问题。

（二）运用“整体观”思维管理慢性病患者

新慢性病管理信息系统从家庭医生接诊工作流程上整合了高血压、糖尿病、脑卒中、慢性肾病等多种疾病管理随访工作，整合了中医体质辨识、中医干预等工作内容，特别对身患多种慢性病的管理对象，家庭医生能够综合分析患者病情，比较多种慢性病管理指标，尽早发现慢性病的进展情况，从而给予科学的指导和干预。

（三）慢性病管理数据的真实性和准确性有改善

新慢性病管理信息系统通过信息化手段将慢性病一体化系统与医疗机构检验检测系统、健康自测系统等互联互通，实现自动抓取血压、血糖、主要检验检测指标等核心数据，保证了数据来源客观。同时，根据市级工作要求设置了系统自动检测“死亡后随访”“血压血糖末位0偏好”“身高体重偏差提示”等质控指标，大大提高了数据的真实性和准确性。

（四）健康服务社会效益有提升

新信息系统的运用提高了辖区内市民健康信息收集效率及准确性，避免了以往工作模式中，同一患者被不同疾病的管理医生反复随访的现象出现。降低慢性病管理的成本，减少卫生服务中不必要的浪费，从而提高了卫生服务整体运营效率。

该系统还提高了辖区内医生公共卫生服务水平，有利于保障区域公共卫生安全；提高静安区整体卫生服务水平、质量和效率；保障人民群众健康水平。同时，信息技术的大范围应用减少了人为影响的因素、加强了区属医疗卫生全行业的管理，鼓励了区属医疗行业内部的科技自主创新，例如，不同医疗单位信息系统接口的开发、功能插件的个性化需求等。客观上，拉动了区域的信息化产业内需，促进了静安区信息产业的发展。

四、思考

静安区“新慢性病一体化管理信息系统”系统是以静安区现有公共卫生信息化建设为基础，结合静安区公共卫生业务发展需求和国家、上海市对公共卫生业务发展和信息化建设的要求，完善区级生产性信息系统对公共卫生业务的支撑，扩展充实区居民“从出生到死亡”的健康信息，促进临床诊疗和公共卫生数据的整合衔接，加快公共卫生业务与大数据、互联网等技术的深度融合，为构建“预防、治疗、健康管理”融合发展的慢性病防控机制，“医院数据推送、疾控业务管理、社区随访干预”业务协同的信息化应用模式，及形成注重预防，涵盖疾病筛查、危险因素干预、规范治疗与管理及健康教育等内容的“社区卫生服务中心、综合性医疗机构和公共卫生专业机构”协同的全程健康管理模式提供有力支撑。

随着“新慢性病一体化管理信息系统”的投入使用，借助高效便捷的信息系统，静安区实现了临床诊疗与公共卫生相结合的慢性病管理信息共享和业务协同，实现家庭医生签约服务和分级诊疗，建立了对全区常住居民中慢性病患者的动态监测和管理系统，优化了公共卫生服务模式，减轻了社区随访管理的工作压力，提高了患者的依从性，进一步提高了慢性病患者的管理效果。

现在，系统已经完成了数据产生，即社区对居民的管理及随访功能。但质控功能、报表统计功能还没完全开发完成。同时，还有许多有关系统改进的需求尚在处理中，同时与社区卫生服务中心和区属二级医院的信息联通还不充分，临床诊断检验的数据还不能完全并准确地收集，使系统的使用效率没有得到完全发挥。根据制定的业务功能规范和计划的项目开发内容，静安区将继续管理系统的质控报表相关内容，增加脑卒中、慢性肾病等病种的管理功能。还将联合区卫生信息中心、社区卫生服务中心及二级医院等各个部门，继续加强疏通全区数据通路，有效地整合全区的医疗诊断检验数据，通过新慢性病一体化管理信息系统对全区各种慢性病管理工作进行有机结合，高效开展工作。

（上海市静安区疾病预防控制中心
上海市静安区卫生健康委员会　供稿）

构建“5+1”健教服务网络，打造“互联网+”健康科普新生态

随着社会经济的发展及疾病谱的改变，市民群众对健康知识的需求日益增加，公众获取健康知识的渠道、内容和形式也日趋多元化。然而，目前科普信息供需严重失衡，加之互联网和移动电子设备的普及，使得伪科普在网络上大肆传播，令人难辨真假。这些不科学、不准确且带有误导性的信息给公众健康带来了严重的负面影响。

2019年7月国务院印发的《健康中国行动（2019—2030年）》中，第一项行动就是健康知识普及行动。健康科普是实现“健康中国”宏伟蓝图的重要基础。医务人员积极投身健康科普，对于提高公民健康素养、缓解医患关系、促进医防融合、提升医院软实力具有十分重要的意义。医学科普作为临床医学工作的“助手”和有效补充，具有投入成本低、覆盖范围广、见效快的特点，而大型“三甲”医院的医务人员作为健康传播使者，能充分体现信息传播的科学性和权威性。

近年来，武汉市中心医院高度整合健康科普资源，创新利用互联网+手段，打造了“5+1”慢性病健康科普服务模式。“5”包括线上-线下一体化市民健康讲堂、诊间课堂、名医直播、科普微图文、专科俱乐部。“1”是指医联体健康科普宣教讲师团。“5+1”慢性病健康科普服务模式通过5大院内健康宣教元素，优化整合健康宣教资源，再以1个健康宣讲团为纽带，将医院优势的健康科普资源传输到社区、医联体单位，从而辐射至整个辖区，精准对接辖区居民慢性病健康需求。

一、主要做法

（一）将健康融入所有政策，加大扶持力度保障

医院从顶层设计出发，把以患者为中心转变为以人民健康为中心，构建大健康、大科普的宣传格局，将科普意识深植到每位医务人员心中，将健康融入所有政策。

1. 组织保障

加强组织领导，各部门统一思想，提高认识，强化主体责任，将健康科普作为医院的重点工作来抓。医院专门成立了健康促进领导小组，由院领导任领导小组组长，多部门协作，有明确各相关职能部门和临床科室职责。

2. 政策支持

修订医院健康科普绩效考核方案。结合新时期科普传播新形势、新特点，鼓励将互联网+科普渗透到日常工作中。将健康科普与职称晋级、科室绩效有机融合，多措并举优化健康科普绩效考核机制。通过政策激励，充分激发医务人员投入到健康科普的积极性，营造“全员科普”氛围，加强“一岗双责”意识，推进医院健康科普工作高质量发展。

3. 资金支持

医院加大健康科普资金支持力度，为健康科普提供资金强力依托。近三年累计投入资金580万元用于健康科普宣传，将慢性病健康科普纳入每年医院经费预算，确保支持保障到位。

4. 技术支持

通过“走出去、请进来”积极打造科普达人，提升科普能力和水平。医院派出科普积极分子参加江岸区卫生健康委和疾控中心举办的科普师资培训。院内聘请科普名师对医务人员进行科普作品的培训指导，使得科普更接地气、深入浅出展示医学知识，受到大众喜爱和欢迎。

（二）整合“五大元素”，构建健康科普体系

1. 元素一：“线上-线下”一体化市民健康科普讲堂

武汉市中心医院的“市民健康科普讲堂”已坚持举办了十余年，累计举办慢性病健康讲座794场，受益群众达十余万人次。武汉市中心医院的“市民健康科普讲堂”拥有深厚的群众基础，积累了一大批“铁杆粉丝”，创造了良好的社会效应。医院每年末制订来年健康讲堂全年安排，各科室安排具有一定年资的医务人员授课，医院结合市民需求审核修改后印制纸质传单发放，同时电子版在医院官方网站公布。

2019年起，武汉市中心医院在传统市民健康讲堂现场授课的模式上，重新进行了创新和改良，充分利用新媒体扩大市民健康讲堂的影响面。医院建立了3个健康讲堂微信群，做到“课前发通知、课后发课件、在线健康咨询”。很多听众加入群里咨询，授课医生也积极入群，直接在群里与广大市民开展科

普、诊疗咨询互动，真正将健康宣教服务从医院延伸至社区、家庭，获众多市民喜爱和信任。同时，医院开设科普讲堂抖音号、网络直播等方式对健康讲堂进行二次传播，为更多市民服务。

2. 元素二：创新设立“诊间课堂”

诊间课堂是武汉市中心医院积极响应“健康中国”战略、改善医疗服务的重要举措。诊间课堂将患者候诊时的时间利用起来，“见缝插针”开展就诊指导及系列健康宣教课程。目前，诊间课堂已在南京路、后湖两院区门急诊范围内全面开展，自开课以来备受好评，许多患者及家属在现场听完课程后主动上前咨询。

2018 年至今累计开展诊间课堂 653 余场，服务患者 20 000 余人次。诊间课堂在向患者普及健康知识的同时，有效改善了患者就医体验，增强了患者的获得感与满意度。2018 年 11 月，国家疾控专家对江岸区国家慢性病综合防控示范区复核时，高度肯定了武汉市中心医院“诊间课堂”工作。

3. 元素三：名医直播

武汉市中心医院《名医直播》是在武汉市中心医院微信公众号上的一档科普栏目。市民关注公众号扫码进入直播间即可，不受时间、空间的限制。临床专家通过语音、图文的形式进行课程直播。和视频直播不同的是，语音直播更专注于内容分享和医患互动，课程结束后听众可以通过扫描直播间专家二维码进入线上图文咨询环节，与专家进行一对一详细咨询，或线下来专家门诊就诊。武汉市中心医院名医直播从 2018 年 3 月上线迄今已开展近 70 期，主题涉及慢性病管理、康复理疗、中医养生、急重症早发现、母婴、营养减肥等多个细分领域，直播内容长期留存和回看。截至 2019 年底，名医直播的服务听众近 6 万人次，覆盖湖北、浙江、江苏、河北、云南、内蒙古、陕西、新疆等十多个省份。名医直播不仅向大众提供医疗健康科普服务，还可以增加临床专家与听众一对一沟通交流的机会。

4. 元素四：科普微图文

武汉市中心医院科普宣传专职人员通过与各临床专科合作，定期制作健康教育科普微图文，每周在医院微信公众号推送，通过图片、漫画、视频及文字相结合的方式，以老百姓喜闻乐见的形式，形象生动的普及健康教育知识。近三年共编辑并在医院微信公众号推送医学小短文 400 余篇，点击量 400 万人次。

5. 元素五：专科特色健康宣教俱乐部

在立足临床诊疗工作的同时，武汉市中心医院持续探索患者健康管理模式，通过各种病友俱乐部、科室微信公众号、健康管理 APP 等手段开展健康教育和促进活动。目前,武汉市中心医院已经成立了“糖尿病俱乐部”“肾病俱乐部”“肿瘤俱乐部”“孕妈妈课堂”等十余个科级健康教育组织。仅“糖友俱乐部”会员就高达一万余人。“糖友俱乐部”通过健康讲座、定期义诊、健康促进活动、患者随访等方式对患者出院后的血糖控制进行全方位的健康干预和指导。

(三)借力一个抓手,实现医联体科普延伸到基层

医院在优化整合5大健康科普元素的基础上,发掘和培养了一批优秀健康科普人才,组建了健康科普宣讲团。通过医联体进基层医疗机构、进社区、进企事业单位、基层健康扶贫等健康输出系列活动,努力将院内优势健康宣教资源延伸、辐射至基层,积极配合江岸区打造国家级慢性病示范区的品牌。

作为健康扶贫荆楚行第五医疗队牵头单位,武汉市中心医院专门组建了健康科普宣教讲师团,对辖区基层健教人员开展培训,仅2019年开展培训22次,培训健康教育骨干医师约100余人,基层医疗人员3 000余人次。健康科普宣讲团走进辖区社区、学校、企事业单位及基层医疗机构等场所开展健康科普知识讲座,近两年累计开展讲座58场,惠及群众6 000余人。健康宣讲团还到对口支援及医联体单位、基层乡镇卫生院、贫困村、企事业单位、户外公共场所等开展公益医疗服务活动,每年平均100场,服务人群近13 000人。此外,健康宣讲团还对辖区基层医疗服务机构开展结对帮扶。仅2019年宣讲团就开展了一对一业务指导21次、会诊查房9次,活动累计涉及科室400个,总计165场次,累计受众两万余人。

二、成效

(一)涌现了一批优秀健康科普作品

2018年,武汉市中心医院在由中国疾控中心、中国健康教育中心、中华预防医学会、清华大学国际传播研究中心联合主办的“中国健康科普大赛”中,有两份图文类作品脱颖而出,分别荣获全国科普作品“图文类”二等奖、“‘三健’图文类”优秀奖。湖北省疾病预防疾控中心健教所授予武汉市中心医院“2018中国健康科普大赛优秀活动组织奖”。2019年,武汉市中心医院在湖北省首届健康科普大赛中,荣获微信类二等奖1名,微信类优秀奖1名。在武汉市健康科普大赛中,荣获微信类二等奖2名、三等奖2名、视频类二等奖2名。

（二）培养了一批科普达人

2019 年，在“江岸区首届健康教育金牌讲师团培育暨评选活动”中，武汉市中心医院推荐的五名医生和护士包揽了该赛事一等奖、二等奖、三等奖及优秀讲师的荣誉。甲乳外科戈文心勇夺一等奖，急诊科刘欢、科研科黄磊分别荣获二、三等奖，许淑芳荣获优秀讲师。在中国医师协会举办的“2019 全国青年医生健康科普演讲大赛”华中地区决赛中，武汉市中心医院共有 5 名选手入围。最终，1 名选手以华中赛区第三名的成绩入围全国总决赛，于 2020 年 1 月代表我院赴京参加全国总决赛。其他四名选手荣获优胜奖。

（三）形成了良好的社会效应

今年以来，湖北电视台公共频道“问健康”栏目先后 2 次对武汉市中心医院健康教育亮点成效进行了专题报道，收获了公众良好的口碑。互联网 + 系列健康科普累计受益人次近 426.3 万人，近三年来，医院社会满意度显著提升。医院辖区居民健康素养显著上升。2018 年江岸区国家慢性病示范区复核，国家卫生健康委专家组对武汉市中心医院慢性病健康科普的成效，对江岸区慢性病防治的突出贡献给予了高度肯定。

三、经验

（一）多维度绩效考核方式为健康科普添动力

健康科普持续发展，需要有效利用绩效考核的手段增添动力。武汉市中心医院已将科普工作纳入全院绩效考核目标，科主任签署的年度考核目标责任书中，明确了科普作品完成指标。结合新媒体发展特点，不断更新完善《武汉市中心医院科普考核管理办法》等制度，扩大科普作品认定范围，将新媒体健康科普作品、参与健康科普活动、荣获健康科普大赛奖项等新的科普形式同报刊杂志、网络、广播电视等国家、省市各级各类传统主流新闻媒体发表等同认定为科普作品。根据不同的级别进行定量计算，科普发表情况实行半年考核和年度考核，考核结果与科室绩效挂钩。同时对完成情况好的科室和联络员进行表彰，优先推荐选送参加国家、省、市级科普大赛和其他相关科普活动。通过绩效手段，激励临床科室结合专科特点和老百姓关心的话题，开展生动形象、形式多样的健康科普工作。

（二）多部门协作为健康科普推波助力

健康科普涉及医疗机构的方方面面，医院多个职能部门的工作都涉及健康科普。武汉市中心医院成立了以院领导为组长的健康科普工作领导小组，由领导小组牵头统筹全院健康科普工作；领导小组下设相关职能部门各司其职，公共卫生科负责市民健康大讲堂；宣传科负责科普文章、视频制作；社会服务部负责院外义诊、健康讲师团巡讲；护理部负责诊间课堂、专科俱乐部；网络医疗部负责名医直播；各职能部门在健康科普领导小组的领导下，各司其职，形成合力，有力推动医院健康科普宣教工作发展和落实。

四、思考

（一）健康科普顶层设计是关键

医疗机构应根据自身条件量身定制可预期的健康科普战略发展目标，结合健康中国行动，明确健康科普未来走向，在现有的健康科普基础上，定制可行性规划，明确组织架构尤为重要。

（二）插上互联网+的翅膀，科普可以走得更远

新时期健康科普获取渠道日趋多元化，人民群众对健康科普的需求从形式、内容上都有了新的变化，让传统的健康科普方式焕发新的活力，必须要结合新媒体，玩转互联网+科普，让卫生健康知识如“润物细无声”般植入广大群众脑海中，不断推进全民健康素养的提高。

（三）健康科普资源整合成效倍增

医疗机构健康科普必须有一个强有力的机构对各部门工作进行有效的资源整合，统筹协调全院健康科普工作，密切联系和沟通，才能充分发挥各部门合力，成效才能呈几何倍数扩增，才能打造具有特色的健康宣教品牌，落实健康中国战略。

（武汉市中心医院　武汉市疾病预防控制中心　供稿）

脑卒中病切莫急，一键呼叫“李秘书”

家住深圳市龙岗区横岗街道怡锦社区的76岁李大爷，像往常一样坐在沙发上听收音机。老伴出门买菜去了，儿子媳妇上班去了，家里就他一人。突然，李大爷感觉胸口一阵钻痛，眼睛黑蒙一片，四肢麻木，口水直流，欲打电话给老伴，但已看不清手机在哪，想出门口呼救，但已迈不动腿，老人意识到他可能“中风”了。猛然间摸到了胸前的紧急呼救器，就毫不犹豫地按响了紧急呼叫按钮。“李秘书”后台客服医生立即接通李大爷的紧急呼叫，询问大爷出现了什么状况，发现李大爷已口齿不清，无法说明病情、住址等信息。“李秘书”根据自动定位系统，一边迅速呼叫120，通知就近医院的120救护车赶往李大爷家中；一边与李大爷保持通话，不断安抚老人情绪，让他保持情绪稳定，不要着急，不要乱动；一边通过系统查找到老人的儿子和老伴的电话，通知家人迅速回家察看。不到20分钟，120救护车和家人几乎同时赶到，一起将老人迅速送到医院进行急诊治疗。3天后，“李秘书”主动回访李大爷的家人，询问老人中风的治疗情况。虽然李大爷还在医院ICU，但已无生命危险，一家人非常感谢“李秘书”的救命之恩，幸亏送诊及时，否则后果不堪设想。

救了老人一命的“李秘书”，其实并不是一个真实存在的“人”，只是一部小小的智慧型养老健康管理机器人，它有一个悬挂着老人脖子上的“一键”紧急呼救器，便于老年人在紧急意外时呼救，只要连上网络一按键就随时随地找到你。同时，“李秘书”又是真实存在的“人”，而且是一群人，包括系统研发人员、后台客服人员、为老年人实施健康管理的人员及120急救平台全体工作人员，24小时在线陪伴老年人身边，不是亲人胜似亲人，是一个共同支撑起一个家庭和医院无缝对接的高效便捷的健康服务体系。

一、主要做法

（一）政府主导，社企联合，构建平台

横岗街道怡锦社区在精心打造健康社区的工作中发现社区脑卒中致死致残问题很突出。如何更好预防社区老年人脑卒中后遗症，经过多方调研和居民需求评估，街道社区工作站与某信息科技公司合作开发推出“李秘书”智慧养老

服务项目。项目被横岗街道党工委、办事处纳入街道"微改革微创新"项目和社区书记重点推广项目。在项目研发和推进中,社区站工作人员根据社区健康需求提出建议,信息科技公司根据社区站的健康需求优化"李秘书"功能模块,除了一键紧急呼救外,逐步增加健康科普讲堂、老年健身活动召集、心理健康咨询、慢性病资讯、体检预约等功能。街道党工委每年设立10万元专项经费用于支付老年人在"李秘书"平台的日常服务费用。同时,龙岗区民政局和社区党群服务中心也参与"李秘书"平台的宣传推广和慢性病防治教育社工服务体系建设,引进社会资本合作运营与优化,并与社区"红枫叶"老年人志愿协会、居家养老服务社等项目相互融合,除了做好老年脑卒中应急救助外,还开创社区健康养老服务新模式,成为深圳市试点的首批"互联网+"智慧健康养老项目之一。

(二)多方联动,共建共享,提升内涵

"李秘书"智慧健康养老服务项目,还得到各级各职能部门的大力支持。深圳市急救中心率先向"李秘书"项目平台开放全市120急救系统,通过"李秘书"机器人自身一键紧急呼救按钮,李秘书能够快速判断老年人健康紧急情况,并联网呼叫120急救,同时通知患者家人,建立"家庭+社区+医院"的医疗应急模式。原龙岗区卫生计生局及社区健康服务中心通过"李秘书"平台登记建档脑卒中患者,纳入慢性病专案进行规范管理,定期委派社区计生专干或专业医生上门体检或电话咨询;龙岗区慢性病院不仅为平台开展预防脑卒中及健康管理提供专业的医学技术支持,建立健康科普数据库,而且协助平台运营方建立一支专门的志愿服务队伍,已向社区脑卒中患者或重点人群发放"李秘书"智能终端305台,建档243份,实现100%全覆盖。

(三)立足"李秘书",开展全方位健康养老服务

"李秘书"智慧健康养老服务项目,除了一键呼叫功能,还不断开发拓展了老年健身活动召集、心理健康咨询、情感安抚、慢性病防治资讯、健康科普课堂、体检预约、医院预约挂号、电话远程探视、家庭病床天气预报、小区活动公告、交通路线查询、家政服务等70多项专业服务功能,全方位地呵护老年人生活,为子女解决后顾之忧,为老年人的健康保驾护航。

1. 量身定做,精准推送健康科普

社区老年人只要拿着"李秘书"智能机器人,说出健康需求,"李秘书"就可以根据老年人健康需求,提供有针对性的老年人养生、慢性病防治资讯、心

理健康等健康资讯，资讯内容可根据老年人需求提供文字或者视频资讯，满足老年人不同层次的健康需求。让居民足不出户就能掌握第一手健康资讯，为居民打通家庭医生健康教育通往社区家庭的最后一百米路程。

2. 引导居民适时适地运动，强健体魄

怡锦社区利用“李秘书”老年健身活动召集服务平台，逐步建立社区多样化健身服务体系，克服人口密集、无大型社区公园等短板，将社区化整为零，搭建小区健身园、怡锦绿道等健身活动阵地，构建“十分钟运动圈”，将健康活动延伸至每个小区、每个家庭，让居民在家门口即可锻炼身体、享受健康。比如“李秘书”平台经常发布“红枫叶”老年人志愿协会跳广场舞、打太极、扭秧歌等活动信息，让老年人健身也“一呼百应”，形成相互促进的作用。

3. 定期体检，高危筛查

预防脑卒中，最重要的是让老年人从了解自己的身体开始。怡锦社区健康服务中心每年利用“李秘书”平台向65岁以上的老年人精准推送健康体检免费服务，掌握老年人血压、血糖、血脂等健康指标，开展慢性病尤其是脑卒中风险评估，并将评估结果通过李秘书反馈给老年人。

4. 目标干预，精准对接

对社区筛查出患有高血压、糖尿病、高血脂等脑卒中高危人群，由社区健康中心在“李秘书”平台上建立专门的慢性病管理专案，为每位患者明确一名跟踪指导的家庭医生，进行一对一的精准健康指导、干预及随访。

5. 动态管理，引导健康生活

“李秘书”为有需求老年人配备了血压仪，每天测量建立个人健康数据库。社区健康中心将年度健康体检数据与日常数据相结合，实现健康动态管理，给予老年人更科学、更有针对性的饮食、锻炼建议，倡导健康生活方式。

6. 生活小帮手，方便你我他

“李秘书”还可以向社区老年人提供网上购物、天气资讯、交通线路查询、家政服务、情感安抚等居家养老服务，使得老年人足不出户也可以满足对美好生活的向往。

二、成效

（一）政府引导，多方助力，建立社区智慧养老模式

怡锦社区目前已有168位老年人在线使用“李秘书”智慧健康养老服务

项目应急互动功能，使用率达 57%，有突发意外的老年人均得到及时指导和诊治，没有一位老年人因发病时无人看护或救助不及时而出现意外。全部老年人均使用“李秘书”社区养老服务功能，并积极参与社区健身活动、健康科普课程、门诊预约及慢性病随访干预服务，享受智慧养老带来的生活便利。社区居民对这种智慧养老模式的满意度为 100%。

（二）共建共享，初步建立社区慢性病三级预防体系

在“李秘书”平台的支持下，怡锦社区初步建立社区慢性病三级预防体系，并能对三级预防体系进行实时监控和评估。社区老年人的主动锻炼和健康支持性环境均得到很大改善，慢性病高危人群筛查、老年人健康体检参与率明显高于其他社区。目前，怡锦社区 65 周岁老年人共有 1 836 人，其中 1 635 名老年人纳入社区健康管理，社区老年人管理率为 89.05%。高血压、糖尿病管理率分别达 68.9% 和 80%，控制率分别达 47.5% 和 43.2%，患者管理效果显著。

（三）初步建立脑卒中院前干预社区应急救助模式

通过在社区老年人家庭配置“李秘书”，在“红枫叶”老年人志愿协会指导下，老年人均能熟练操作“李秘书”机器人和紧急呼救器，初步建立脑卒中社区应急救助模式。

三、体会

怡锦社区运用“李秘书”智慧养老服务系统预防脑卒中模式取得初步成功，经验可圈可点，包括政府主导、社区主办、宣教先行、专业医生支撑、120 系统并轨、及时救治等环节可谓环环相扣，无缝互动，为每一个生命打开绿色通道，营造生命高铁，探索了一条可复制、可模仿、可借鉴、可推广的“互联网 + 健康”保障机制，具有成本低、投入小、见效快、惠民生、暖民心的效果。怡锦社区“李秘书”服务系统在全国多个城市的社区推广应用，已有数万名老年人免费享受到这一科技成果。

下一步，怡锦社区将在专业人员支持下，进一步完善“李秘书”健康科普大数据和医患互动模块，进一步提升社区老年人精准化健康教育和科学的自我管理效果。

（深圳市龙岗区慢性病防治院　供稿）

健康融入万策篇

《渥太华宪章》指出，健康的必要条件和前景不可能仅由卫生部门承诺，需要协调所有相关部门行动，包括政府、卫生和其他社会经济部门、非政府与志愿者组织、地区行政机构、企业、新闻部门以及社会各界的参与。联大慢性病高级别会议上颁布的《联大政治宣言》指出各国政府具有首要作用，承担首要责任，社会所有部门都必须做出努力，将健康政策融入各部门所有政策和政府举措。

从"提高人民健康水平"被写入十八大报告，到十八届五中全会作出"推进健康中国建设"的重大决策，再到十九大报告对"实施健康中国战略"作出全面部署……以习近平同志为核心的党中央始终把人民健康放在优先发展的战略地位。

世界卫生组织为协助各成员国实践健康融入万策，提出了"路线图"和建议。例如财政部门侧重于补贴健康食品生产，提高烟草、酒类和食用油等产品的价格，取消对不利于健康的产品（如烟叶和烟草产品等）的补贴。农业、食品业部门侧重于生产并营销健康食品，减少加工食品的含盐量或使用低钠盐，降低食品中的反式脂肪含量，为农业和食品生产保留足够土地面积，烟草作物替代等。环境部门侧重于制定实施更加严格的环境标准，鼓励或要求房地产开发商在其项目中纳入健身设施。交通运输部门侧重于优化道路、交通和住房规划，减少损害环境的排放以及降低交通伤害，提高卫生服务可及性，创造更好的交通环境（包括提供骑车和走路的机会，建设更加安全、更具活力的社区，提供便利的健身设施）。教育部门侧重于开展学校体育活动项目和学校膳食和营养项目，培养足够数量的卫生专业人员，使其具备慢性病防控的必要技能。社会保障部门侧重于扩大初级卫生保健层面的慢性病防治服务的覆盖面；医疗保险为慢性病临床管理的规划、记录和协调付费；根据疾病发病率或负担调整卫生资源、资金分配额度。私营部门侧重于职业健康与工作安全等。

本篇收录了五篇案例，从各个角度考虑去推进健康融入万策的具体办法，无论是推进医体融合和家校融合，还是计生指导员转型为健康指导员，无论是利用传统文化，还是强化政府与人民的双重监督，案例中呈现的实践和经验都值得借鉴。

慢性病编进采茶戏，健康知识“唱”出来

一、背景

随着社会经济的发展和人们生活方式的改变，以心脑血管疾病、糖尿病等为主的慢性非传染性疾病（简称慢性病）已成为影响居民健康的重要因素和阻碍社会经济发展的严重挑战。提高社会公众对慢性病的重视和科学防控能力已显得越来越重要。结合当地文化，开展特色慢性病健康教育是国家慢性病综合防控示范区建设的重要手段。近年来，钦北区将慢性病综合防控与采茶戏相结合，以采茶戏为载体，将慢性病防控知识编进采茶戏，以演出的形式，将健康知识“唱”进人民群众心里。实践证明，此方法具有吸引力强、覆盖面广、传播量大、方便群众理解记忆等优点，能使慢性病防控知识达到广为传播、深入人心的效果，从而不断提高人民群众健康知识知晓率和健康行为形成率，营造钦北区形成人人知晓慢性病，人人防控慢性病的良好社会氛围。

采茶戏是流行于江西、湖北、湖南、安徽、福建、广东、广西等地的一种地方特色戏曲，于2006年5月20日经国务院批准列入第一批国家级非物质文化遗产名录。各地的采茶戏风格不尽相同，尤数钦北采茶戏，不仅地域特色明显、群众基础广泛，而且节奏欢快、曲风诙谐、歌舞性强，采用本地白话演唱，是钦北群众最喜爱的地方剧之一，距今已有260多年历史。据统计，目前钦北区共有采茶队伍23支，2016年钦北区获得广西特色文艺之乡（采茶戏）的荣誉称号，逢年过节或重大活动，都少不了采茶戏的身影。

二、主要工作措施

（一）整合部门资源，搭建联动平台

钦北区委、区人民政府高度重视慢性病综合防控工作，围绕建设健康钦北的总目标，2019年以来，共投入经费20多万元，用于整合优化各方面资源，不断强化慢性病综合防控工作与采茶戏的有机结合。根据钦北区实际需要，组建了由区卫生健康局、区疾控中心、区文化广电体育旅游局、区文化馆、区文联、钦北戏曲协会、那蒙采茶社区等单位组成的健康教育工作领导小组，发挥

各单位职能作用，为“采茶戏助推慢性病综合防控”搭建了一个联动工作平台，并多次召开研究会，研究讨论采茶戏助推慢性病综合防控工作机制，制定具体的工作措施。由区卫生健康局负责统筹指导、区疾控中心负责提供慢性病综合防控知识、钦北戏曲协会和那蒙采茶社区负责编排剧目、区文联负责把关剧目质量、区文化广电体育旅游局和区文化馆负责协调安排演出，各单位各司其职，通力合作，各项工作有序开展。

（二）强化人员培训，打造优质剧目

利用采茶戏开展慢性病综合防控工作，关键在于慢性病综合防控题材类采茶戏剧目的编写。为此，钦北区积极举办慢性病综合防控知识讲座暨采茶戏培训班，由区疾控中心派专人为采茶戏创作团队和演艺人员详细讲解慢性病综合防控相关知识。采茶戏创作团队在深入了解并熟练掌握防控知识的基础上进行创作和表演，不断探索、不断改进，努力呈现艺术性强、接受度高又通俗易懂的作品。

目前，已先后开展讲座培训班 15 期，受众 1 000 多人次，编排慢性病综合防控题材类采茶戏剧目 12 个。其中，《健康素养知识竞赛》把健康素养知识 66 条，通过普通农民家庭全员参与一场家庭知识竞赛的方式，以公民健康素养为主题，在“一问一答”中宣传了有关健康的基本知识和理念、行为以及基本技能等方面的知识，设计了“要健康还得要保持正常体重，超重肥胖都不行；少油少盐多运动，戒烟限酒多运动”等通俗易懂的知识语言，贴近百姓生活。《我家有个高血压病人》以高血压患者的日常为切入点，让群众进一步了解慢性病的危害，引导群众重视并掌握防控方法。人民群众一边看戏，一边学习健康知识，在欢声笑语中把“健康”带回家。

（三）坚持工作常态化，建立长效机制

近年来，钦北区大力开展“戏曲进乡村、进校园、进企业”活动，并已成为常态化，全年举办不间断，覆盖男女老少、各行各业全体人群。钦北区将慢性病综合防控工作编成采茶戏，融入“戏曲进乡村、进校园、进企业”活动中，在钦北区辖区范围内的 14 个镇（街道）和企业、中小学中安排时间，完成好“健康知识‘唱’出来”工作任务，确保年内各村、校、企至少演出一场优秀剧目，覆盖率达 100%，形成长效工作机制。

（四）持续跟进热点，扩大宣传效果

巧妙利用戏剧热点，灵活跟进后续宣传。组织卫生志愿服务队伍在慢性病综合防控题材类采茶戏演出结束后的热点时期，在场观众回味无穷、若有所思时，向他们发放防控慢性病的宣传单和宣传画册等资料，并针对部分文化水平不高或眼睛不好的老年人群众给予通俗易懂的解释说明，确保群众能够最大限度地理解掌握。通过“言传身教”的互动式宣传，达到 1+1 > 2 的效果。

三、主要工作成效

通过采茶戏演出工作全面深入地开展，钦北区城乡居民的慢性病防控健康知识水平得到提高，健康的生活方式逐步养成，慢性病高危人群得到了有效管理，慢性病患者的生活质量和劳动能力提高了，慢性病的综合防控质量和服务水平全面提升。实践证明，将慢性病知识用采茶戏演出的形式唱出来，是一项行之有效、事半功倍的慢性病防控措施，适合所有慢性病防控人群，值得长期坚持开展并推而广之。

（一）群众接受度高，宣传效果好

慢性病综合防控知识编进采茶戏的做法，以其形式灵活，趣味性强，通俗易懂，极具教育意义等优点，让群众眼前一亮，观看热情高涨，赢得了群众的广泛认可。目前，已编排慢性病综合防控题材类采茶戏剧目 12 个，举办“戏曲进乡村、进校园、进企业”活动 168 场，演出慢性病综合防控题材类剧目 48 次，发放宣传单和宣传画册 5 万多份，受众 5 万多人，达到区、镇（街道）、村（社区）全覆盖。

（二）群众对慢性病的知晓率得到明显提升

随着慢性病综合防控题材类采茶戏演出次数的不断增加，持续性地向广大群众传递高血压、糖尿病及其他慢性病的防控知识，覆盖率不断扩大，逐步消除了群众对各类慢性病的认识误区、盲区，使群众更加深刻认识到慢性病对身心健康的危害和防控慢性病的重要性，让村头巷尾谈论慢性病的声音也逐渐多起来。群众之间相互交流意见、分享心得，都把保持身体健康当成头等大事，群众对待不良生活方式的态度逐步改变，进而产生改变不良生活习惯的行为，达到促进健康生活方式的目的，形成了人人知晓慢性病、人人防控慢性病

的良好社会氛围。自钦北区创建慢性病综合防控示范区以来，群众对慢性病核心知识知晓率明显提高，达到了67%。

（三）群众防控慢性病的意识大幅提升

在慢性病综合防控题材类采茶戏的影响下，在人人知晓、人人防控慢性病的社会氛围下，越来越多的群众开始自觉接受治疗，抵制不良生活方式，践行健康的饮食和行为习惯，涌现新气象。以前饮食不忌口、吃饭只图香的，现在自觉转为少油少盐健康餐；以前无酒不成席的，现在“开水也挺香”；以前晚饭过后都坐在院子里乘凉的，现在都迈开了步子动起来；甚至“老烟枪”也开始戒烟了……人们防控慢性病的行为力得到明显提升，慢性病患者的慢性病致死和致残率明显降低，慢性病患者的病后生活质量明显提高。钦北区居民健康素养水平，由2017年的10.74%提高到2018年的11.49%，2019年提高到了15.30%，三年时间钦北区健康素养水平提高了将近50%。

四、思考

把慢性病编进采茶戏，把健康知识“唱”出来，虽然取得了一定的成效，但距离“人人知晓慢性病，人人防控慢性病”的目标仍然存在一些差距，一是除“戏曲进校园、进企业”活动之外，“戏曲进乡村”活动主要在农村开展，受众中老年人居多，青年一代对采茶戏的热情不高、参与度不够，导致农村青年一代通过采茶戏这一途径掌握的慢性病防控知识不多；二是部分群众听是听了，乐也乐了，但行动力没有跟上，存在“左耳进右耳出”的现象。行为的改变需要整个社会大环境的强化，真正形成人人为自己的健康负责，人人自觉防控慢性病的工作氛围还任重道远。

钦北区将在原来的基础上，实施采茶戏提升工程，重点结合青年一代的喜好，创作出一批既符合中老年人的审美也对青年一代口味的新型采茶戏。同时，强化互动式宣传，引导人们养成良好的健康行为习惯、践行健康生活方式，不断提高群众健康水平。

（钦州市钦北区疾病预防控制中心　钦州市钦北区宣传部　供稿）

医体融合推动健康淮安建设

淮安市地处江苏省北部中心地域，属江淮平原，面积 10 072 平方公里。目前户籍总人口 560.90 余万人，常住人口 489.00 余万人。慢性病是引起淮安市居民死亡的主要原因，2017 年全市常住居民报告粗死亡率为 682.39/10 万，因慢性病死亡 29 484 例，死亡率为 602.95/10 万，占总死亡数的 88.36%。同时恶性肿瘤、心血管疾病、糖尿病、慢性呼吸系统疾病四大类慢性病的早死人数（30~70 岁）为 8 293 例，早死率为 12.14%，慢性病防控已刻不容缓。研究表明 60% 以上的慢性病是由不良生活方式引起的，加强体育运动是改善不良生活方式、预防慢性病较为经济有效的手段之一。在当前健康中国背景下，医体融合无疑是从“治病”到“防病”的重要途径，也是推动健康淮安建设的重要抓手。近年来淮安市委市政府高度重视慢性病防控工作，实现了全市七个县区省级慢性病综合防控示范区全覆盖，建成了三个国家级示范区。与此同时，市体育事业蓬勃发展，队伍发展不断壮大，全民健身如火如荼，为医体深度融合打下了重要基础。淮安市从“医体融合”入手，以理念、组织、活动、设施、人才等为重点深度融合，逐步构建了“政府主导、部门合作、社会参与、专业支撑”的医体综合防控模式，促进全民健身向全民科学健身转化，不断增强人民群众的获得感和幸福感。

一、主要做法

（一）加强领导，实现多部门无缝合作

近年来，淮安市制定了《“健康淮安 2030”规划纲要》，将高血压、糖尿病、肿瘤等慢性病防控纳入健康淮安建设的重要内容，提出了医体融合的工作要求，并成立以市长为组长，分管市长为副组长，卫生、体育、教育等部门主要负责人为成员的健康淮安建设领导小组。领导小组下设办公室，负责组织协调工作，制定工作方案，定期召开各相关部门会议，市委市领导多次出席会议作出重要指示，各部门均积极参与，协同作战。卫生和体育部门还根据需要，联合总工会、妇联、团委共同制定了《淮安市全民健康生活行动方案 2017—2025》《关于加强全市体医融合工作的通知》等文件，将医体融合工作纳入全民健康

生活方式的重要内容，并专门成立健康行动办，明确部门工作职责，建立长效合作机制，共同推动全民健康生活方式行动。

（二）整合资源，推动医体融合深入发展

1. 强化培训，共同培育技术骨干

市体育和卫生部门密切协作，统筹安排，将社会体育指导员和健康指导员培训工作结合起来，对体育口和医学口相关人员进行针对性的培训，邀请专家学者对其熟悉的领域及如何相互协同配合进行培训，加强对社会体育指导员健身健康管理，保证知识和技能的协同，推动其由健身指导向健康指导转变，打造结构优化、针对性强、专业素质高的健身健康指导员队伍。同时规范执业资格制度，对符合要求的体育指导员和健康指导员发放认证证书，统一管理，建立长效评价机制，定期进行考核评价。

招募大学生村官、社会公益志愿者、退役运动员、健身达人等参与到群众健身健康指导工作，不断壮大指导员队伍，为指导员队伍注入新活力。目前市卫生健康委和市体育局联合举办了三场大型体育指导员暨全民健康生活方式指导员培训班，联合培训健康生活方式和体育健身指导员 2 000 余人。

2. 共建共享，大力建造健康支持性环境

针对健康广场、健身广场、健康步道、健身步道等名称不一的问题，淮安市整合各种资源，因地制宜做好健身健康场地设施规划布局，建立结构合理、门类齐全、功能完善的健身健康设施供给体系。在城市社区、城乡公园、文化广场、旅游景区、青少年活动中心、老年活动中心等区域，按照人口规模和服务半径，增设贴近百姓需求、智能化、高品质的健身健康设施，进一步完成建设“15分钟健身圈”。围绕服务于人民群众生命全周期、健康全过程的理念，在体育、卫生健康、文化旅游、教育、养老、扶贫等公共服务设施中融入健身健康元素，整合相关标准共建一批健康（身）主题公园、健康（身）步道、健康文化长廊等健身健康场地设施。目前，全市 12 个大型公共体育场馆逐步向社会免费或低收费开放，有序引导机关、学校、企事业单位体育设施向社会开放。全市各个县区都将县级体育指导站升级为健康指导站，形成各具特色的健身场地。

3. 整合资源，积极搭建医体融合的新桥梁

（1）建立运动处方门诊

运动处方库的建立是医体融合的关键桥梁，淮安市积极组织市直医院、基层医疗机构及疾控中心人员参与国家级及省级的运动处方师培训，培训了一

批能够开具个性化运动处方的运动处方师，可以为人民提供科学精准的运动健身指导服务。在市一院成立了首个淮安市运动医学中心，依托于关节外科和康复医学的强大实力，打造集预防、治疗、康复于一体的综合性诊疗平台，该门诊的建立标志着淮安市医体结合疾病管理模式进入了新阶段。通过建立和完善针对不同人群、不同环境、不同身体状况的运动处方库，尤其是青少年、妇女、老年人、慢性病人群等特殊群体的精准个性化运动处方，发挥了全民科学健身在健康促进、慢性病预防和康复等方面的积极作用。

（2）共建共享数据，促进慢性病示范区建设

通过互联网形势下新型的国民体质监测与科学健身指导服务网络体系建设的探讨，逐步建立专业化科学化的体质监测、研究队伍，将体质监测成果转化为对国民科学健身的指导，能够出具科学性、个性化、针对性的运动处方，从而指导群众全方位全周期的运动，推动全民健身与全民健康深度融合，助力慢性病示范区建设。

4. 共同参与，开展全民健康健身竞赛

卫生部门积极配合体育部门做好全民健身赛事活动，为赛事提供预防伤害评估、医疗保障服务，并积极组织人员参与比赛。各级各类体育社团主动作为，开展了丰富多彩的培训、活动和赛事，组织赛事进校园、进社区、进机关、进企业、进乡村、进家庭，覆盖50余万人群。

（三）加强宣传，积极营造全民健康氛围

坚持将健身健康文化全面融入文明城市创建、卫生城市复审等当地政府主导的各类建设中来，积极建设全民健康立体宣传平台，将健身健康文化与地域文化、城市文化、民俗文化等有机结合，推出一系列群众喜爱、贴近生活、丰富多样的健康主题文化作品，如健康乡村行、健康大舞台等。结合“肿瘤宣传周”“高血压日”“联合国糖尿病日”等健身健康主题日，广泛开展“一戒二适三减四健”（戒烟、适量饮酒、适量运动、减盐减油减糖、健康骨骼、健康体重、健康口腔、健康心理）专项行动，科学传播健身健康知识，广泛传授健身健康技能，引导人民群众从单纯依靠被动医疗的后端健康干预到主动健身的前端健康预防，不断提升全市人民的健康意识、行为方式和能力。同时加强利用群体活动、健康义诊、文艺汇演、宣传日等形式，积极开展健身健康促进活动，推进健身健康促进活动进机关、进企业、进学校、进社区、进乡村、进家庭的“六进”活动。

二、成效

（一）医体融合机制基本建立

卫生和体育部门协作积极行动，勇于实践，打破卫生和体育在健康促进工作的藩篱，建立了长效的协作合作机制，在工作上相互支持、协作，实现技术、人员、健康支持环境的共建共享，在健康淮安领导小组领导下统筹推进全民健康生活方式行动。

（二）健康支持性环境基本实现共享共建

全市累计联合培训健康生活方式和体育健身指导员 2 000 余人，共同创建健康支持性环境 600 余个，提前完成“十三五”规划中 100 个体育公园建设，新建健身步道 108km，人均体育面积达到 $2.49m^2$，共同举办各类体育健康活动 60 余次，国民体质监测合格率达 93%，每年接受体质测试人数 3 万人次以上。

（三）居民健康素养和健康体质显著提升

淮安市通过医体融合实施全民健康健身计划，普及科学健身知识和健身方法，推动全民健身生活化；实施青少年、妇女、老年人、职业群体及残疾人等特殊群体的体质健康干预计划，同时积极优化市场环境，创造有益于健康的氛围，培育多元主体，引导社会力量参与健身休闲设施建设运营，引导人民群众向不得病、少得病、晚得病的方向去努力。近年淮安市居民健康素养显著提升，居民健康体质总体合格率达到了 93.2%。

三、思考

实现医体融合是落实习近平总书记健康中国建设重要指示的迫切需要，是推动健康革命的迫切需要，是回应群众关切的迫切需要。淮安市虽然已大力推动医体融合深入发展，但仍然存在一些不足。首先，尚未能建立医体融合国民体质数据库，全面整合医学检查和体质测试结果。完善的体质健康监测体系，可以为体育、卫生部门提供全民健身和国民健康综合数据分析及决策依据。其次，能开具个性化运动处方专业人员较少，医体融合服务资源欠缺，尚不能满足百姓需求。

在接下来的工作中要加大医体融合推广宣传力度，让更多群众融入氛围中。继续加强医体融合复合型人才的培养，尽快开展运动处方师的培训和认证，为全民科学健身提供保障。以全科医生、社区医生、家庭医生等为对象，在卫生系统培养一批能开运动处方的医生。鼓励社区医生兼任社会体育指导员、全民健身志愿者，传授科学健身知识，引导群众主动参与运动健身。同时进一步加强体育和卫生部门的协作，共建联合平台，深化医体融合服务站点建设，鼓励健身指导场所向公众开放，充分发挥全省健身指导员积极性，解决医院在运动康复方面人手、场地短缺问题。因地制宜，打造科学健身示范研究试点城市、试点社区、试点企业，在机关、学校、企业、社区等有条件的地方率先建设医体融合示范点。

（淮安市疾病预防控制中心　淮安市体育局　供稿）

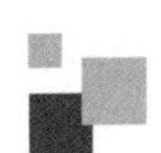

“小小健康指导员”助力家庭健康教育

随着我国社会经济的发展、人民生活水平的不断提高以及人均期望寿命的延长，以高血压、脑卒中、冠心病、糖尿病、恶性肿瘤等为主的慢性病发病率和死亡率正在逐年上升，成为严重危害人民群众身体健康和生命安全的公共卫生问题，是群众因病致贫返贫的重要原因。若不及时有效控制慢性病，将带来严重的社会经济问题。倡导以合理膳食、适量运动、戒烟限酒、三减三健为主要内容的健康生活方式，控制体重、降低重要慢性病疾病的患病风险，是预防慢性病的重要手段。生活方式一旦养成就难以转变，因此健康的生活方式要从小开始培养。

中小学生作为一个特殊群体，接受新鲜事物的能力强，在家庭成员的存在感强。因此，海口市龙华区创新健康教育模式，通过开展“小小健康指导员”活动，让中小学生充当家庭健康指导员的角色，增强自我防病意识和能力，同时纠正家庭成员不良生活习惯，督促家庭成年人定期体检，劝导家庭成员接受专业健康指导等慢性病防控方面发挥出独特作用。

一、主要做法

（一）制定工作方案，落实责任

在海口市龙华区政府的支持和组织下，由龙华区卫生健康委、教育局联合下发《海口市龙华区中小学生“小小健康指导员”活动工作方案》，要求全区各学校成立以校长为组长的工作领导小组，成员包括各年级教师组长、校医和各年级班主任，工作目标责任落实到每个学校及具体个人，各自负责落实具体工作。

（二）加强培训和指导

海口市疾控中心联合龙华区疾控中心根据中小学校教学大纲健康教育课程，编印《小小健康指导员应知应会手册》，制定教程，通过龙华区教育局组织实施三级培训，第一级培训由区教育局组织各学校校医进行培训，第二级培训由校医对各班级班主任进行培训，第三级培训由各班级班主任对全体学生进行培训，最后完成各年级学生“三减三健”相关知识与技能培训，培训现场对各项生活方式技能进行通俗易懂的实操模仿和传授。所有培训都在培训后进行测试和评估，确保每名学生都能成为合格的健康指导员，每名指导员都能掌握相关健康知识和技能，并能将知识有效传递给家人，指导家人践行健康的生活方式。

（三）“知识传递——小小健康指导员”传播健康教育知识

学校制定《海口市龙华区“小小健康指导员”传播健康知识表》，通过布置家庭作业方式，要求“小小健康指导员”作为“小老师”，每周将学习掌握的健康知识和技能传授给家庭成员，“小小健康指导员”完成这项特殊的家庭作业后，由家长在《海口市龙华区“小小健康指导员”传播健康知识表》签字确认。通过开展知识传递活动，使各个家庭掌握健康的生活方式，为提高龙华区的健康素养奠定了坚实的基础。

（四）严格把好质量控制关

龙华区教育局、卫生健康委定期联合开展对各学校的督导，内容包括：①是否成立学校主要领导任组长的工作领导小组；②是否将《小小健康指导员应知应会手册》内容列入健康教育课程计划并规范实施；③活动开展有痕迹材料，如《海口市龙华区“小小健康指导员”传播健康知识表》、每月报表、影像资料等及时存档。对工作开展较好的学校给予表彰，对成绩优异的学生授予“龙华区优秀小小健康指导员”奖章。

（五）开展效果评估

龙华区疾控中心制定《龙华区“小小健康指导员”活动效果评估方案》。评估方法包括活动开展前的基底调查、短期效果评估及远期效果评估。主要评价指标有活动开展前、后中小学生和其家庭成员“三减三健”及高血压、糖尿病等慢性病防控核心知识知晓率，家庭成员参加规律运动比例，家庭人均盐、油、糖摄入量，成年人吸烟率与日吸烟量，成年人饮酒率与日均饮酒量，新鲜蔬菜与水果人均日摄入量等。通过评估，龙华区的“小小健康指导员”助力家庭健康教育活动达到预期目标，获得广大家长的一致好评。

二、工作成效

“小小健康指导员”活动开展后，中小学生“三减三健”及慢性病防控核心知识知晓率达到99%。通过“小手拉大手”，有效带动了家庭成员健康生活方式的转变。短期效果评估结果显示，学生家庭成员慢性病防控核心知识知晓率由不足30%上升到91%；吸烟人群中平均每天吸烟量由28.7支降到27.0支，降低了6%；家庭人均食用油日摄入量由36.6g降到31.9g，降低了13%；新鲜蔬菜人均日摄入量由160.5g增加到200.9g，平均增加了25.17%；新鲜水果人均日摄入量由140.5g增加到180.0g，平均增加了28.11%；家庭成员参加规律运动比例、饮酒率、盐摄入量等指标变化不明显。

三、思考和建议

政府主导、部门联动是龙华区“小小健康指导员”工作有效落实的关键。为继续推动并完善“小小健康指导员”活动，应从政府层面继续加强领导，将这项工作纳入政府对教育局、卫生健康委的考核，教育局要将该活动纳入对各学校的绩效考核范围，形成长效工作机制。

及时对活动进行评估、分析、总结，挖掘有创新性的特色案例，谋划全区域的特色亮点进行普及，在全区范围内推广。同时，针对短期效果评估中学生家庭成员在参加规律运动比例、饮酒率、盐摄入量等指标干预效果不显著的问题，再组织专家组完善《小小健康指导员应知应会手册》，调整“小小健康指导员”培训内容，改进学生对家庭成员行为的有效干预方法，活动推广到全海口市，为学生家长编印《海口市健康家庭应知应会手册》，落实“小小健康指导员”助力家庭健康教育活动的各项措施，多渠道开展健康教育和健康促进活动，促进全海口市居民养成健康的生活方式，提高健康素养，预防各项慢性病危险因素的发生，降低各项慢性病的患病率。

（海南省海口市龙华区疾病预防控制中心
海南省海口市疾病预防控制中心　供稿）

转型计生指导员，转出慢性病防控新格局

“华姨，浇花啊，精神看上去不错啊！”“是小兰啊，来看青青吗，她已经建卡产检啦，都好着呢。”“我不是看青青啊，我来看你呢，血压还好吧？”“好，好，我都有按时吃药，早上也锻炼，还按照你们说的注意事项吃啦。”这就是高新区计生指导员转型为健康管理员后的日常工作。近年来随着高新区经济发展和城市化的快速推进，慢性病呈高发态势，对政府的健康管理工作提出了更高的要求。但随着国家人口政策的变化，原来街道、社区的计生指导员工作内容渐渐发生了变化，他们长期从事计生工作，有着较好的群众基础、基层工作经验和一定的医学知识，对社区各家庭情况了如指掌，他们无疑是慢性病管理的最佳人选。如何引导这部分人合理转型，最大程度发挥他们的价值，是政府需要解决的问题。为此，广东省珠海市高新区政府以卫计融合为契机，积极探索转型社区计生指导员，创新其工作模式，构建慢性病防控的新格局。

一、主要做法

（一）政府引导转型，绩效考核保障落实

人口政策变化后，为了优化基层计生指导员岗位工作，高新区政府经过广泛调研、收集各类有益建议，制定了将全区53名社区计生指导员转型为健康管理员（师）这一科学决策，重新定位其工作职责和内容，印发《基层卫生计生工作清单》和《健康管理员工作职责》，明确社区健康管理员主要是配合基层社区卫生服务中心的家庭医生做好人口信息管理、老年人健康管理、慢性病患者健康管理等工作。为了保障该项转型定责的落实，政府制定了《健康管理员绩效考核方案》，将基层健康管理员的岗位津贴、绩效工资、个人年终一次性资金、岗位责任制奖金与工作内容量化考核挂钩，其中绩效考核评分的50%由辖区基层社区卫生服务中心根据其健康教育、慢性病筛查及管理的工作当量进行考核评分。通过考核，街道、社区的健康管理员（师）开展工作逐步由被动转为主动，且自我创新工作模式来提升健康管理效果。

（二）建立政策激励机制，助推成功转型

高新区政府制定计生指导员转型健康管理员（师）激励政策，对成功取得

国家健康管理师证者每个月提高岗位工资 300 元，并一次性享受政府职业技能培训补贴 2 800 元。同时，对社区健康管理员参加心理咨询师、公共营养师培训和考证报名费由区财政买单，助推健康管理员积极参加各类健康职业培训和考证，提升自身业务能力，实现成功转型。

（三）规范技术培训，逐步提升健康管理员服务能力

1. 政府制定健康管理员职业培训计划

为了提升转型后健康指导员（师）社区健康宣传、技能指导能力，高新区社会事业局制定了健康管理员能力提升工作计划，聘请国内知名健康管理领域的专家团队为全区 53 名健康管理员进行职业培训。2016 年重点开展健康管理师培训课程，2017 年开展心理咨询师培训课程，2018 年进行慢性病突发应急救助能力培训，2019 年开展公共营养师培训课程。培训采取集中面授培训，健康管理员通过培训后鼓励报考健康管理师、心理咨询师、公共营养师。

2. 卫生健康局加强慢性病业务能力专业培训

2016 年转型政策实施后，为了更好发挥健康管理员在慢性病管理方面的作用，开展了面向社区健康管理员慢性病健康教育与健康促进、社区的健康支持性环境的建立与利用、慢性病的自我管理、中医药健康管理服务、八段锦培训班，提升健康管理员在社区慢性病管理指导专业技能。

（四）建立健康管理员“一线工作法”，指导工作规范开展

区卫生健康局建立健康管理员“一线工作法”，从工作流程、工作内容进行工作量标化，并纳入考核。基层社区卫生服务中心将社区健康管理员纳入家庭医生团队，组建了以全科医师、护师、健康管理员（师）为核心的社区“三师团队”，并让健康管理员组长兼任社区卫生服务站“副站长”。健康管理员主要负责团队对辖区居民组织动员、健康宣教、健身指导、健康家庭活动评选、健康自助监测点指导、开展慢性病患者自我管理小组活动等，同时协助团队做好慢性病患者随访、健康体检预约等服务。基层社区卫生服务中心每半年对其工作开展情况进行考核评估，确保健康管理员工作扎实开展。

二、成效

（一）壮大了全区慢性病健康管理队伍

通过街道社区计生指导员顺利转型健康管理员（师）工作，53 名社区计

生指导员中有22人考取了国家健康管理师证书，全部获得区政府组织的健康管理员证。目前，高新区拥有健康管理师68名，达到平均每万名居民拥有6名健康管理师，目前居全市排名第一。

（二）建立健康政策激励机制，提升健康管理服务能力

为激励计生指导员转型建立的健康管理师、心理咨询师、公共营养师培训和考证政府购买的财政激励机制，不仅有效引导计生指导员成功转型健康管理师（员），同时吸引社会专业卫生人员、社区知识分子加入健康管理师培训和考证行列，有效提升了区域健康管理服务能力。

（三）居民慢性病健康知识知晓率和健康行为形成率大幅提升，慢性病管理成效显著

健康管理员（师）“一线工作法”的落实，大大促进了慢性病健康管理健康教育工作的开展，宣教频次、群众参与度、宣教效果、慢性病患者管理依从性均较早前有大幅提升，全区居民重点慢性病核心知识知晓率达74.1%，主动锻炼率达59.8%，高血压和糖尿病知晓率分别达到86.8%和84.0%，明显高于全省平均水平。以健康管理员（师）为组长的居民慢性病自我管理小组覆盖全区87.5%的社区，重点人群家庭医生签约率提高到了87.13%，比2016年提升了15.5%。高血压规范管理率为79.09%，高于省水平（19.09%）；血压控制率为72.07%，高于全省水平（32.07%）；糖尿病患者规范管理率为81.84%，高于全省水平（21.84%）；血糖控制率为74.70%，高于全省水平（34.70%）。

三、体会

针对目前全区基层健康管理人才队伍不足、政府编制增加难度大的现状，通过区域人才优化、岗位职能调整扩大健康管理人才队伍才是行之有效的方法。同时，建立配套的政策激励机制，保障转岗健康管理人员的职业规划培训和慢性病专业能力培养，才能真正提升其慢性病健康指导能力。最后，根据健康管理员职责和工作内容，建立有效的社区健康管理员（师）岗位绩效考核方案，并且将考核的职能赋予对应的基层社区卫生服务中心，以考核促进工作落实是关键。

（珠海市高新区公共卫生指导服务中心　供稿）

政府考核，人民监督，为慢性病防控保驾护航

深圳市南山区作为“经济强区”“高新技术密集区”，随着健康融于所有政策理念的逐步深入，辖区政府充分发挥“敢闯敢试”“敢为人先”的“特区精神”，紧密围绕健康南山和卫生强区目标，以慢性病综合防控为突破，从政府层面发力，将“校园健康教育”“以点带面建设健康社区”“慢性病高危人群健康教育与健康促进”等项目列为政府重大民生事实，将“实施健康南山行动计划，完善慢性病管理、重大疾病防控体系，打造健康南山”列为政府重点督查事项，专题督查督办；运用绩效杠杆，“国家慢性病综合防控示范区建设”单列入区属绩效考核指标体系，实行行政责任联动；推进人大、政协工作实践创新，发挥“三代表一委员”（即“党代表、人大代表、居民代表、政协委员”）监督作用，接受人民群众检验；构建了南山区“战略先行、共建共享、注重实效、未雨绸缪”的慢性病防控新格局。

一、主要做法

（一）群众点菜，政府买单，以民生项目践行“将健康融入所有政策”

为了更好地问需于民、问计于民，南山区于2015年起，立足社区居民需求，改变以往由政府“一杆到底”的大包大揽式做法，以“群众点菜、政府买单”的方式，充分调动区内各企事业单位、社会组织、高校院所、团队及个人积极参与，每年向社会各界广泛征集，与政府部门财政预算结合，按照“先急后缓”“先重点后一般”的原则，对前期建议进行吸收、提炼，形成民生实事备选项目，在区人民政府网站进行网络票选，按投票结果予以实施，让民生实事政策真正落地惠民。

2015年，慢性病高危人群健康教育与健康促进项目入选民生实事，全区慢性病高危人群免费筛查10 000例。2017年，大肠癌筛查、脑卒中重点高危人群筛查、老年人“五免二优”服务成为健康普惠项目予以实施。2018年，卫生健康类项目引起全区百姓高度关注，20项政府民生实事涉及5项，其中“健康从娃娃抓起，将慢性病防治知识纳入学校健康教育课程，每学期不少于6学时”位居民意投票榜首，“以点带面建设健康社区”“社区开展健康教育讲座

200 场”等亦成功入围。所有成员单位有关慢性病综合防控的工作全部纳入各自部门预算，全面实施。2019 年，文体场馆、自行车道建设等由文体、交通部门承担的职责全部纳入政府民生实事重点督查；街道办事处试点社区成立“健康社区建设工作委员会”，社区党群服务中心协同开展社区卫生健康服务工作。

（二）纳入政府绩效考核，以建立科学绩效考核评价体系督促落实

南山区经过六年实践，不断完善“政府主导，部门协作”机制，建设成员单位由 2012 年的 24 个扩大至 43 个，几乎囊括全区所有部委办局，并有计划地开展民生工作监督。自 2016 年起，慢性病示范区建设列入政府重点工作责任清单，区政府督查室按常规督查事项分季度督办落实，从“政府部门行政业绩”和“街道办事处行政执行”两个维度进行考核，考核成绩与绩效奖金挂钩。

2018 年《深圳市南山区绩效管理委员会关于印发南山区 2018 年绩效管理工作实施方案的通知》（深南绩委〔2018〕1 号），将“国家慢性病综合防控示范区建设”纳入政府绩效考核，占区人大、政协和党群部门、政府部门、街道办年度考核权重为 5%。由区绩效管理委员会制定慢性病示范区绩效考核指标体系、考评标准及操作规程。区绩效管理委员会从基本建设、运作机制、工作业绩三个维度 10 大项 50 小项指标分三类单位进行综合评估。10 大项指标是保障机制 3 项、健康单位建设 4 项、部门建设 1 项、建设成效 1 项和加分项 1 项，其中保障机制分为人力保障 15 分、政策保障 15 分、经费保障 10 分；健康单位建设分为无烟单位建设 5 分、健身活动 5 分、健康教育 5 分、职工体检 5 分；部门建设为依职能固定任务 20 分；建设成效为示范区考核 20 分；加分项为出台有效政策和案例（20 分）。评估基础分为 100 分，加分项 20 分。指定区卫生计生局为数据采集责任单位，按分工不同将成员单位分为三类单位进行年度绩效评估。一类单位承担特定建设任务，包括区委（政府）办、宣传部（文体局）、南山公安分局、总工会、团委、妇联、工商联（总商会）、发展改革局、经济促进局、教育局、科技创新局、民政局、财政局、卫生计生局、统计局、城管局、机关事务局、残联，共 18 家。二类单位负责本单位部门建制，落实控烟、工间操、职工体检、健康教育等工作，包括区委政法委、信访局、司法局、人力资源局、住房建设局、环保水务局、安监局、规划土地监察局、物业办、工务局、出租屋综管办、城市更新局、金融办，共 13 家。三类单位为街道办事处，全方位全覆盖开展健康促进，共 8 家。市属驻区单位由市绩效办评估，包括市规

划国土委南山管理局、市市场和质量监管委南山局、南山交通运输局、社保南山分局，共 4 家。基础分按建设任务完成率得分，建设任务完成率低于 50% 或弄虚作假造成负面影响的，该考核指标不得分；对提供特色案例获得嘉奖或有成功经验被推广应用的单位予以加分奖励。区绩效管理委员会按照绩效评估指标体系和考核标准对成员单位进行考核，并向区委区政府汇报考核结果。至此，南山区慢性病防控工作列入政府绩效考核走向常态化道路。

（三）完善机制，理顺流程，以联合督导促成多部门工作常态化

南山区政府督查室启动多部门联合督导机制，一年两次，由政府发令，各部门参与，委托区卫生健康局牵头实施。按照“民生为先、一事一督、精准干预”的原则，遵循“规划 - 实施 - 考核 - 通报”流程，遴选文体、教育、城管、卫生健康、市场监管、民政、医保等多个部门专家组成示范区建设技术联合小组，负责对各专项工作方案的制定、组织、实施、评价等提供技术支持和决策咨询。通过重点部门走访座谈、查阅资料、现场办公等形式，针对信息沟通共享、激励问责、质量控制 3 个基本运行机制进行督导，督导结果以通报形式报送政府督查室，并发送所有成员单位。此外，在年中和年底举办政府单位“一把手”述职活动，面向人大代表和政协委员汇报重点工作和民生实事落实情况。2018 年，《以拼经济的劲头打造南山健康高地》被列为南山区政协重点提案，由区长领衔督办，逐条落实“构建并推行南山健康指数”“打造无缝隙医疗健康服务体系”“完善学校校医管理服务机制，健康南山从娃娃抓起”“成立人才健康服务中心吸引和留住人才”四条建议，推进疾病治疗向健康管理转变，提案办理结果全票获代表“满意”评价。

（四）代表履职，百姓质询，以转变作风回应党情民意

慢性病防控是实实在在的民生工作，关系着老百姓的健康获得感。南山区不断推进人大、政协工作实践创新，充分发挥“三代表一委员”的监督作用，就慢性病综合防控相关工作走访干群，入户访谈，开展调查研究，听取居民意见，力求将慢性病防控工作做到让老百姓满意。同时，成立了 130 人社会兼职督察员队伍，并对企业代表予以备案，通过书记信箱、网络建言等多种途径接受群众检验。每年年中，南山区公开召集 40 名代表和委员，开展半年工作推进会，各示范区建设主要部门负责人接受代表现场质询。

（五）创新建言，精品纷呈，以广纳贤言作为工作改进动力

围绕健康南山和卫生强区目标，南山区开展“我为‘健康南山’建言献策”有奖征集活动，发掘可复制可推广的慢性病综合防控与公共服务相结合的有效模式。活动由区卫生健康局和区委宣传部联合主办，媒体支持，专家评审，获奖名单向全社会公布。共收到投稿62件，其中创新建言类36件，优秀案例类26件，分别来自江西、河北、广东等地，既有社会自由职业者，也有政府公职人员、街道、教育、卫生工作者和社区党群服务中心工作人员。最终评选出16个优秀建言和18个优秀案例。辖区政府将对这些优秀创新建言和案例进行论证后酌情实施。

二、成效

（一）建立政府主导的慢性病防控绩效考核评价指标体系

慢性病综合防控纳入政府绩效考核后，区绩效管理委员会建立了科学的慢性病示范区绩效考核指标体系、考评标准及操作规程，对三类单位进行绩效考核，使示范区政府绩效考核常态化。

（二）初步形成将健康融入所有政策的格局

以“网络建言”“民意征集”“网络投票”等形式将慢性病防控逐步纳入民生工程，制定了“控烟条例”“校园健康教育”“以点带面建设健康社区”“慢性病高危人群健康教育与健康促进”“公共体育场馆开放与补助办法”“大肠癌、脑卒中筛查”“六龄童免费窝沟封闭”“搭建健康‘产学研’转换平台”“长者助餐服务办法”“健康人才培养计划”等健康政策。并通过政府绩效考核加分项督促政府各部门、街道出台健康政策。2019年，南山区委区政府正式印发《“健康南山行动计划”实施方案》，明确将“健康融入万策，健全支撑与保障制度”作为主导内容，初步形成健康融于所有政策的格局。

（三）不断创新，建立“政府主导、代表述职、百姓质询”的督查工作模式

南山区除政府督查室建立常规政府督查机制外，在实践中，不断创新督查方式，充分发挥“三代表一委员”的监督作用，对慢性病综合防控工作进行督

查，并将督查结果以“代表述职，百姓质询”形式进行反馈，创新慢性病督查工作模式。

三、体会

“时代是出卷人，我们是答卷人，人民是阅卷人”，通过“群众点菜、政府买单”，将民生实事的决定权交到老百姓手里，慢性病综合防控类项目的入选和不断增加，意味着百姓对健康的关注和需求越来越高，政府必须将健康融于万策，纳入政府绩效考核，并建立科学的慢性病综合防控绩效考核评价指标体系，落实督查制度，才能真正答好这份时代所出的健康问卷。

（深圳市南山区卫生健康局基层卫生和老龄健康科
深圳市南山区人民政府办公室督查室　供稿）

全生命周期的健康维护篇

人民健康是民族昌盛和国家富强的重要标志。随着中国特色社会主义进入新时代,人民群众对健康的需求也在不断提高。全生命周期健康管理旨在以人的生命周期为主线,对婴儿期、幼儿期、儿童期、少年期、青年期、成年期、老年期等不同阶段进行连续的健康管理和服务。它不是对生命周期各个阶段“平均用力”,而是根据不同群体的特点,在重点时期为重点人群提供健康干预,通过将健康管理的关口前移,降低健康损害的发生概率,力求实现少得病、少得大病、健康长寿的目标。

习近平总书记在全国卫生与健康大会上强调:“要坚定不移贯彻预防为主方针,坚持防治结合、联防联控、群防群控,努力为人民群众提供全生命周期的卫生与健康服务”,将全生命周期健康管理提到新的高度。2019 年 7 月印发的《国务院关于实施健康中国行动的意见》,将维护全生命周期健康作为三个方向性的工作目标之一明确提出,并在 15 个专项行动中设置了妇幼健康促进行动、中小学健康促进行动、职业健康保护行动、老年健康促进行动四个针对不同人群的专项行动,为推动全生命周期健康管理提供了“路线图”和“施工图”。

在国家慢性病综合防控示范区建设过程中,全国各地积极行动,主动探索从传统诊病治病向全生命周期健康管理扩展,涌现出不少具有地方特色的有效做法。比如,北京市东城区开展的“关爱幼儿健康成长行动”,携手孩子、家庭和幼儿园,以健康行为习惯养成为主线,辅以健康教育示范课程征集、健康宝贝评选等活动,初步建立了政府主导,卫生、教育部门联合,家园共育的慢性病防控模式。湖北省东风汽车公司将职业人群职业病防治和慢性病管理有机结合,积极探索和实践了职业人群健康管理模式,取得了良好的成效。浙江省杭州市江干区、江西省新余市渝水区、湖北省荆州市、甘肃省张掖市甘州区等均结合当地实际,因地制宜地探索了各具特色的医养结合模式,为其他地区开展老年人健康管理提供了较好的借鉴。

然而,构建全生命周期健康管理体系还有很长的路要走。习近平总书记指出:“要推动将健康融入所有政策,把全生命周期健康管理理念贯穿城市规划、建设、管理全过程各环节。”未来,不仅这些成熟的模式需要在各地生根发芽、逐步推广,而且在健康融入所有政策、城市规划与健康影响评估、多部门协作开展健康管理、医疗卫生服务体系的融合等方面,还需要各地进一步积极探索,以期为维护全人群、全生命周期健康提供可借鉴的模式。

品牌养老助推医养结合新模式

张掖市作为西部经济欠发达地区，辖 5 县 1 区，2019 年底常住人口 129 万，65 岁以上老年人 13.1 万。2010 年前全市尚无规范民营养老机构，各县区及部分乡镇设有公立敬老院，床位不足千张，入住长者数百人，养老机构极度匮乏，缺少配套医疗服务，远远不能满足老年人特别是高龄、慢性病、失能老年人对养老服务的需求。为有效解决这一问题，张掖市甘州区依托 2010 年民政部支持甘肃省民政事业发展的重点建设项目，在张掖市滨河新区建设了张掖甘州全国综合养老示范基地。基地规划总面积 500 多亩，其中核心区用地面积 54 978.59m^2，总建筑面积 79 881.41m^2，设计床位 1 355 张。由社会养老区、陪助敬老区、特殊护理区、高档养老区四个区域组成，并与市第二人民医院建立了协作关系，志在打造甘肃省医养融合品牌养老基地，满足更多长者生活照料、养老护理、医疗康复、文化学习、休闲娱乐、疗养健身、精神慰藉等多种服务需求，逐步探索公立养老机构服务新模式。

一、主要做法

（一）政府兴建，国企运营

坚持“政府搭台、社会参与、企业运营、多元投资、示范带动”的原则，由公司负责基地运营管理工作。按照国家养老示范基地建设的要求，着眼满足长者的个性需要和精准服务，分类建立了“三公寓三中心”，即公寓式养老公寓、居家式养老公寓、旅游式养老公寓和康复理疗中心、老年服务中心、多功能活动中心，为入住长者提供辅助起居、饮食配制、紧急呼叫、情绪疏导、定时体检、康复理疗、文化娱乐、智能定位等多样化全方位养老服务，确保入住长者住宿舒心、饭菜可口、休养自在、医护满意。

（二）完善政策，助推发展

1. 费用减免政策

除法律法规明确规定的收费项目外，政府对养老基地不再另行收费；凡收费标准设置上、下限的，均按下限收取。养老基地用电、用水、用气（燃气）、用热等按居民生活类价格执行，并免收相应的配套费。免收养老基地有线电视、固定电话、宽带互联网安装费，有线电视基本维护费按不高于当地居民用户终端标准的 50% 收取。

2. 财政投入政策

采取以奖代补、贷款贴息、运营补贴、购买服务等方式，对养老基地根据实有床位给予一次性建设补贴，新增床位每张补贴 1 万元，所需资金由省级财政预算安排 50%、福利彩票公益金安排 50%，地方财政和福彩公益金对养老机构投保责任保险给予资助。

3. 人才支撑政策

对高等院校、高职、职中养老服务相关专业毕业学生，与养老机构签订 5 年以上正式劳动合同且在岗工作满一年的人员，按学制逐年返还全额学费。获得初级以上资格证书的养老护理员，在养老机构累计服务时间满 3 年且满足保障住房申请条件的，可以优先申请公共租赁住房。

4. 外地长者优惠政策

制定优惠政策以吸引张掖以外的长者，包括个人入住者根据预交年度床位费情况赠送床位费，单位、企业团体入住者在享受个人优惠政策的基础上再实行收费总额优惠的政策。

（三）医养融合，提升品质

在开展传统生活护理服务、精神心理服务、老年文化服务的基础上，通过建设医疗床位和养老床位，以收治失能、半失能长者为主，突出生活照料和慢性病治疗与康复两大服务功能，着力打造“先治后养、医养结合、兼顾康复、全程照料”养老模式。采取政府购买服务的方式，选择与养老基地相距仅 500m 的张掖市第二人民医院作为合作单位，签署战略合作协议，由医院在养老中心设立医务室，选派医护人员入驻养老基地，全天候为入住长者提供医疗保健服务。医院为基地开辟“绿色通道”，遇有紧急就医情况，由团队医护人员负责送医，免挂号，先急救后付费。养老中心按照入住长者身体状况为医院定额支付日常健康服务费，自理型每人每月100 元，护理型每人每月200 元（药品、急救费用另计）。

（四）着眼慢性病，精细管理

1. 结合实际完善制度建设

根据养老机构内老年慢性病人较多的特点，建立和完善了控烟、餐厅减盐减油减糖和营养配餐等制度，为开展老年人慢性病管理提供了制度保障。

2. 严格标准加强环境支持

严格按照民政部《养老机构服务规范》《养老机构服务质量管理规范》等要求，完善软件和硬件设施，实行标准化管理，注重适老化标准建设，房间布局合理，光照充足，通风良好。楼梯、楼道、房间、卫生间、电视柜都配有无障碍扶手。地面为防滑地面，家具为光滑圆角，以防跌倒或碰伤。基地建有多功能活动中心，配置羽毛球室、乒乓球室、台球室、健身房、图书馆、老年大学等室内活动区，室外采取花园式规划，随处可见宣传栏、宣传板、健康小贴士，营造了浓厚的健康氛围。

3. 把握重点开展健康教育

利用健康教育活动室、宣传栏、楼道、餐厅等宣传阵地，向长者普及健康66条、“三减三健”核心信息、营养膳食保健、高血压、糖尿病、脑卒中、冠心病等日常保健和慢性病防控知识。同时还设有老顽童学堂，采取专家讲座、播放光盘、互动交流等形式开展宣讲活动。成立高血压自我管理小组8个，糖尿病自我管理小组5个，各小组均由指导医师专人负责，定期开展自我管理经验交流和指导，组与组之间，组内个人之间实行月评估、月评比、月奖励，以帮助患者树立战胜疾病的信心，促使其提升自我管理水平。

4. 建设团队提升服务水平

加强专业护理队伍建设，完善与医务室的无缝对接。对护理人员定期开展培训学习和业务知识测试、竞赛，促进服务技能全面提升。除日常做好预防保健外，对高血压、糖尿病、冠心病、脑卒中等慢性病患者提供个体化的康复指导和检查随访服务，在保障老年人健康、延缓慢性病进程、减少并发症、降低伤残率、延长寿命、提高生活质量等方面实现医与养的有机融合，发挥互相补充、互相促进作用。

二、成效

（一）老年人的“新家”：设施完备，布局合理，管理科学

基地自2017年8月全面启动运营以来，累计入住350人，现长期在住长者237人。其中：男性97人，女性140人，最大年龄94岁，最小年龄54岁，平均年龄78.5岁。对自理型和护理型长者实行分区管理，每位长者房间内均配有独立卫生间及淋浴等居家基础设施。基地引进“互联网+”为主要模式的

"智慧健康养老",实现了智能系统全覆盖,24 小时实时监护,每个卧室内均配有电子呼叫系统。每位长者均配有智能化的定位系统,使用统一的标识化管理,让患有认知障碍的长者通过各类图标标识,能够简单、方便、尽快找到所需要的物品或想去的地方。楼面每一层均设有护理站、配餐间及各类活动室,为入住长者提供 24 小时方便、舒适的养老护理服务。

(二)老年人的医护:筑巢引凤,专业团队,全程呵护

经过两年多努力,基地已建成集内科、中医科、康复保健科等功能齐全的医务室,市二院根据长者健康实际情况,选派呼吸科、心血管科、消化科、内分泌科、老年病科专家团队定期轮流驻守,日常保持医护人员 8 人在岗。同时,通过政策吸引,招募护理人员 57 名,其中有大专以上学历 22 名,持高级护理员证 2 名,中级护理员证 8 名,初级护理员证 21 名,能够在日常生活、健康教育、预防保健、临床诊疗、康复理疗等方面为长者提供全方位的优质服务。

(三)老年人的生活:活动丰富,专业指导,其乐融融

成立歌唱小组、书法小组、象棋小组、门球小组等 8 类兴趣小组,每天组织开展活动,为避免长者久坐不动,麻将室、棋牌室实行限时活动,其他活动按时长积分兑换小礼品。护理员每天带领长者参与多种形式的锻炼活动,如:各类手指操、口腔技能康复操、站式合成、坐式合成操、刺绣、剪纸活动等;指导使用太极轮、三人扭腰器、骑马平步组合、门球等室外活动。每月举办长者生日会和公益爱心奉献活动;联合街道(社区)、文化馆、公益组织等单位开展重大节日联欢会、文艺汇演,特色文艺展示等活动;春夏秋 3 季每周 2 次安排自理型长者到基地紧连的 4A 级景区——张掖国家湿地公园等处休闲散步,让入住长者加强锻炼,发展业余爱好,丰富了老年生活。除个别不能下床的长者外,入住长者有 220 人左右每周参加各类运动不少于 5 次,每次活动不少于 30 分钟,占总人数的 90% 以上。

(四)老年人的饮食:荤素搭配,低盐低糖低脂,营养均衡

基地聘请专、兼职营养师各 1 名,制定营养食谱,推出特色低盐菜品 15 个,低油菜品 25 个,低糖菜品 30 个。采用集中供应、个人点餐形式,由护理员一对一指导,保证一周食谱不重样,合理搭配,控制盐、糖、油的摄入。经统计,基地长者平均每人每天摄盐量为 7g、摄糖量为 5g、摄油量为 25g,略低于《张掖

市甘州区社会因素调查报告》中一般居民(平均每人每天摄盐量为7.6g、摄糖量为9g和摄油量为27.9g)的摄入量。

(五)老年慢性病患者:建档评估,自我管理,积极干预

对每一位入住长者,基地都建立完整的健康档案,做好入住前、中、后期的科学评估,为慢性病患者进行个体化护理和健康及心理干预。通过培养活动兴趣、发放"健康体验券"引导患者提高服药依从性和规律服药率、改变老年慢性病患者不良生活习惯和饮食习惯,以及心理疏导等干预措施1年后,入住长者服药依从性、慢性病危险因素知晓率、健康生活方式知晓率、心理健康知识知晓率、健康行为形成率均较入住前有明显提高,未发生跌倒骨折的情况。原吸烟长者中已有25名不吸烟达半年以上,其中12人已成功戒烟。因慢性病入院治疗人次数有所下降,初步测算较非入住同龄人群减少医疗费用10%左右。

(六)老年人健康监测:全程管理,定期体检,积极预防

除日常监护管理外,每年为每位长者进行一次全面系统的体检,包括心电图、B超、肝肾脑CT、X胸片及生化检查,检查结果分别反馈给家属和医务室。通过日常监护及定期体检及时掌握长者身体状况变化情况,适时做好未病预防、慢性病管理、康复理疗、术后恢复等工作。发现长者健康数据异常时,及时提醒、护送长者就医,有力避免了意外情况发生。

(七)推广和利用:探索推进,示范引领,效应初显

养老基地全新的管理运营模式在张掖市及周边地区产生了明显示范带动作用。至目前,吸引了来自北京、西安、新疆等地部分长者长期入住,已与部分省内外养老机构建立了合作关系,吸引外地长者季节式、旅居式养老团队和个人的短期入住。近几年,张掖市已新增民营养老机构6家(1家正在建设),均采用医养融合模式,预计全部投入使用后将新增床位2 000余张,极大缓解全市医养机构和老龄人群之间的供需矛盾。

三、思考

养老产业是方兴未艾的民生事业,张掖甘州全国综合养老示范基地的建设,得到了政府和社会各界的大力支持。甘州区秉持"立足张掖、辐射周边、

面向全国”发展理念，结合实际，不断提升内涵建设，打造精品服务。2019年基地获“甘肃省民政系统先进集体”荣誉称号，护理部获“三八红旗先进集体”荣誉称号。下一步，甘州区将按照甘肃省“一核两带”战略规划，全面建设以张掖为中心的河西走廊养老服务产业带，将建设、管理、服务经验向周边地区推广，以产业带动发展，致力打造丝绸之路上的品牌工程；发挥辐射效能，继续推进医养深度融合，使养老机构成为慢性病长者、高龄失能长者的最佳去处，不仅让长者老有所依，更让老年人“老有所医”，构建和谐温馨的社会养老环境，使每一位长者都能度过幸福安详的晚年。

（张掖市甘州区疾病预防控制中心　供稿）

爱护小牙齿，家校手携手

一、背景

据世界卫生组织最新统计，口腔疾病已被列为继癌症和脑血管疾病之后的第三大疾病。鹤庆县在儿童口腔卫生调查工作中发现儿童龋患率高达42.6%，更加严峻的是居民口腔保健意识不足，严重缺乏一级预防意识。云鹤镇第二幼儿园高度重视幼儿口腔保健，在建园伊始就开展了幼儿入园体检工作，在龋齿患病率达 80% 以上的背景下，经过多次研讨，最终决定开展“口腔健康，从小抓起”这项有特色并具有积极鼓励性的口腔预防保健工作。

二、主要的做法

（一）建立晨检制度

1. 坚持晨检制度（一日晨检、二次晨检），并作记录，重点记录口腔检查情况（如牙齿是否干净）。

2. 坚持晨检及全日健康观察制度。认真做好一看（牙齿、咽部、皮肤和精神）、二摸（是否发热）、三问（是否刷牙、是否吃糖、饭食情况、睡眠情况），发现问题，及时处理。

3. 每班配备体温计，遇不舒服幼儿及时测量体温，如有异常，立即报告园长和保健医生，并及时通知家长，送幼儿到医院诊治。

4. 对情绪不好的幼儿，重点观察记录其情绪、食欲、睡眠等情况，全天予以特别的关注，并按时、准确地填写“幼儿全日观察记录表”。

（二）一日晨检

幼儿园美好的一天，在晨检老师的一声声“早上好！”中拉开了帷幕。

校园里，一双双大手牵着一双双小手，一路欢歌笑语来到大厅指定晨检区，“手心、手背、啊 ~”小朋友们熟练地对着晨检老师，做出了和口令相应的动作。今天，小朋友们能发到黄卡还是绿卡呢？这就要看小朋友的健康情况了。

记得刚建园的时候，幼儿入园体检报告上显示，幼儿龋齿率竟高达 80% 以上，看着满口小黑牙的宝宝们，园领导和老师们都为幼儿的口腔健康担忧。经调查，云鹤镇第二幼儿园的宝宝大多数都是由爷爷奶奶照顾，而老人们都没有科学的喂养理念，也不太注重孩子的口腔卫生，长此以往，一口白白的小乳牙都变成了黑乎乎的小虫牙了。龋齿的形成是由细菌、饮食和不良卫生习惯引起的，为了能更好地预防和控制龋齿，幼儿园根据规程中保健龋齿相关要求，结合本园实际情况，制定了晨检制度，并制作了晨检卡，把晨检卡分为绿卡（笑脸卡）和黄卡（哭脸卡），绿卡是发给健康卫生的小朋友，黄卡是发给不注重卫生的小朋友。有了这个制度，小朋友们每天都会认真的刷牙和洗手，争取晨检时发到绿卡，牙齿和小手不干净、不讲卫生的小朋友在晨检时会发到黄卡，同时晨检老师在"云鹤镇第二幼儿园晨、午检排查登记表"上做好记录，拿到黄卡的小朋友就得不到老师奖励的小红花。有了绿卡和黄卡的区分，家长们也越来越注重培养孩子的卫生习惯，特别是口腔卫生，加强了口腔疾病的预防，也有效拦截了传染病。

（三）二次晨检

每天早晨，幼儿在完成一次晨检以后，方能到活动室，再由各班级的早班老师在活动室门口迎接小朋友们，做好二次晨检。认真做到"一看二摸三询问"，没有发现异常，幼儿才可以进入活动室，如果发现异常，老师会让家长带幼儿到医院就诊或回家观察，并把就诊情况和在家观察情况及时报告给班主任老师，老师及时在"云鹤镇第二幼儿园二次晨检记录表"做好详细的记录（图 3），对身体不适的幼儿做好标注便于管理。另外，对取得黄卡的幼儿，详细询问黄卡原因并针对问题做鼓励性指导。

云鹤镇第二幼儿园二次晨检记录表

班级：23 班

时间	姓名	性别	晨检情况	检查结果	采取措施	当班教师
2018.9.7	[illegible]	男	有水痘	水痘	看医生 在家观察[illegible]	[illegible]
2018.9.24	[illegible]	男	出水痘	水痘	在家治疗	[illegible]
2018.9.24	[illegible]	男	过敏	[illegible]过敏	在家观察	[illegible]
2018.12.15	[illegible]	女	过敏	[illegible]	老师观察	[illegible]
2018.11.19	[illegible]	男	指甲长	指甲长	回家修剪	[illegible]

云鹤镇第二幼儿园二次晨检记录表

班级：27 班

时间	姓名	性别	晨检情况	检查结果	采取措施	当班教师
2018.9.10	[illegible]	男	指甲长	指甲长、脏	回家清洗、剪	高丽菊
2018.9.10	[illegible]	男	黄卡	咳嗽		高丽菊
2018.9.25	[illegible]	女	指甲长	〃	回家剪	王树良
2018.9.25	[illegible]	男	指甲脏	〃	回家清洗	王树良
2019.1.10	[illegible]	女	指甲脏		剪	王树良
2019.1.10	[illegible]	男	指甲脏		清洗	王树良

图 3　云鹤镇第二幼儿园二次晨检记录表

(四)餐后漱口

早晚刷牙,餐后漱口是保证口腔卫生的前提条件。结合本园的控龋工作情况,幼儿园制定了餐后漱口这个制度:星期一、星期三用清水漱口;星期二、星期四用淡茶水漱口;星期五用淡盐水漱口。这项制度确保了幼儿的口腔卫生,有效地预防了口腔疾病的发生。

(五)开展口腔健康教育课

每周开展一次健康教育课。内容包括"甜甜的东西要少吃""快乐的大白牙""保护小牙牙"等课程,以及观看"牙齿是怎么长虫的""住在牙齿里的细菌"等动画卡通视频。

(六)通过趣味活动,培养刷牙习惯

园内还会开展一些趣味性活动,增加幼儿对牙齿健康的知识,养成早晚刷牙的习惯,如开展"画个小虫牙""画个健康大白牙",读"我要刷牙故事书""大嘴叔叔的蛀牙""爱护小牙齿,争当小标兵"等书的比赛活动等。

(七)培训家长,家校手携手

加强口腔卫生管理工作不仅仅是幼儿园老师的责任,还需要家长的配合。因此,幼儿园在每次家长会上,都会对幼儿口腔疾病预防进行宣讲,让家长全方位了解口腔疾病的预防和控制知识。充分利用小黑板、电子滚动条等宣传栏进行宣传,让更多的家长对口腔疾病引起重视。

(八)开展简单幼儿在家刷牙调查

幼儿园在开展干预措施后,对幼儿刷牙情况开展了调查,幼儿每天坚持刷牙率为96.07%;每天主动、自觉刷牙率为60.72%;晚上刷牙后吃东西者占52.7%。从结果可看出今后还要重点加强对晚上刷牙后吃东西现象的干预。

三、成效

经过5年的努力,云鹤镇第二幼儿园的儿童龋齿率由2014年建园时的80%降到了现在的42.6%;每天坚持刷牙的幼儿已达96.07%;家长对口腔健康知识的知晓率得到了提升;幼儿个人卫生得到了很好的提高;手足口病等传

染病也得到了一定的控制。这些成效的取得，与园领导的高度重视、老师们的辛苦付出，以及家长的积极配合是分不开的。在今后的工作中，云鹤镇第二幼儿园的全体教职工，将会更加认真负责地做好此项工作，保持健康学校的良好风尚。

四、思考

正如毛泽东所说“没有调查就没有发言权”。幼儿园先通过调查，得出幼儿的龋齿率，再调查患龋率高的原因，及时研究制定应对方案，取得了很好的效果。

口腔保健，从小抓起，落实口腔疾病的一级预防。通过老师、家长、幼儿三方面共同努力从源头上减少患口腔疾病的风险。在家长会上对幼儿口腔疾病进行宣讲，让家长认识到口腔疾病的危害，对幼儿口腔健康引起高度重视。掌握幼儿的心理，从积极鼓励、奖励及趣味活动入手，引起儿童的重视。下一步，这些工作经验将在全县幼儿园进行推广。

（大理白族自治州鹤庆县疾病预防控制中心
大理白族自治州鹤庆县云鹤第二幼儿园　供稿）

打造智慧型“医养结合”新模式

一、背景

近些年来，“城市人口老龄化、老龄人口高龄化、居住形式空巢化”的特点在江干区老城区日益凸显，老年人对居家养老的品质要求逐年提升。特别是辖区闸弄口街道，老龄化程度较高，60周岁以上老年人达1.63万，占常住人口的25%，其中残疾老人1 243人，80周岁以上3 615人，需政府托底保障的高龄、独居、空巢、残疾失能失智老人等重点对象1 262人。对闸弄口街道居民开展的《养老需求问卷》调查显示，老年人对医疗健康、安全防护的要求非常紧迫。因此，江干区决定以闸弄口街道为试点探索智慧养老工作，整合优化医疗和养老资源，构建幸福养老“十助九站一平台”体系，打造“医养护”一体化居家养老服务链，着力推进幸福养老、品质养老。

二、主要做法

（一）注重系统设计，做优区域化整体布局

1. 一个平台统筹管理

街道投入300余万元，开辟200m^{2}场地，建成杭州市首家智慧健康养老服务中心，以政府购买服务形式引进专业社会组织，构建集助医、助安、助急、助餐、助洁、助行、助购、助聊、助乐、助学“十助”于一体的智慧健康养老服务平台。2018年和2019年分别投入583.8万元和579.6万元用于智慧健康养老工作及上门人员补贴，主要由市、区两级财政及街道自主进行承担。该平台设置全区域LCD液晶显示屏，建立数据集约系统，实时监测辖区所有申请服务老年人的情况。开通95002服务热线，提供24小时电话受理“十助”服务。

2. 六家小屋辐射全域

街道与浙江好络维医疗技术有限公司合作，以6个社区为基点打造6家健康小屋，辐射街道15个社区。健康小屋配备医学检测仪器，提供健康自测服务，监测数据即时上传至健康云平台。社区卫生服务中心和引进的民办医疗机构组建医护团队，定期在健康小屋坐诊，链接全市统一医疗数据平台，提供体检报告解读、药事咨询、营养评估、中医体质辨识、心理健康咨询、预约挂号等服务。

3. 九大站点延伸服务

打造社区居家养老服务九大站点,为老年人提供生活照料、保健和文化娱乐服务。引入第三方组织运营管理,鼓励辖区老人以低偿、会员制等形式自主购买为老服务项目。为本地区4 790名老人提供居家养老服务的生活服务员,绑定家访式健康服务。对50余位生活服务员开展技能培训,在上门进行生活照料服务时,携带智能医疗设备,按照老年人的健康评估情况,为老年人进行血压、血糖等指标的测量和健康教育,检测数据实时上传至云平台管理,及时更新电子健康档案。

(二)注重载体创新,做优智慧化信息共享

1. 搭建健康云平台

医疗科技公司提供云端数据存储空间,建立健康管理云平台,汇总上传健康小屋、居家穿戴、上门服务等所有监测数据,实现老年人异地数据共享。街道智慧健康养老服务中心与云平台实现数据对接,提供健康大数据分析。

2. 开发智能APP

医疗科技公司研究开发具备健康数据异常报警功能的"生命卫士"手机APP,在签约医生、生活服务员智能手机上进行安装,并与健康云平台数据实时关联。按照社区卫生服务中心医疗团队建议,根据老人个体化差异科学设定健康监测危险预警阈值,一旦日常监测数据出现异常,将发送预警信息至签约医生,并同步至老人亲情号码上,实现远程信息共享。

3. 应用智能穿戴

推广应用腕式电子血压计、心脏检测仪、血糖仪、脉搏监测器等可穿戴智能监测设备及居家监测设备。建立15支342人邻里互助志愿队伍,依托街道智慧养老服务平台和红外人体感知仪、随身紧急按钮等智能化安全援助设备,同时,依托居家安全援助设备,实时监测辖区老人情况,提供全天候24小时安全紧急援助服务。

(三)注重需求导向,做优个性化服务体系

1. 建立一人一档案

依托健康云平台,结合年龄、病史等基础数据,建立一人一档案,老年人的体检报告及日常监测数据全部纳入档案,作为后期诊疗的参考。街道与浙江某健康管理有限公司合作,为试点社区有健康监测需求的老年居民免费提供自测血压血糖仪,监测数据及时上传平台,更新电子健康档案。目前,已为

968 人建立一人一档案。

2. 制订一人一方案

依托社区卫生服务中心和民办医疗机构，成立由 10 名全科副主任医师、8 名居家首席护师、8 名营养师、12 名健康师、2 名药师组成的专业团队，对所有老年人监测数据进行分析评估，制订健康管理一人一方案，并提供上门居家医疗和健康小屋驻点健康服务。目前已完成 1 380 人一对一评估，并制订一人一方案，实现健康管理“三个一”服务。

3. 开展一季一巡诊

针对辖区 968 名与家庭医生签约的政府托底保障老年人，严格执行由专家制定的“长期照护”医养护居家医疗服务申请、评估、服务、监督考核流程。根据老年人健康情况建立家庭病床，提供护理、康复、营养、药事、失智干预治疗等个性化居家医疗服务。同时，在定期随访基础上，街道为辖区生活困难的失能、半失能老人预约每季一次免费上门诊疗服务。

三、取得成效

（一）提高健康管理服务效率

开通 95002 服务热线以来，有 16 万余人次享受过服务。2017 年以来处置老年人家中意外情况 20 余起，均成功排除险情，保障老年人生命财产安全。健康小屋已接待问诊 3 600 余人次，完成健康自测 10 500 余人次。截至 2019 年底，辖区享受政府补贴居家养老的服务对象家庭医生签约率达 76.7%，累计开展健康数据监测 14 万余人次，基本实现让老年群体在居住地就近享受医疗、康复、健康体检、养老等各项医养服务。

（二）优化人力资源配置

随着辖区老龄化速度加剧、人工成本居高不下，通过智慧化设备使用，由经过专业培训的生活服务员上门对老人进行健康数据监测，通过初次筛选，对出现异常数据的人群，再由专业医疗人员进行线上沟通或上门服务，大大减少了专业人员的资源浪费，降低了养老服务成本，提高了服务的效率和资源利用率。

（三）提升老年居民获得感

2016 年，街道成功入选全国医养结合试点示范街道。2017 年底，街道被工信部、民政部、国家卫生计生委评为全国智慧健康养老示范街道，是杭州市唯一一家智慧健康养老示范街道。借助专业化团队为老人提供“医疗护理＋生活照料”服务，提升了服务的内涵与品质，提高老年居民的获得感。据回访统计，2019年居民对各健康小屋和服务站点满意度均达95%以上，2019年度街道第三方测评中养老服务满意度达90%以上。

四、思考

（一）系统设计、分步实施

系统设计、统筹协调，按照试点先行、以点带面的原则，先政府托底人群再健康人群逐步推进，在全区层面推广运用。对辖区内老年人分层开展服务，重点对失能、半失能老年人等特殊困难人群，提供政府兜底的免费服务，形成签约医生、生活服务员、亲属及社区共同参与的健康服务模式。对一般老年群体，逐步引导花钱购买健康服务，实现健康养老全覆盖。

（二）整合资源、提升能力

作为专业性较强的健康医疗服务，仅靠街道和社区的力量难以实现，特别是生活服务员缺乏医疗知识和应急处理能力。智慧养老项目统筹社会资源，促进互联网与健康产业融合，有效整合社区卫生服务中心、信息和医疗技术企业、社会组织等具备专业资质的企事业单位，充分发挥专业优势，为老人提供智慧化健康管理及医疗服务，实现“专业资质＋专业管理”的有机结合。对生活服务员进行分类培训，培训内容逐渐深入和专业化，并定期进行考核，实行考核合格上岗制，做好医护人员的帮手，有效弥补了护理人员不足的问题。

（三）分层分类、引向市场

进一步引入市场机制，大力支持和鼓励社会资本参与到“医养结合”养老服务中来，利用政府和社会力量共同培养居民的健康消费习惯，满足居民不断增长的多元化多层次医疗服务需求。同时加强多主体多部门的紧密联合，不断探索在医养结合模式中各系统各部门间的职能划分，设立总的指挥和协调部门，进一步明确职责，完善组织制度，加强各系统间的联系。

（杭州市江干区闸弄口街道办事处
杭州市江干区疾病预防控制中心　供稿）

学生家长共携手，增强体质防慢性病——“家庭体育作业”助力学生健康成长

一、背景

近年来，青少年体质已经成为公共卫生领域、医学领域、教育领域的热门话题。虽然社会对学校体育重视程度越来越高，将体育纳入中、高考范畴，校园体育活动蓬勃开展，但青少年群体中近视、肥胖等问题仍然突出，体质普遍下降已成为共识。

现在学生及家长的体质怎么样？每天运动时间有多少？运动的主要项目有哪些，有没有锻炼身体的必要和习惯？在此之前，邯山区教育体育局对校园体育关注较多，了解也比较清楚，但对于家庭相关信息，却不清楚。为此，该局组织力量开展了专题调研。经过大量调查走访发现，学生中约有 20% 从事乒乓球、羽毛球、游泳等专业训练，多数回到家里就是写文化课作业和看电视、玩手机；家长中约 30% 有晨练的习惯，但多以散步为主，方式过于简单，锻炼不系统、不全面。在此基础上，该局通过问卷调查、师生访谈等方式，在全区 5 所中学 68 所小学开展了调查，覆盖学生 6 万余人，教师 1 200 余人，并对各校师生近两年的体检报告进行了专项分析。统计结果显示：2018 年邯山区中小学生近视率达 51.6%，肥胖率达 20.51%。因此，加强体育锻炼，增强青少年体质，已成为学校体育工作中一个急需解决的大问题。

二、实施

针对学生体质下降、近视人数增多等问题和广大市民在酒桌、牌桌和手机上消耗过多时间这一消极局面，邯山区教育体育局在调研分析的基础上，从体育锻炼入手，在 2018 年 11 月份制定出台了《关于开展“家庭体育活动　共享快乐健康”活动的实施意见（试行）》（简称《意见》）。《意见》将体育锻炼作为一项家庭“作业”向学生布置下去，要求家长和学生共同完成，探索实施学校体育和家庭体育有机结合，努力形成家校共育的体育活动联合体，以达到通过体育锻炼，增强体质，提高防病抗病能力的目的。

（一）明确作业具体要求，强力推广

在“作业”要求上，邯山区教育体育局明确提出了两个“必须”：一是“家庭体育作业”必须做到因人而异，因地制宜，简单易行、负荷适当，适合学生的年龄、性别、个性等特点。各学校结合学生对体育课堂掌握的效果、体质健康测试所暴露的体质健康问题、学校特色品牌打造的目标追求，根据不同年级科学规划学生喜欢的项目，列出跳绳、仰卧起坐、辅助俯卧撑、原地蹲起、跑楼梯等一系列运动项目供参考，并充分利用社区活动场地、公共健身器材、专业训练场馆等一切可以利用的锻炼资源，和家长一起做运动。二是“家庭体育作业”必须面向全体学生，作为学生课后的一项“必修课”。采用卡片记录法、网上晒图法、家长认可法、家访调查法、展示交流法、测验竞赛法的“六法”检验，推动每一名学生、每一个家庭把体育作业落到实处。

卡片记录法，即设计专用的体育家庭“作业”记录卡，要求学生如实记录体育活动时间、地点、活动的伙伴、内容、运动量等数据，由体育教师定期检查。网上晒图法，即家长适时把自己和孩子的训练照片上传到班级群中，使班主任和体育教师在第一时间了解他们的运动情况。家长认可法，即学生和家长完成作业后，由家长在作业单上签名确认。家访调查法，即通过家长会、家访、电话联系、家校联系手册等办法，具体了解学生家庭体育活动情况。展示交流法，即在体育课中设立体育作业检查环节，对学生完成作业情况进行评价和反馈，并相互交流完成家庭作业的经验。测验竞赛法，即通过体质健康标准测试、组织与作业内容有关的体育竞赛等，用检测数据判断学生家庭体育活动情况。测验和竞赛结果还可论证家庭作业锻炼效果，为教师改进作业内容提供事实依据。适时开展学生体质健康检测工作，并对检查结果进行分析评判，针对肥胖、近视等现实问题找准学生体育锻炼的切入点，根据不同人群合理调整运动项目。

（二）扩大运动覆盖范围，以点带面

在实施过程中，邯山区教育体育局严格遵循教育和体育规律，以兴趣为引导，注重因材施教和快乐参与，使学生养成终身体育锻炼习惯，“小手拉大手，以点带面”，为学生与家长之间搭建了一个交流平台，让学生有更多的机会与父母交流沟通，从而改善家庭成员间关系及促进学生的身心更加健康成长。

通过家庭体育活动，将体育锻炼由校内延伸到校外，由学生延伸到家长，

由家长延伸到社会，这三个"延伸"，突破了课堂教学的限制，使学生有更多的场所、更多的时间参与更多的体育活动。同时，学生不仅是在家长的监督下完成"作业"，还要邀请家长一起健身，做长辈健身的小教练，探索出了一条"全民健身"的新路径。

（三）丰富运动项目设置，增强引力

学校是布置体育家庭"作业"的第一环节。为了让体育家庭"作业"真正融入学生的课余生活，进而帮助他们逐步找到自己喜爱的运动，除了常规的学生体质健康监测项目之外，有些学校还创新了作业内容，将"家庭体育作业"向社区体育作业转化，与"四点钟课堂"相结合，把孩子们最喜爱的体育课堂搬到社区内，老师们每周深入分包社区，带领学生和家长进行一堂"特殊的体育课"。每堂课的授课内容都充分考虑到学生的特点和孩子们的运动喜好，包括了跳跃、奔跑、投掷等多项适合学生的课程内容，活动进程由准备到基本部分再到放松活动，每一个环节严格按照标准的流程来进行。结合社区课堂多数是学生、家长共同参与的特点，以亲子活动设置为主，开展各式各样的活动。同时，学校的体育老师走进社区，指导社区居民正确使用健身器材，沟通交流合适锻炼的方法，传递健康理念；跳绳、空竹、跑步正确摆臂、立定跳远、锻炼前的热身和专业规范的专项指导，并组织带领他们一起进行锻炼，适时组织一些小区内的专项比赛。例如：开展社区亲子羽毛球比赛、乒乓球比赛、踢毽子比赛、亲子跳绳比赛等。大家积极地走出家门、走向社区，全民健身热潮正在形成风气。通过构建学校、家庭、社会三位一体的体育教育新格局，全方位、多层次、多渠道关心学生的健康成长氛围已在新邯山大地全面铺开。

三、成效

自"家庭体育作业"开展以来，经过不断地探索实践和改进，参与人数越来越多，活动载体不断丰富，体质效益、社会效益已初步显现，受到广大家长和学生的欢迎。

一是竞技体育成绩优异。在邯郸市第十三届运动会上，邯山区获得了金牌总数、奖牌总数和团体总分三项全市第一的历史最好成绩。在邯山区 2019 年中小学生田径运动会上，首次设置了家庭组，虽然只设了两个项目，但家庭成员的热情高涨、参与积极，也展示了"家庭体育作业"的成果。从运动会成绩来看，总体较上年有明显进步，尤其是小学 A 组铅球、跳高、中长跑和中学组跳

高、跳远等项目,较以往均有很大突破。

二是社会关系更加融洽。家庭成员之间、邻里之间,因共同的体育活动而连在一起,大家在牌桌、酒桌、手机、电视上消耗的时间明显减少,取而代之的是健康有益的体育活动。邻里关系更加和谐,亲子关系更加紧密,社会关系更加融洽。

三是学生体质明显提高。邯山区教育体育局分别对邯山区实验小学、阳光实验小学、开元小学、美的小学 2018 年和 2019 年两年学生体质健康数据进行了抽样调查。4 所学校学生近视率平均下降了 3.74 个百分点,肥胖率平均下降了 3.29 个百分点,因病缺课人数平均下降了 3.51 个百分点。总体来看,孩子们的体质得到了明显改善。

四是体育锻炼由被动化为主动。在邯郸市邯山区,把体育锻炼作为作业"强制"推行还是第一次。起初,部分家长对这项工作不理解,但迫于孩子的"压力",特别是在班级群里看到别家的照片一张张展示,也都纷纷加入到体育锻炼的队伍中来。经过一段时期的坚持,被动训练的少了,主动锻炼的多了。很多家长给班主任和体育老师微信留言,表示尝到了"甜头"。特别是有一些孩子的妈妈说,过去孩子爸爸在春节期间亲朋好友聚会,把时间都用在了喝酒上,整日精神不振,而现在为了完成"作业",也逐渐养成了早睡早起的好习惯,希望这项作业要长期坚持下来。

四、思考

健康的身体是抵御慢性病的最佳药方。与慢性病知识普及、疾病预防和提高医疗保障水平相比,加强体育锻炼、增强身体素质、提高抗病能力是最根本且有效的方法,也是最容易操作、不受经济条件限制的方法。"家庭体育作业"在全区开展已近一年。通过一年的推广,不仅积累了一定的经验,也引起了社会的关注。新华社、"学习强国"学习平台、《中国教育报》《中国教师报》《河北工人报》《邯郸日报》等相继进行了报道。河北省人民政府办公厅刊登了邯山区的经验做法,邯郸市委改革办列入了全市创制性改革事项及推广改革试点,邯郸市教育局、邯郸市体育局在全市推广邯山区经验。

在"家庭体育作业"实施过程中,通过各方面反馈,受到了广大家长的欢迎,但也发现了一些问题。一是作为新生事物,家长认可度不高、参与率不高;二是广大农村体育设施建设不足,活动载体不多;三是部分家长因为生意、工作等原因,陪同锻炼时间不够;四是高年级学生如何做到体育锻炼与文化知识学习的统筹兼顾，做到学习锻炼两不误。针对以上问题，邯山区在实践中逐渐探索出具有针对性的应对措施。

关于家长认可度不高问题，邯山区不断加大宣传力度，通过致家长的一封信、专题班会、家长会、微信宣传等方式，广泛宣传体育锻炼的重要意义和训练方法，争取家长的认可和支持。

关于农村体育设施不足问题，邯山区引导学生和家长拓展思路，把家务劳动、田间劳动纳入体育锻炼中来，从小培养孩子爱劳动的良好习惯，在劳动中体验快乐、锻炼身体。

关于部分家长缺乏陪同锻炼时间问题，邯山区对这部分家长不做具体的时间要求，但原则上每周抽出 1~2 天时间，陪同孩子一起锻炼，在不影响家长工作的前提下，增加运动时间，增强运动效果。

关于体育锻炼与文化知识学习的统筹兼顾问题，一是引导学生，把体育锻炼融入日常生活。对于学业负担较轻的低年级学生，安排课后相对集中的时间开展体育活动，以达到更好的锻炼效果；对于学业负担相对较重的高年级学生，引导他们充分利用上下学、大课间、节假日等相对零散时间，并在运动项目、运动强度上加强指导，提高体育锻炼的效率。二是培养学生的运动乐趣，通过设计有趣的活动内容，让学生快乐健身。三是通过体育锻炼，适当增强学生的运动量和运动难度，培养学生吃苦耐劳的品质、健全的人格和坚强的意志。四是引导学生长期坚持锻炼。身体素质的提高不能一蹴而就，不是一朝一夕可以完成的。只有长期的、反复的锻炼，身体素质才能逐步提高。

体育锻炼只有起点，没有终点。下一步，邯山区要在做好校园工作的同时，加强对毕业生的跟踪调查，让体育锻炼伴随学生一生的发展和成长，努力使每一名从邯山走出的学子，将来无论走向什么岗位，都能把体育锻炼融入自己的工作和生活，在各个岗位上快乐健康地工作。

今后，邯山区教育体育局将在“家庭体育作业”上持续发力，不断探索新的方法，丰富运动锻炼项目，设置有效监测方式，提高体育锻炼对学生、对家长的吸引力，坚持把这项工作推广下去。在体育锻炼的同时，广泛宣传慢性病防控知识，以“家庭体育作业”为载体，进一步发挥学生对家长、学校对家庭、家庭对社会的影响带动作用，共同促进家庭体育运动的持续、有效开展，努力使学生养成终身体育锻炼习惯，增强全民身体素质，提高全社会预防慢性病的能力。

（邯山区教育体育局　邯山区疾病预防控制中心　供稿）

颐养之家　幸福的家

“以前一个人住，饭菜都懒得做，剩饭剩菜得吃一两天。现在好了，每个月只需缴纳200元的伙食费，就有专人做饭，餐餐都能吃上热菜热汤。”说起在“颐养之家”的晚年生活，江西省渝水区鹄山乡桐村村83岁的黎发妹老人觉得特别温馨。这是该区遍地开花式地发展“颐养之家”居家养老模式的一个缩影。

一、背景

我国已进入老龄化社会，养老问题已经成为当前社会的核心问题之一。随着城镇化进程的加速，广大农村的年轻人普遍外出务工，造成农村高龄、空巢、独居、经济困难及生活处理困难老人越来越多，农村老人的“养老问题”更是得到各级政府、社会各界的广泛关注。

渝水区位于江西省中部偏西，是新余市主城区所在地。全区国土面积1 173.8km^2，现辖6镇5乡6个街道（办）和2个工业园区，户籍人口69.71万，60岁以上老年人12.07万，占17.31%，其中70岁以上老年人3.94万。

近年来，针对农村留守、独居老人生活质量差、养老困难及“故土难离”的实际情况，渝水区在市委市政府统一指导下，充分发挥农村基层党组织作用，统筹运用农村各种资源，依靠社会各界的积极参与，因地制宜，因村而异，充分利用村级文化中心、清闲房屋等现有资源，探索出了一条“党建＋农村颐养之家”的农村养老新模式，使得农村老人在家门口就能满足生活照料、情感交流、精神慰藉等需求，较好地破解了农村养老难问题。

二、“颐养之家”实施

根据渝水区委《关于落实基层党建“五化”要求全面推广“颐养之家”工作的实施方案》，对于颐养之家的建设，区委、区政府提出，要以社区或小区、行政村或自然村为单位，根据当地老年人“吃、住、娱、产”的实际需求，注重量力而行，分类实施，开展颐养之家“五个一”建设，即一次体检、一次建档、一次宣教、一张信息卡、一张扶贫证。

各社区和村镇负责颐养之家的日常管理和具体实施，在具体实施过程中，每个“颐养之家”都对照标准细化、深化，既对标实施，又丰富内涵，做到建“家”“八个一”，公共卫生服务“六个一”。每个颐养之家按照“八个一”的标准建设，即：

一个标准化厨房：每一个厨房都按统一标准建设，务必做到干净整洁，使老人的饮食干净健康；

一个书报学习室：书报学习室放一些适合老年人看的书籍，如时事政治、养生、中医、理疗保健等；

一个娱乐活动室：根据老年人的身体特点，设置一些适合老人的娱乐活动，如打牌、跳棋、象棋等；

一个电视观看室：投入资金为每个颐养之家购买超大液晶电视，让老年人在颐养之家就可以看自己喜欢的电视节目；

一个户外活动场：特意开辟一个户外的场地，让老年人有锻炼身体的地方，放置一些简易的、有利于老年人锻炼的体育健身设施；

一块蔬菜种植地：农村的老年人一辈子与土地打交道，到了颐养之家不需要做事就有饭吃，他们觉得一下子不能适应，对于这样的老年人为他们开垦一块蔬菜种植地，既能锻炼身体又能给颐养之家增加蔬菜的供应，还能让老年人精神上得到满足；

一个医疗保健室：为每一个颐养之家设立一个保健室，把慢性病老年人的常规药品按人设立专门药盒，统一管理，及时提醒老年人规律服药做到老年人不忘记吃药、药量合理，避免老年人任意增减药量；

一支志愿服务队：组织机关干部和社会力量组成志愿者服务队，不定期为老人服务，包括文艺演出、开养生保健课、讲授安全应急救护知识等。

医疗卫生机构结合《江西省公共卫生服务项目》要求，在颐养之家开展“六个一”服务项目：①为每一位老年人建立健康档案；②每年免费为老年人进行一次健康体检，对高血压、糖尿病患者纳入慢性病患者健康管理，每季度进行一次面对面随访，并进行针对性健康指导；③每季度举办一次健康教育讲座；④每位老年人免费签约一个家庭医生；⑤不定期为老年人提供心理抚慰、精神关怀等服务；⑥每位颐养之家日常管理人员都参加基本护理知识和简单急救知识等应急救护技术的岗前培训。

三、“颐养之家”成效

一是为农村老年人提供了生活保障。农村独居老年人生活上过于随意，有一顿没一顿，或是做一顿吃几天，不仅营养得不到保障，还影响身体健康。“颐养之家”的建设，让老人们有了一个新的家，餐餐有保障，餐餐吃新鲜，营养配方合理。对行动不便的老人，还能送餐上门，照料生活起居，满足了老人们最基本的生活需求。目前全区182个行政村（管理处）建成运行颐养之家359个，其中标准点257个，吃住一体点25个，配送点77个；入家老年人5 178人，其中70岁以上4 979人，70岁以下199人，基本实现了对有入家需求的老年人全覆盖。

二是为农村老人提供了精神慰藉。“颐养之家”有电视、书报、棋牌、健身等文化娱乐设施，不仅是个生活场所、娱乐场所，更成为老年人感情的寄托和精神的支柱。便捷周到的服务贴近老年人的物质需求，更满足了其对传统家庭养老的心理需求。

三是为农村老年人提供了医疗服务。渝水区在推行“一体化”诊所时就考虑到了“颐养之家”老年人的就医问题，所以各乡村诊所均建在“颐养之家”附近甚至隔壁，由乡村医生担任老年人的健康守护神。乡镇卫生院作为业务指导和技术支持，定期对乡村医生进行医疗技术和应急救护培训。“家”中老年人只要有需要，医务人员随叫随到，特别是对于一些行动不便的老年人，省去了“搬运”之苦，极大地方便了老年人就医。公共医疗机构还开展“六个一”服务项目，对老年人健康状况始终做到知情，有利于高血压和糖尿病等慢性病的防控和治疗，进了颐养之家后，老年人慢性病的发病率也有所降低。

四是减轻了政府和家庭的养老负担。“颐养之家”把养老各个主体的责任分摊，让政府（负责“颐养之家”的建设和运行管理、不足部分的经费保障）、个人家庭（每位老年人每月只要交200元）、社会各界（爱心人士捐赠）都参与进来，缓解了传统养老模式把农村养老完全推给社会或个人后给社会发展带来的阻碍。

四、关于“颐养之家”的思考

政府重视扶持是落实“颐养之家”建设的重要保障。渝水区“颐养之家”建设被列为“党建+”项目，因地制宜，因村而异，硬件建设资金实行“以奖代补”的政府支持方式，集中整合新农村建设、彩票公益金、农村医疗卫生设施建设、基层党建项目资金等，每家颐养之家市、区、乡按照4 ∶ 4 ∶ 2的比例一次性下拨10万元建设资金。同时，由政府出资为每位老年人购买意外伤害保险，每位老年人60元，累计投入保险费用18万多。另外，每年为入家老年人免费体检 2 次并建立健康档案。

结合新农村建设是推进“颐养之家”建设的关键举措。发挥社会主义新农村建设中广泛的人力、软硬件公共服务设备等资源优势，为“颐养之家”建立社会支持系统，实现“小病不出村、娱乐有去处、吃饭有保障”，真正实现农村老年人口“老有所养、老有所医、老有所乐”，充分体现社会主义制度的优越性。

动员社会力量参与是持续“颐养之家”建设的重要途径。除政府投入之外，社会力量的支持也是“颐养之家”十分重要的资金来源。在“颐养之家”建设之初，渝水区要求在职党员干部捐款支助“颐养之家”，每名县级干部捐 5 000 元，科级干部捐 2 000 元，一般干部捐 300 元，用于“颐养之家”的基础建设，多余款项转入老人们的伙食费用。另外，每年区政府都会组织不同形式的募捐，例如全区干部职工工资一日捐等用于“颐养之家”的日常开支；爱心企业和个人、志愿者的捐赠由民政局和财政局牵头以送米、油等形式配送。在每位老人每月交纳 200 元生活费、各级捐赠补贴后还不足的费用由区、乡两级财政保障。鹄山乡蓝塘村委颐养之家开张第一天就收到爱心企业和人士的善款共 33 万余元。同时，社会各界人士还组成志愿者服务队，为老年人提供生活帮助、心理疏导和精神陪护等服务。

（新余市渝水区疾病预防控制中心　供稿）

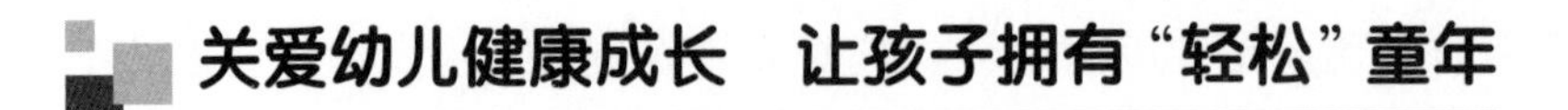

关爱幼儿健康成长　让孩子拥有“轻松”童年

一、背景

超重肥胖已成为影响全球儿童青少年健康的重要公共卫生问题。《2015年全球疾病负担研究》表明，中国3~6岁儿童超重肥胖为全球之最，北京高居全国榜首。儿童肥胖不仅对其生长发育、身心健康构成威胁，也为成人期肥胖和慢性病的发生、发展埋下隐患，给社会和家庭带来了沉重的经济负担。研究表明，3~6岁是脂肪细胞数量增长的旺盛时期，这个时期脂肪细胞过度增长会增加成人期肥胖的发生危险。而学龄前期是认知和行为习惯养成的关键时期，该阶段培养的健康意识、建立的健康生活方式将使其受益一生。因此，对3~6岁儿童进行早期、针对性干预是遏制成人期肥胖发生、发展的关键。为全面贯彻《“健康北京2030”规划纲要》要求，实施健康儿童计划，加强儿童早期发展，实现预防工作关口前移，2018年东城区在辖区托幼园所启动了“关爱幼儿健康成长行动”工作（以下简称“行动”）。

二、主要做法

（一）利用现有基础，建立健全工作网络

东城区在摸索了近十年的健康促进幼儿园创建工作基础上，以“国家慢性病综合防控示范区”和“全国健康促进试点区”建设为契机，借助教委《东城区青少年“健康·成长2020”工程》，区卫生健康委、区教委两部门联合发文，依托区疾病预防控制中心、区妇幼保健与计划生育服务中心、区中小学卫生保健所、区中小学体质与健康管理中心等专业机构建立工作网络，聘任卫生、体育、教育等行业内专家作为技术支撑。在辖区44所幼儿园全面启动“行动”，并委托北京协和医学院公共卫生学院对项目实施进行第三方评估。同时，各幼儿园成立由主管园长、保教主任、食堂管理员和保健医组成的领导小组和涉及各教学班组的工作网络，明确分工，确保“行动”的开展。“行动”融入了“同成长　共健康”的主题，围绕“合理膳食”和“科学运动”两大核心内容开展覆盖幼儿、家长和教职员工的线上和线下活动。

（二）形成专家共识，确定行动关键环节

通过文献检索、专家论证，形成支持本次“行动”实施的“环境、社会多因素行为模式”理论框架，以美国肥胖专家组推荐的5-2-1-0模式为基础，借鉴《中国学龄前儿童膳食指南》和《中国学龄前儿童运动指南》的中国专家共识，形成了本次“行动”实施的核心信息，针对如何调动幼儿园和家长参与、确定项目实施核心信息、微媒体平台打造三个重点环节提出解决方案，为“行动”设计、实施、评估提供科学依据。

（三）做好数据收集，科学评价干预效果

为了更好地评估“行动”实施前后的效果，东城区抽取20所幼儿园的中小班，围绕可能影响儿童超重肥胖发生的相关危险因素，进行幼儿、家长、教师及托幼园所干预前后的相关指标收集。为了科学全面评价，幼儿部分除了身高、体重、腰围等体检信息及饮食、身体活动、静态行为、睡眠等内容外，增加了小样本加速度计的仪器测量；家长问卷涵盖家长的体重、行为、对健康饮食和身体活动的认知及环境支持；教师（园医）问卷包括对幼儿健康饮食和身体活动的认知及具体行为措施、对肥胖防控的信心及存在的困难等指标收集；幼儿园问卷要求由园长或主管园长回答幼儿园健康相关政策措施、环境及幼儿一周食谱等内容。

（四）利用微信平台，携手家园线上活动

依托区疾病预防控制中心微信平台，开辟“宝贝健康广场”，充分发挥新媒体的互动性与可及性，将合理膳食、科学运动和科学摄糖等主题教育活动带入游戏化的设计思路，打造有趣、有爱的健康教育干预互动平台。并通过知识闯关小游戏、周末早餐评比、绘画PK赛、厨艺大比拼、签到打卡等寓教于乐形式来传递核心信息，加强家园互动。同时利用健康教育师资库，开展专家微媒体课堂、专家答疑。平台采取积分制、任务制，以游戏化形式展开干预，在正向激励中吸引适龄宝贝参与，同时吸引家长、教师的关注与互动，以多样化的形式配合有效的激励，唤起受众参与热情。

（五）强化示范先行，开展多彩线下互动

1. 宣传氛围营造

为了调动参与者的积极性，拍摄与宝贝“同成长　共健康”行动宣传片在各园所进行家长招募。启动仪式以发布行动倡议的方式明确、传播核心知识点，以幼

儿园自编自演健康节目展现行动愿景，并在场外邀请孩子与家长体验行动主题。

2. 人员能力建设

聘请中国疾病预防控制中心营养与健康所、北京市疾病预防控制中心、北京协和医学院、北京体育大学、中国传媒大学等机构专家，针对幼儿营养膳食、国内外最新幼儿运动专家共识、健康传播理论与沟通技巧、儿童心理行为干预、PPT 制作与美化等内容开展线上 / 线下培训 15 讲，提升幼儿园骨干教师及园医知识与技能，通过优秀健康教育课评选、骨干师资教案编写等打造幼儿健康教育师资库。

3. 特色活动引领

以儿童健康行为养成为主线，推出“合理膳食”“科学运动”和“科学摄糖”三个板块特色活动。每个板块均由示范幼儿园现场引领活动，其他幼儿园骨干老师现场观摩交流，后辐射辖区各幼儿园因地制宜开展特色板块活动，达到效果。

“合理膳食”板块，以东城区第二幼儿园引领开展“均衡营养，健康成长—蔬菜的秘密”主题活动，专家课堂引领家长走出喂养误区，通过不同年龄段孩子采摘、清洗、制作、观看、品尝课程，激发孩子认识、热爱蔬菜，不挑食；“科学运动”板块，以北京新中街幼儿园引领开展“美育润泽生命，健康助力成长”主题活动，幼儿园分享“小场地 · 大健康”理念，通过专家健康微课和足球游戏观摩，带动家长、教师走出运动误区；“科学摄糖”板块，以北京空后蓝天幼儿园引领开展“减糖宝贝，甜蜜都在酒窝里”主题活动，园长谈健康，教师讲健康，大厨说健康，专家点评，从不同侧面分享健康知识和技能，孩子则透过健康主题墙、童话剧、幼儿健康绘画展、健康三句半表演传递健康。同时，发布东城区自主研发的“幼儿健康科普飞行棋”，把三个板块核心知识点融进棋盘中，让幼儿与同伴、家长游戏中潜移默化地学到健康知识，掌握健康技能。

三、成效

（一）直接效果

两年的“行动”，全区幼儿园约 7 500 个幼儿家庭和 1 800 余名教师参与线下活动。活动期间“宝贝健康广场”共招募家长、教师 5 122 人，有近 60% 的家长、教师参与了线上签到打卡和知识学习测评活动；知识闯关测评活动显示核心知识知晓率由 75.31% 上升到了 80.48%；专家课堂浏览量为 1.5 万人次，留言有 878 条。通过逐级选送共征集“我的周末早餐”参赛作品 640 份，“幼儿绘画”作品 454 幅，累计收到 46 402 张选票。

"行动"实施前后数据分析显示，儿童超重肥胖率从基线调查时的14.2%下降到13.5%。家长问卷显示：家长强迫幼儿进食行为通过学习得到改善，孩子每日足量身体活动从干预前的9.3%上升为36.1%，家长对幼儿电子产品使用的支持从基线96.1%下降到92.2%。培训让教师对幼儿超重肥胖核心知识的掌握有不同程度提高，知识掌握上参加过培训的教师显著高于未参加培训教师。

（二）间接效果

初步建立了政府主导，卫生、教育部门联合，家园共育的慢性病防控模式，打造了一支优秀的骨干师资团队。完善幼儿健康教育课程教案以及推广典型案例、优秀做法等让项目成果得以固化。

四、体会

幼儿干预项目的实施综合考虑时代、文化背景，家庭、社会关注的热点，本次"行动"平等地携手孩子、家庭和幼儿园，以健康行为习惯养成融入孩子成长中，让家庭和幼儿园更易接受、积极参与。

本次"行动"依托科研院校和专家论证，综合考虑了儿童的超重肥胖除了遗传因素外，受到家庭教养、喂养方式、父母和教师的体重管理态度、行为、家庭和社会支持性环境等多因素影响，从数据收集、核心知识的传播及干预综合考虑多因素影响，以家庭为基础、幼儿园为中心，面向全区44所幼儿园的幼儿、家长、教职工，分阶段设定重点人群，以健康行为习惯养成为主线，并辅以健康教育示范课程征集、健康宝贝评选等工作推进，紧扣不同群体自我健康管理意识养成规律，设计相关活动内容，全面地评估现状、科学干预，进而建立相对完善的防控模式，达到预期干预效果。

"行动"实施中，依靠部门联动，政策支持是保障、专家共识是依据、宣传动员是根本、层层落实是关键。项目虽然取得了一些成绩，但要使儿童超重肥胖干预的各项专家共识在基层落地，并在人群中内化于心、外化于行，还需要社会各界的共同参与。健康体重的持续性维持是一个复杂的工程，需要膳食、运动、心理等诸方面的综合干预。希望通过这些活动可以达成"教育一个孩子，带动一个家庭，影响整个社会"的效果。愿我们与孩子"同成长　共健康"，通过幼儿园、家庭、社会三方的共同努力，让孩子拥有"轻松"童年，整个社会共同用爱托起明天的太阳。

（北京市东城区疾病预防控制中心　供稿）

推进医养融合　打造“以医融养”与“以养融医”并存的健康养老新模式

一、背景

据统计，沙市区60岁以上老年人占比接近20%，远高于全国平均水平。而目前沙市区公办、民办的托老所、敬老院仅14家，养老床位仅2 000余张，且养老模式比较单一，以生活照料为主，缺乏对老年人的疾病照护和心理护理。而且，医疗机构和养老机构相互独立、自成系统，养老院不方便就医，医院又不能养老，老年人一旦患病就不得不经常往返家庭、医院和养老机构之间，既耽误治疗，也增加了家庭的负担。医疗和养老的分离，也致使许多患病老人把医院当成养老院，成了“常住户”。老人“长期压床”加剧了医疗资源的紧张，使真正需要住院的人住不进去。

为更好地解决这个问题，沙市区打造了“以医融养”与“以养融医”并存的新型养老模式，形成“医中有养、养中有医、医联结合、居家巡诊”的全方位服务网络，初步实现了“防、医、养、康、护”一条龙服务，为老年人提供持续的日常保健、健康促进、中医康复、养老护理及其他生活便利服务，让越来越多的老年人受益其中，颐养天年。

二、实施

（一）以医融养，把“养老院”搬进医院，将“医院”送进居民家

1. 院区改造，成立老年护理院，推行医养护一体化

2012年，荆州市老年病医院在荆州市第二人民医院挂牌，随后在老年病医院成立了老年护理院，这是沙市区乃至荆州市首个医养结合中心。老年护理院主要收治失能、半失能及长期卧床的老年患者，这些老人具有多种并发症，在家中得不到专业的照护。而老年护理院实行医、养、护三位一体的服务模式，分为医疗区、养护区，从老年患者的日常饮食、排泄、睡眠、洗浴、娱乐等照料，到老年人的心理沟通和疏导，以及老年患者护理风险及安全管理、老年人急危症的评估及处理、老年人安全用药评估及照护等。当老年患者恢复健

康，不需要医疗时，转入养护区进行生活护理；而当老人需要医疗时，马上进入医疗区进行救治，使得老年患者的医疗、护理、疗养得以兼顾，最大限度提升其生活质量。且根据老年病需多病同治或主治一病、兼治其余的特点，采取多学科整合管理服务模式，形成集医疗、护理、康复、保健、临终关怀于一体的医养结合模式，让老年朋友做到老有所医、老有所养、老有所乐。

2. 延伸服务，为“社区养老”“居家养老”提供医疗服务

2012 年，荆州市老年病医院与辖区内所有养老机构签订合作协议，开通绿色就诊通道，为老年人进行综合评估和医疗体检并建立健康档案，同时经常性地开展“健康知识进社区、家庭、养老院活动”。截至 2019 年底，累计开展健康讲座 140 次，义诊 180 次，建立健康档案 3 000 余份。

2017 年，医院又专门成立了居家带管护理小组，有成员 15 人，定期上门为老年人进行免费体检、居家康复护理，提供免费更换胃管、尿管、拆线、换药等护理服务。护理小组成立 1 年多来，居家护理服务小组成员先后上门服务 80 余次，受到众多老年人及其家属的欢迎与肯定。

（二）以养融医，满足社区老年人日常就医需求

2017 年 4 月，在市政府、市民政局的支持下，按照“以基本养老服务为基础，以防医康护为重点，以护理保险为保障”的理念，建立了第一家由社会力量参与的、以公办民营模式运营的、养老与医院相结合的专业养老机构。

该养老服务中心内设自理区和非自理区，共设床位 425 张，目前入住老人 168 人，床位利用率约 40%。同时中心内开设内科、中医科、康复科、老年病科、体检科等诊疗科室及药剂、检验、放射、心电图、彩超等医技科室。

1. 医养结合，让老有所医更加便捷

每一位老人入住前都经过专业的评估并建立了个人健康档案。自理区每周一、周五医生上门听诊，非自理区医生每日查房听诊，记录查房详细情况，平时简单的换药、疏通尿管、胰岛素注射等就在老人的床边直接完成。

遇到突发问题时，医院医务部会以最快的速度到达老人房间，小的问题就在老人床边直接解决了，大的问题就由护理员电话告知家属后直接陪同老人前往医院进行检查，如遇突发危急情况，马上联系三甲医院转院救治，争取最快的救治时间。

2. 医养结合，让老有所乐更有保障

自理区内设棋牌室、慢书吧、多功能活动室、心理咨询工作室、康复室、大

小会议室各一间、大食堂与空中小花园。

食堂实行定点就餐，根据老人们的饮食习惯和宗教信仰每日提供三餐一点，合理膳食搭配，提前公布菜单，食品采购全流程公示，实现实物产地源头追溯。

除了每日有规律的饮食起居生活外，更多的就是精神娱乐文化的节目安排，如文艺活动等。

养老中心还设有临终关怀堂，是为了通过医护人员、心理师、社工、义工等社会资源给老人提供特殊的缓和医疗服务和身心慰藉与支持，让老年人有尊严、舒适地到达人生彼岸。

三、成效与反应

（一）合作共赢，有利于养老服务业健康持续发展

通过“公办民营”的方式，政府与企业共同建设、运营养老服务，有利于克服“政府失灵”和“市场失灵”的弊端。政府根据民办养老机构的服务情况，对入住半年以上的老人给予 1 000~1 500 元 /（人 · 年）的运营补贴，在提供公共服务中从直接管理转为间接管理，提高了管理水平，降低了服务成本。企业缩短了前期的工作周期，降低了项目的费用，有利于发挥专业服务的水平。“公办民营”方式使企业实现了轻资产运营，减轻了财务压力，将有限的财力物力集中用于医养服务专业的打造，形成双方互利的长期目标，为社会和公众提供更好的服务，形成政府、老人、社会和企业自身发展的“四满意”，实现社会资源的优化配置。

目前，沙市区共有养老机构 14 家，其中能够提供医养融合的机构 2 家，总床位数约为 2 000 张，入住老年人 691 人，床位利用率 34.6%，其中具有医养融合的养老机构床位利用率为 43.4%，相信随着养老机构市区医保的开通，具有医养融合功能的养老机构老年人入住率会更高。

（二）相互补充，切实推动养老服务质量升级

以医融养的养老服务模式为入住的老年人，特别是慢性病老人、易复发病老人、大病恢复期老人、残障老人及绝症晚期老人提供养老和医疗服务，提高老年人的生存质量，减少子女陪伴老年人就医的时间，使得子女放心，老人满意，政府减压。这种模式减轻了家属负担，减少了社会劳动力损失，减轻社会

负担，具有明显的社会效益。以养融医的民营资本开展养老服务模式，避免了老年人的“社会性住院”，减少了医疗资源的浪费，也为医保减少了不必要的开支，节约了医保费用，同时民营资本自身也实现了良性循环和可持续发展。两种形式相互补充，能够为老年群体提供更优质、更精准的养老服务，避免了老人因经济、身体等原因无法得到及时有效的照料，真正体现“爱老、助老、敬老；为民、爱民、惠民”的服务宗旨。

四、思考

（一）巧妙利用现有资源，为项目的可复制和可持续发展奠定了基础

1. 依托老年病医院打造以医融养模式

一是有效利用了老年病医院的医疗资源，实现医疗、护理、康复、保健、临终关怀一站式服务；二是打造了专业医养队伍培养平台，为今后更全面深入推进医养融合提供老年医学、康复、护理等方面的专业人员；三是探索出了多层次养老健康服务体系，包括建立健康档案、开通绿色就医通道，将医疗护理服务延伸至社区和居民家庭等，涵盖各层次老年人群的健康服务需求。

2. 在大型养老机构试点以养融医，形成示范效应

一是探索创新医疗报销机制，解决社保资金进养老机构的壁垒；二是充分调动民间资本和社会资本参与养老的积极性，实现效益的最大化；三是鼓励有条件的综合医院和社区卫生服务中心按规定就近为符合条件的养老机构提供医疗服务，从而实现医养融合的全覆盖。

（二）加快信息化建设，是推动医养融合快速发展的关键

1. 加快老年人相关信息的收集建档

加快建立老年人健康档案、电子病历等，推动社区养老服务信息平台与区域人口健康信息平台对接，逐步实现社区老年人健康档案与预约诊疗、双向转诊、远程会诊等相整合。

2. 打造医养结合的健康管理系统

健康管理系统须涵盖健康档案，健康指标监测（血压、血糖、血氧、心电等），智能健康预警，远程医疗协助（用药指导、膳食指导等）等，实现对个体健康的全程监控，并与社区养老服务信息平台整合。

（荆州市疾病预防控制中心　供稿）

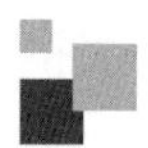

职业人群健康管理实践与探索

职业人群面临生活方式和生产环境双重因素导致的健康问题。我国职业人群占总人口的2/3,职业活动时间占个人生命周期2/3,企业是健康“细胞”的重要组成之一。因此,职业人群的健康水平影响全民健康的水平。职业人群的健康管理也是《“健康中国2030”规划纲要》和《健康中国行动(2019—2030年)》的具体要求。2019年11月国家卫生和健康委员会规划发展与信息化司发布的《关于推进健康企业的通知》,进一步明确了健康企业的建设任务和规范。

坐落在湖北省的东风汽车公司作为国有大型央企,在十堰基地的在职、退休员工及家属有近20万人。多年来,东风汽车公司立志于建设“永续发展的百年东风,面向世界的国际化东风,开放中自主发展的东风”的企业愿景,“关怀每一个人,关爱每一部车”的理念和建设“东风和畅,与你偕行”的东风“和”文化,以实现人、车、自然、社会的和谐为追求,着力推进“自主发展、开放发展、绿色发展、协同发展、共赢发展”,把保障职业人群健康作为企业的重要责任,把提高职业人群健康水平作为企业提高劳动生产力、提升职工凝聚力和满意度的重要举措,把关爱员工健康作为企业文化和打造品牌形象的重要内容。自2007年开始,东风公司利用自有的社保体系,把贯穿于全体员工职业生涯全过程的身心健康促进纳入公司事业发展规划,东风汽车公司将这一计划命名为“健康东风”行动计划。经过多年实践,取得了一定效果。

一、具体做法

(一)构建体系,明确职责

公司各级统一思想,达成职业人群健康管理的核心理念,即以企业在职和退休职工为目标人群,以健康人群、亚健康人群、常见病、多发症为重点,以改善生活方式和职业环境为核心,利用企业人力资源管理和医院的医疗资源优势,开展个体和团体两个层面的健康评估和干预,达到提升职业人群健康水平的目标。围绕这一理念,东风公司利用自身资源优势,构建了“协同共建,持续共享”运行机制。企业自有社保、人事资源、爱卫办、退休办、安技环保部等部门，同时拥有一所职业病防治院、一家三甲医院、三家二级医院、若干基层医疗机构和卫生所等，为开展职业人群健康管理提供了专业技术资源。

企业成立了“健康东风”项目领导小组，明确了各部门的任务分工。制定了目标和九大行动计划，行动计划包括全员健康素养促进行动，全员健身推进行动，科学营养均衡饮食推进行动，基本医疗卫生服务保障行动，疾病预防控制行动，医疗急救与卫生应急行动，员工母婴健康行动，持续环境卫生改善行动，健康服务普及行动等。领导小组在理念指导、制度保证、资源协同、信息整合、考核评估、组织推进、持续改进等方面发挥了重要作用。

针对专业厂缺乏健康管理专业机构和人员的情况，企业于2018年选择具有代表性的东风商用车公司专业厂车身厂和动力总成工厂开展试点，在车间建立健康小屋。配备了基本设备，由医疗机构专职工作人员和工厂的工会、人事等部门共同开展职工健康管理工作。试点工作内容和流程规范后逐渐全企业推广。目前由三级医院和职业病防治院牵头形成了慢性病防治和职业病防治自上而下的管理体系。

（二）收集员工信息，搭建信息平台

员工健康信息的收集通过以下几个途径：①职工每年的常规体检和职业病体检信息；②医院的住院和门诊病案信息；③东风公司社保中心疾病诊断和费用信息；④职业病防治院职业环境监测和职业病人信息；⑤市疾控中心慢性病监测和死亡报告信息。

退休人员健康信息收集是通过与华中科技大学公共卫生学院共同开展基于东风退休职工的“东风 - 同济”队列研究项目，组织统一的体检，并与各单位退休办合作开展健康生活方式一对一问卷调查。东风 - 同济队列共开展三次大规模调查，于2008年开始基线调查，2013年和2018年分别两次随访。目前收集10万余人体检信息，5万人生活方式信息，建立了每人13份共4万人生物标本库。在职人员的健康生活方式调查2018年开始在试点单位开展，在工厂工会和人事部门配合下，目前两个试点单位通过体检和生活方式问卷收集4 244人基础信息，其中建立高血压、糖尿病档案2 194人。

为了搭建职工健康信息平台，医院打通门诊、住院信息系统，协同体检系统、健康管理系统、“健康东风”微信公众号、网站等，建立了信息一体化平台。职工可通过关注“健康东风”微信公众号和“智慧医联体”微信平台在手机端查询体检信息和门诊住院检查信息，并实现预约挂号、缴费等功能。同时，健

康小屋的健康管理师和医院专家经过授权，可在信息平台查询病人健康信息，就诊信息和检查结果，可通过健康管理软件制定员工健康干预计划和方案，由健康管理师执行干预计划。工厂健康小屋也可通过信息平台将职工转诊到指定医生。

（三）职业病管理

1. 建立职业病防治体系

根据我国《职业病防治法》要求和职工权益保护的需求，东风公司制定了《东风汽车公司职业健康管理办法》《东风汽车公司职业健康管理评价标准》《东风汽车公司安全生产管理办法》等文件作为开展职业健康管理工作的依据，由职业病防治院牵头，各级板块单位安排专职或兼职人负责职业病防治工作的组织实施。经过多年努力，东风汽车公司已整体通过了 OHSAS18000 职业健康安全管理体系认证，建成了一个系统化、规范化的完整的管理体系。

2. 开展职业危害因素的分布和影响因素分析

开展生产工艺水平、职业卫生管理、防护设施水平、职工防护意识等方面基线调查。汽车制造业涉及工艺复杂，包括铸造（含型砂铸造、有色铸造、精密铸造等）、锻造、冲压、焊接、塑料加工、机械加工、热处理、电镀、涂漆、装配等整车和零部件制造的几乎全部工艺，还包括了粉末冶金、刃量具制造、设备制造、油漆生产等相关工艺及水、电、气的供应、仓储、物流等相关生产过程。对危险因素按照粉尘类、毒物类、物理因素类进行分析，在接触不同职业病危害因素的人群中，接触噪声害者约占 44%、接触粉尘者约占 24%、接触毒物者约占 22%、接触其他物理因素（主要为高温）者约占 10%。

3. 职业健康教育

教育培训主要针对新上岗员工、变换工种员工、复工员工、四新岗位人员、职业健康管理人员等在各生产加工、安全管理环节的新进员工及原有员工进行相关培训，旨在提升其安全防护意识、个体防护技能及安全管理知识，以达到职业病一级预防的目的。员工人均培训 1.00 次。“四新”岗位人员培训次数达 1.10 次 / 人，中层干部达 1.03 次 / 人，复工员工达 1.02 次 / 人，变换工种员工达 0.96 次 / 人。

4. 职业健康监护

职业健康监护的目的是早期发现职业病、职业健康损害和职业禁忌证。通过及时脱离相应的职业危害接触、早期诊断治疗，可最大限度降低对劳动者健康损害程度，降低劳动者伤残的风险和程度，从而减轻职业危害后果，减少用人单位经济损失和社会负担。公司员工平均在岗体检率为96.3%，上岗前职业健康检查率接近100%，离岗时职业健康检查平均达71.8%。部分板块如商用车人事部门和安技环保部门联动，做到上岗前、在岗期间、离岗时职业健康体检率均达到了100%。

5. 作业场所有害因素的检测与评价

企业建立了作业场所危害因素定期检测制度，各单位均结合OSHA18000职业健康安全管理体系认证工作开展常年定期检测。目前检测定点总数近7 000个，职业病危害检测点同类岗位9 000余个，毒物粉尘等浓度或强度处于相对稳定的水平，噪声危害持续改进，超标情况持续下降。

（四）慢性病管理

1. 组建专家团队

依托三级医院专家优势，聘请华中科技大学公共卫生学院、中国疾病预防控制中心职业卫生所、慢病中心、职业病防治院等多部门的专家组建了健康管理专家团队，成员涉及心血管、内分泌、肿瘤、膳食营养、运动医学、体医融合、康复医学、全科医学、精神心理、流行病学、劳动卫生与职业病、信息科学等不同领域。专家组实行定期例会制度，负责确定健康管理工作方向，设计慢性病管理流程和方案，制定生活方式干预计划，开展健康教育内容审核等。

2. 慢性病基线调查和慢性病风险评估

既往数据分析显示，2013年退休人员排名前几位的健康问题是高血压、血脂异常、冠心病、胆结石、糖尿病、慢性支气管炎，分别占检查人数的41.2%、24.3%、16.6%、14.7%、13.9%、12.7%。未做干预情况下，2013年均比2008年有所上升。

2018年，公司选择具有代表性的两个专业厂（动力总成工厂和车身厂）开设了健康小屋做试点，对试点单位4 244名在职员工收集的基线数据，并全部建立了电子档案，对个人和团体健康风险进行评估，制定慢性病干预计划和方案。数据显示，试点工厂职工年龄偏大，筛查排名前几位的疾病或异常是血脂异常、高血压、高尿酸、骨骼肌肉痛、血糖偏高等，检出率分别为44%、33%、22%、22%、18%。操作岗位和技能岗位的职工健康素养和健康意识明显低于管理岗位和技术岗位的职工。经过健康管理专家小组分析评估，结合汽车制造业的行业特点，与工厂共同分析岗位风险，结合职工需求，将高血压、糖尿病、血脂异常、骨骼肌肉疲劳作为后期健康干预的主要方向。

3. 慢性病干预

1）制定了高血压、糖尿病等慢性病分级健康管理流程及标准。依据《中国高血压防治指南》和《国家基层糖尿病防治管理指南》，结合医院专家制定的转诊流程，分别对高血压和糖尿病职工进行了分级管理。目前已纳入高血压规范管理 1 104 人，纳入糖尿病和糖尿病前期规范管理 1 205 人，健康管理员通过车间巡回监测血压 5 658 人次，电话短信和职工微信群追踪随访夜班职工。对于定期跟踪随访过程中发现的血压和血糖控制不佳的人群，按照高血压、糖尿病分级管理流程，发放就诊卡将其转诊至医院门诊进行进一步规范化诊疗。

2）采取多种形式开展健康教育。依托三级医院的优势，派专家到工厂对体检报告进行解读，开展健康讲座义诊 13 场次，通过微信群和健康东风公众号推送健康知识 720 条，制作车间海报和食堂海报 790 幅，通过工厂各种活动让职工参与和关注自身健康，与工会共同组织全厂健步走、趣味运动会、健康知识答题竞赛等专项活动 9 场次。对职工食堂开展营养素和油盐摄入量调查，对食堂进行营养膳食基础情况调研，针对大厨和食堂管理员进行膳食与健康知识培训。挑选 1 个班组开展运动干预试点，设计符合个人岗位特点的工间操。目前根据工人岗位和作息特点，正在筹划开展工间操活动和职工健康食堂标杆创建工作。

3）健康小屋针对职工提出的就医需求，开设职工就医绿色通道，陪同就医和出院随访 67 人次，转诊治疗 25 人次，出院随访 15 人次。

（五）实施员工 EAP 计划

企业对商用车公司 3 万余名在职职工开展心理压力测评，筛查重点关注对象。建立了职工 EAP 公众号，职工可通过手机进行心理测评和咨询。每个专业厂设置一个心理咨询室，每个车间班组开设心理减压室，心理咨询师团队定期开展心理咨询和群体事件心理疏导，多项措施规避了风险。

（六）建立工厂急诊急救体系

针对工作期间易发生的心脑血管疾病及烫伤、烧伤、骨折等突发事件，医疗专家为企业开展工厂急救员培训 13 期，受训 363 人，急救员分布在每个专业厂。同时，建立了工厂和医院之间的急诊绿色通道，保证职工在工作期间突发急症能够得到及时救治。

二、初步成效

职业人群健康管理探索和实践，取得了初步成效。企业、员工、医疗机构等多方受益，主要成效表现在以下几方面：

1. 职业危害因素得到控制

职业病防治各项指标均达到并优于国家职业病防治规划中的各项指标，并且职业病发病率呈逐年下降趋势。

2. 探索职场慢性病管理新模式

开展多种形式健康教育，使职工健康意识得到加强，健康素养得到提升，改善了生活方式，很多职工养成了定期自我监测健康指标的习惯。试点单位主动接受管理的员工由最初的几十人上升到现在近千人。2019 年在健康小屋的跟踪监测管理下，试点单位工作期间突发事件明显减少。2019 年与 2018 年相比，试点单位职工因病缺勤率比 2018 年下降了 10%，高血压知晓率、治疗率、控制率分别由 60.4%、45.4%、21.8% 提升到 82.3%、55.6%、36.4%；糖尿病知晓率、治疗率、控制率分别由 58.1%、46.3%、40.3% 提升到 90.4%、53.2%、45.8%；超重比例由 51.3% 下降到 45.5%。

3. 促使医疗机构由以疾病为中心向以健康为中心转变

慢性病管理充分利用了患者信息平台，维护了固有客户，降低了医保控费压力，满足了职业人群多层次健康需求。越来越多的医疗机构和医务人员愿意参与到健康管理中来。

4. 学科建设和品牌影响力也得到提升

利用健康信息平台，以及国药东风与华中科技大学共同搭建的“东风 - 同济”职业人群队列研究平台，在职业危害因素研究、心脑血管病的分子流行病学研究、糖尿病的分子流行病学研究、消化道肿瘤的病因学研究、肺癌的分子流行病学研究、代谢性疾病的遗传易感性研究等多个领域开展科学研究，获得国内重大项目和国家自然科学基金多项资助，发表科研论文 200 余篇。多项危险因素与疾病相关的研究成果已在职工健康宣教和生活方式改善中得到应用。

三、思考

职业人群健康管理取得了初步成效，几点体会和思考如下：

1. 企业的政策支持和组织保障至关重要

职业人群健康管理责任主体是企业，必须得到企业的高度重视，且需要企业有核心部门牵头主导。企业提供支持和保障,利用专业机构提供技术和服务,按照国家规范执行,职业人群健康管理才能得以长期持续开展。

2. 充分发挥工作场所便于管理的优势提高职工依从性

职业人群健康管理的现场在工作场所,需要企业的人事部门和工会部门及安技环保部门多部门参与,将健康指标纳入这些部门的日常工作和职责考核,职工的依从性会大大提高。

3. 要科学设定职业人群健康管理的内容和流程

设定职业人群健康管理的内容和管理流程时,既要满足企业职工的健康需求,又要符合企业工作特点,既要按照国家相关规范和指南执行,又要与其他交叉服务机构(如基层社区卫生服务)错位区别。

4. 多头共管的情况下,需建立协作机制和信息共享机制

职业人群健康管理涵盖职业环境因素、生活方式因素、精神心理因素等导致的健康问题,常常存在职业病防治机构、医疗机构、社区卫生服务机构共同开展工作的情况。因此,企业在健康状况调查、评估、干预计划实施等过程中,需建立多部门协作和信息共享机制,避免重复交叉。健康东风项目很好地探索了职业病管理体系和慢性病管理体系合作共建的模式。

(国药东风医疗健康产业有限公司　供稿)

社区治理与慢性病防治篇

社区虽小，却连着千家万户。社区工作是一门学问，要积极探索创新，通过多种形式延伸管理链条，将社区治理的策略和实践与慢性病防治管理起来，通过社区的行动维护好社区居民的健康水平。城乡社区治理事关党和国家大政方针贯彻落实，事关居民群众切身利益，事关城乡基层和谐稳定。

本章节刊登的五篇案例所开展的实践从提高社区服务供给能力入手，通过增强社区居民参与能力，强化了社区文化的引领能力。如上海浦东新区花木街道政府精准政策引领、社会力量深度参与、居民高度自治是推进全民健康的关键。从细处着想、实处入手，通过整合辖区社会资源，签订共建协议，深化健康小屋服务内涵，规范健康小屋管理模式。在现有工作基础上，将结合“家门口”健康服务，打造“健康楼宇、健康学校、健康市场、健康公园”等多位一体的健康服务联盟，分单元启动“居家养老、妇幼保健、残疾人照护”等健康主题论坛，最终形成包括医疗机构、养老机构、“健康小屋”等在内的 15 分钟社区健康服务圈，让辖区居民真正享受到“共建共享”、覆盖全生命周期全人群的健康服务。

事实证明，将示范区建设融入社会治理实践中，基层组织将会更加积极履行慢性病防控职责，综合多方力量，引导实行居民自治，促使社区健康服务日趋完善，从而有力推进慢性病综合防控战略全面落实。

“客堂汇” 汇健康

近年来，上海市嘉定区徐行镇兴起“客堂汇”热潮，各村、居委都建有自己的“客堂汇”，吸引社区居民前来开展和参与各式文体活动。开展健康教育，一个有力的平台会事半功倍。徐行镇社区卫生服务中心的医务工作者“嗅”到了契机，在镇爱卫办的支持下，将健康理念融入客堂，通过建立“客堂汇”制度、完善硬件设施和软件等，逐步将“客堂汇”打造成健康客堂。每年，镇爱卫办和社区卫生服务中心都会在“客堂汇”举办内容丰富、形式多样的健康促进活动，“客堂汇”成为了百姓获取健康知识的健康基地。

与城市弄堂文化一样，农村有农村的客堂文化。每家每户一般都有一间客堂，农闲、饭后，左邻右舍常会聚集于此。喝喝茶、打打牌、聊聊天，谈谈家事、国事、天下事。尽管日月更迭、时代变迁，但在地处市郊的徐行镇，这一习俗流传至今。2013 年，徐行镇敏锐抓住了农村社区的形态特征和“客堂间文化”的传统习俗，因地制宜，顺势而为，充分利用村民宽敞的客堂间，凝聚、发挥党小组长、居民组长等农村、社区骨干力量，吸引周边的村民群众聚集一堂，开展文娱体锻、学习宣讲、参事议政、调解服务等活动，给“客堂间”注入了全新的内涵，焕发出活力，并由此探索形成了“客堂汇”这一具有浓郁草根特质的农村社会管理的靓丽品牌。

一、主要做法

徐行“客堂汇”主要是以热心的农村志愿者为核心，以志愿者家中客堂间为载体，通过开展小型、多样、灵活的活动，彰显“客堂汇”汇聚民意、汇聚民智、汇聚民俗、汇聚民心的功能。2014 年，在徐行镇爱卫办的扶持下，“客堂汇”引入了健康理念，成功打造成“健康客堂”，并在制度保障、设备完善、功能定位，人员安排上做了精心部署。具体做法如下：

1. 统一切实可行建设标准，将健康理念融入其中

根据上海郊区农村实际情况，制定切实可行的“客堂汇”建设工作方案，明确“三个有、四个点、六大类”的建设标准。“三个有”，即“客堂汇”有 1 块统一标识的铭牌，有 1 名热心社区志愿者，有 1 间宽敞农家客堂间等基本设施；“四个点”，即每个村、居委要本着“坚持标准、保证质量、成熟一个、发展一

个”的原则;“六大类”即“客堂汇”活动以小型、多样、灵活为原则,大致可分为宣传培训、议事共商、矛盾调解、文化娱乐、便民服务、健康交流六大类。在此基础上,各村根据自身特点构建“客堂汇”物质基础,为客堂赋予了地域特色。一般的客堂都设有一个健康资料架,一个资料橱,一台电子血压计。有的“客堂汇”会摆放健康模型、健康教育技能工具。有的则安装了IPTV,可播放各类健康视频。更有甚者会摆放乐器,谱写一曲健康歌,让居民自弹自乐。健康理念以寓教于乐的形式广为传播,深受居民喜爱。

2. 加强健康促进志愿队伍建设,提升志愿服务能力

鼓励和发动客堂汇负责人加入徐行镇健康促进志愿者队伍,进行健康促进志愿者网上注册。徐行镇社区卫生服务中心每年对志愿者开展专业培训4次,传授志愿者诸如急救技能、血压血糖测量、慢性病高危人群筛查、健身操等健康技能,以便让志愿者更好地开展健康自我管理、协助疾病筛查和慢性病随访,指导居民使用健康工具,具备解答基本的健康咨询问题能力,更好地服务社区居民。健康促进志愿者每年评优一次,选1~2名优秀志愿者向区、市级平台推荐。

3. 组建专业讲师团入驻,举办健康活动彰显中医特色

徐行镇社区卫生服务中心成立由家庭医生为骨干的讲师团,对口衔接各村居“客堂汇”,为居民提供预防保健、慢性病防控、医疗咨询、卫生应急、中医技能等诸多内容专业授课。其中,国粹中医是最受居民认可和喜爱的。每当中医医生在“客堂汇”讲完课,老阿姨们便围着医生让把把脉,拔拔火罐,把医生围个“水泄不通”。每年,街镇以“客堂汇”为阵地,组织开展“送文化、送健康、送服务”进村(居)活动:文体部门结合文化下乡活动,量身定制“客堂戏”,传递各种“好声音”;卫生部门结合卫生日活动开展主题宣传与健康咨询。按照年初制定的绿色服务“菜单”,在约定时间开展健康教育课,举办健康主题咨询,提高村民自我保健能力、慢性病防控能力和健康素养水平。民政部门、教育部门、司法部门及工商个体户也纷纷利用这一平台开展服务项目,村域内企业更是主动认领。据统计,每年在全镇“客堂汇”开展各类健康相关服务活动约200场次,受益群众达5 000余人次。中医活动占比约为20%,年均受益人数1 500人次。

4. 制定专属绿色服务“菜单”,让“客堂汇”别具风格

每年村、居委会给“客堂汇”制定一份绿色服务“菜单”,内容丰富多样,包括宣传培训、议事共商、矛盾调解、文化娱乐、便民服务和健康交流六个大类，35 个项目。不仅有具体服务内容，还有相应的责任部门及联系人。编制服务项目单，这是镇党委以区域化党建思路和理念建设“客堂汇”、促进“客堂汇”良性运行、为老百姓提供更多更好服务的一个有益尝试。“客堂汇”既有专属固定“菜单”，也有自选“菜单”，各村各办，以凸显村域特色。钱桥村的“客堂汇”红歌唱得响，那里的居民爱谈政事；小庙村“客堂汇”香气四溢，那里的阿姨爱吃塌饼，注重养生；徐行村有个外来人口“客堂汇”，她们对妇女保健，育儿知识如饥似渴。各村因地制宜，形成“一客堂一特色”，各具亮点。绿色“菜单”中，健康教育“菜品”自然少不了，它们琳琅满目，内容丰富，也让村民只需走上几步，坐在邻居客堂间里，像平时聊天一样就能收获一份健康服务成为可能。健康交流内涵的注入是镇爱卫办敏锐捕捉社会热点，增强健康促进体系的明智之举，更为“客堂汇”这个农村基层自治共建和惠民便民的特色品牌项目建设增添了一抹靓丽，“客堂汇”由此而展现出更强大的生命力。

5. 加大舆论宣传力度，推广形成品牌效应

充分借助镇级报刊、网站、公众微信号及村报、公开栏等载体，加大对“客堂汇”开展活动的宣传。举办各类大型健康活动，引入第三方社会组织来参与和传播健康客堂理念，积极推广“客堂汇”以形成品牌效应。

二、初步成果

客堂，原本是上海农村乡土文化的一个缩影；而如今徐行的“客堂汇”，则被赋予了新的时代内涵，为满足居民日益增长的卫生需求搭建了健康服务平台。利用这一平台，“客堂汇”汇聚健康，举办了诸多内容的健康促进活动，硕果累累。

1. 居民健康自我管理小组“落户”

每年徐行镇各村、居委都会组建居民健康自我管理小组，按照上级要求，完成健康课程理论与技能学习。如今，徐行镇已经有 34 个居民健康自我管理小组，500 多名组员，这些小组主要集中在村、居委、医院、健康单位。村居委的健康自我管理小组已经“落户”客堂汇，借助客堂汇这一平台，开展 12 堂健康知识课学习。一年下来，全镇仅村、居自管小组就在客堂汇内举办活动达 150 余场。村、居委成立的自管小组中有针对外来人口建立的自管小组，吸纳的对象是随家庭外出打工、闲散的家庭妇女和老年人。在“客堂汇”里，通过小组一帮一，让本地老小组的组员帮助外地新小组的组员，以老带新，掌握健康知识和技能，融入当地生活，对提高外来人口的健康素养起到了积极作用。

2. 中医服务有了施展空间,"健康客堂"系列折页应运而生

医疗卫生部门的中医医生会定期在客堂汇开展中医宣传和提供中医服务,为居民把把脉、穴位按摩、拔火罐已经习以为常。每到约定的日子,居民们就排起了长队等着拔火罐,总有这酸那疼的,总是盼着医生早些来。每年中心医务人员下沉到"客堂汇"开展中医服务 10 余次,年提供中医服务 1 500 人次。为了普及健康知识,徐行镇社区卫生服务中心还设计了一套"健康客堂"系列折页,内容包括高血压、糖尿病、骨质疏松症、脑卒中,肿瘤预防、老年人跌倒等 13 种,在客堂汇发放,深受居民好评。

3. 发展了一批健康促进志愿者队伍,带动了全镇健康促进工作

将"客堂汇"的房屋主人纳入到健康促进志愿者队伍中来,由社区卫生服务中心医务人员进行培训,传授健康知识和健康技能,使得志愿者们能更好地服务社区百姓,有效带动了全镇健康促进工作的开展。目前,已经将 33 户"客堂汇"主人纳入健康促进志愿者队伍,其在组织"1+1+1"家庭医生签约、健康自管小组等工作中发挥了巨大作用。

4. 居民健康素养水平有所提高

2012 年,按市爱卫办《上海市全民健康生活方式行动现况评估实施方案》的相关要求,徐行镇对常住居民进行了全民健康生活方式抽样调查。调查结果显示:徐行镇居民对慢性病控制相关膳食行为形成率不高,其中水果摄入量合格率 49.0%,控盐勺、控油壶的使用率 32.5% 和 19.8%,均偏低。而如今,在徐行镇居民健康素养水平调查中,我们发现水果摄入量合格率及控盐勺、控油壶的使用率均有不同程度提高。2015—2019 年,在徐行社区卫生服务中心开展的居民健康素养调查显示,五年来居民健康素养水平呈阶梯式增长,从 2015 年的 18.8%,到 2018 年的 25.3%,再到 2019 年 28.8%。综合来看,"客堂汇"的开展,对提高居民健康素养水平起到了一定作用。

三、思考和探讨

1. 搭建健康教育小平台,汇聚健康促进微能量

"客堂汇"的前身是徐行镇钱桥村老党员张金龙家的客堂间,腾出来作为汇聚民意的场所。为进一步规范客堂汇的发展,徐行镇政府发文《关于推进"客堂汇"建设的实施意见》,为客堂汇赋予了内涵定义:"三个平台",即"客堂汇"是以农家客堂间为载体,广大村(居)民自觉参与农村社会事务管理的自治平台;是辖区各单位和组织主动融入农村社区建设的共治平台;是各级党员和干部密切联系服务群众的窗口平台。在镇政府的大力扶持下，“客堂汇”应运而生，徐行镇爱卫办制定了缜密方案，从制度搭建、设施硬件、人员安排、资金筹集等方面着手，一步步将“客堂汇”打造成“健康客堂”，“客堂汇”成为了百姓获取健康知识的草根平台。截至2018年底，徐行镇建成标准“客堂汇”33个，其中每个村2~3个，其已经成为了居民身边健康知识获取途径的首选地。

2. 关于“客堂汇”未来发展的思考

在推进“客堂汇”建设方面，徐行镇进行了积极探索和实践，逐步构建起村居民和社会组织共同参与、自治共治的新格局，但在推进其可持续发展过程中，还有一些问题值得探讨。

一是“客堂汇”召集人的年龄总体偏大，缺乏流动性和灵活性，亟须挖掘和培养一批热心公益事业、政治素质优、文化程度高、协调能力强的“社区精英”参与社会管理。

二是“客堂汇”的运作模式有待进一步探索，仍需完善准入退出机制。有必要引入“客堂汇”五星评定标准，细化参评指标，把星级评定与“客堂汇”补贴资金挂钩，以促进长效常态可持续性发展。

三是“客堂汇”为一个涵盖六大类内容的综合平台，参与部门众多，需要合理制定“菜单”，创新培育“一村居一品牌”“一客堂一特色”。

（上海市嘉定区徐行镇社区卫生服务中心
上海市嘉定区疾病预防控制中心　供稿）

“健康夜话”与社区居民摆健康龙门阵

重庆市位于中国内陆西南部，长江上游，四川盆地东部边缘，以丘陵、低山为主，常年空气湿润，每到夏季气候十分闷热，是有名的“火城”。傍晚时分，炎热逐渐退去，居民特别是中老年群体，在村落院坝里、小区庭院里、广场上、步行街上，有傍晚在外纳凉、聊天的习惯，三五成群聚在一起“摆龙门阵”，邻里之间拉拉家常，谈谈见闻，聊聊趣事……重庆市沙坪坝区新桥社区卫生服务中心担负着新桥街道5个社区6万余人的基本医疗和公共卫生服务。辖区居民以慢性病为代表的重点疾病患病率较高，但健康素养水平偏低，居民健康知识、健康技能、健康辅助工具的应用等较为缺乏。

“健康夜话”主题活动是由新桥社区卫生服务中心率先打造的健康教育特色品牌。炎炎夏日，山城居民傍晚乘凉之际，在家门口摆健康“龙门阵”，解决了健康宣教工作和居民休息时间不一致的矛盾，拉近了社区卫生服务与居民的距离，成为了重庆市健康传播的一大特色品牌。“健康夜话”的话题涵盖了健康生活方式、慢性病防治常识、季节性及常见传染性疾病防治知识等内容。自2016年夏季开展以来，已成为新桥街道辖区居民喜闻乐见的健康生活传播形式。通过新桥社区卫生服务中心不断创新运作模式，从社区医院的探索到医联体的共建，从知识传播到医养结合，“健康夜话”健康品牌建设不断提档升级。

一、主要做法

（一）研究确定实施方案

1. 形成工作思路

以提升居民健康素养水平为基础，逐渐降低疾病发病率，提高患者依从性，降低疾病死亡率为目的，结合居民夏季纳凉习惯，以居民聚集地为主要场所，以家庭主妇为重点对象，采取一对一健康宣讲和专家现场授课相结合的方式，利用“同伴教育”和“专家效应”，普及健康知识。

2. 确定目标人群

目标人群包括中老年人群、慢性患者或潜在患者。以慢性病为代表的重点疾病在社区居民患病率较高，由慢性病导致的疾病负担接近总疾病负担的70%，可见慢性病患者的健康管理是公共健康管理的重要内容。

3. 明确活动时间

山城夏季闷热，傍晚暑热减退，晚饭后，在家门口的树荫下、石凳旁，总是聚集许多摇着蒲扇纳凉聊天的居民。17~21 点间，人流量最大，此时开展“健康夜话”活动，覆盖人群广而大，能最大程度保障活动参与率。同时通过短信平台、美篇、公众号等形式推送“健康夜话”信息，进一步引导居民广泛参与活动。

4. 规范宣传内容

一是通过社区医院公卫服务平台和问卷调查，了解居民疾病防治需求，围绕急、慢性疾病、季节流行疾病、健康生活方式等问题，确定具体的“健康夜话”主题。二是通过近距离、互动式健康教育活动，提升辖区居民疾病预防、急救措施、科学就医、自救和他救等知识知晓率与技能。三是宣讲国家基本公共卫生服务项目的服务内容，普及基本公共卫生服务知识。“健康夜话”活动已历时 4 年，历年主题如下：2016 年的“合理膳食”“防暑降温常识”“健康生活方式”“慢性病防治知识”；2017 年的“颈椎、腰椎疾病防治知识”“预防脑中风的发生”“预防夏末初秋感冒”；2018 年的“科学就医”“脑出血、中风离我们有多远？”“中暑的防治”；2019 年的“中医药“治未病””“合理运动””常见慢性病健康知识”。

（二）搭建“健康夜话”融合平台

社区卫生服务是街道重要管理工作之一。新桥社区卫生服务中心在与新桥街道在良好的合作基础上，通过反复沟通，得到新桥街道在场地、设施、人力上的大力支持。新桥社区卫生服务中心重点选取了小区院坝、社区活动室和居委会办公室等 24 个“夜话”场所，由街道、居委会负责环境打造、提供支持设施，“夜话”现场还安排人员维持现场秩序，协助活动设备管理。同时，新桥社区卫生服务中心与新桥街道下辖的 5 个居委会达成协作意向，轮流开展“健康夜话”。

（三）以医联体、医共体为根骨组建队伍

新桥社区卫生服务中心着力打造社区卫生服务联合体，与辖区三级医院（陆军军医大学新桥医院）建设重庆市首家军地共建社区卫生服务示范基地、

与辖区二级医院（沙区人民医院、区中医院、区妇幼保健院）签订医联体合作协议，共同组建疾病预防和救治网络。合作医院定期抽派专家参与中心健康教育宣传及诊疗活动。以此为契机，中心争取到陆军军医大学新桥医院、区人民医院的6名专家加入中心下辖的5个家庭医生团队，并承担“健康夜话”工作，促进“健康夜话”内在健康价值提升。

（四）摆好健康龙门阵

“健康夜话”活动现场，往往通过预热活动-吸引群众、专家讲解-传递知识、互动分享-加深了解几个环节开展。一是预热活动。通过模具展示、试用健康辅助工具、个体访谈、现场义诊等服务，吸引群众集中参与。二是专家讲解。讲解现场既有专家又有主持人，讲解内容来自居民关心的话题，通过视频、图片、数据、模型等形式生动形象地传递健康知识。居民在家门口享受到三级、二级医院专家的指导更能体现“健康夜话”的价值，现场答疑既能解决居民切身健康问题，又能学到新的健康知识和技能。三是互动分享。专家讲解结束后，往往设置问答、分享环节，通过回答健康知识问题加深印象，分享居民自身情况或者案例让群众参与热情更加高昂，通过人际传播调动更多的群众参与到“健康夜话”活动中。

（五）成效延伸

针对社区老年人多，老年人健康需求较大的特点。从2017年开始，“健康夜话”作为专家授课和互动问答结束后，开展家庭医生签约服务。并结合慢性病日常随访、健康教育、用药咨询指导、中医药健康服务等健康管理及国家基本公共卫生服务政策宣传等项目一并开展。社区卫生服务中心结合社区自身卫生条件，设计出个体化的“服务包”，上门为居民提供包括基础医疗、公共卫生及健康管理等服务内容。签约居民可以获得如健康档案管理、健康教育、预防接种服务等各项健康保健服务。

（六）评价完善

一是定期对参与活动的居民进行回访，及时发现工作不足，针对居民反馈的问题，认真组织人员落实解决，确保居民学有所得、热情不减。同时，根据居民的健康需求，调整健康夜话宣讲主题和内容。二是召开工作例会，总结、改进工作方法，将好的经验做法形成工作机制，在实践中不断完善。

（七）保障措施

持续完善相关激励机制，设立健康夜话活动工作专户，用于补贴参与“健康夜话”的团队人员、设施设备的购置、新桥医院外聘专家劳务补贴等。参与“健康夜话”的团队人员补贴按照加班发放，外聘专家劳务补贴按其职称发放。四年来，利用国家基本公共卫生健康教育专项经费为“健康夜话”活动累计投入6万余元，初步实现了“健康夜话”活动的可持续发展和优化开展。

二、活动效果

1. 提高了居民对社区卫生服务的认同度

截至2019年，新桥社服务中心组织累积开展“健康夜话”活动60次，参与居民累计2 000余人，问卷调查显示，居民二次参与率达91%，自我保健意识提高，医院专家、教授来到社区讲解健康知识，居民在家门口就能享受到专家级诊疗待遇，得到权威性的健康知识解答，居民们认为这样的“健康龙门阵”可以多摆摆。传统观念里“看病难、看病贵”的医院成了老百姓心中真正的“健康守门人”。

2. 提升了辖区居民健康生活水平

居民健康素养监测结果表明，辖区居民2018年健康素养水平达到21.43%，较2016年提升了1.65%。虽然总体水平还比较低，但呈现出稳步提升的趋势。通过倡导健康生活方式，提高了辖区居民健康生活水平。“健康夜话”活动将健康知识送上门、送到家，提升了辖区居民的健康生活意识。提高了居民对国家基本公共卫生服务项目的知晓率、满意率，增加了群众的满意度，提升了幸福指数。

3. 有利于构建和谐社区

现代社会生活节奏加快，空巢老人、独居家庭增多，大多数老年人不愿意去养老院，健康和温暖常有缺失，“健康夜话”作为拓展服务形式，为老年人提供健康管理、健康指导和健康体检，针对行动不便的老年人开展个性化家庭医生签约服务，目前，2019年辖区65岁及以上老年人健康管理率达67.01%。“健康夜话”有利于构建良好的医患关系、创建和谐友爱新社区，迄今为止“健康夜话”活动被新华网、华龙网等多家媒体争相报道，“健康夜话”活动知名度不断提升，已成为老百姓喜闻乐见的健康教育宣传形式。

三、思考

健康夜话是与居民摆龙门阵似的交流健康知识，其最大的优势是能全面解答居民关于健康的问题，在居民中有着不凡的影响力，起着一传十、十传百的效果。但随着生活节奏的加快，越来越多年轻人不愿意走出家门，寻求面对面咨询，相反更依赖新媒体，如微信、抖音短视频等。健康夜话应正视目前的困境，研究受众市场，抓住机遇，扩大受众面，让健康夜话在全区铺开。

1. 丰富活动方式，增强互动性

提升健康教育与健康促进的互动性与趣味性，吸引老百姓的主动参与，“摆龙门阵”形式单一，健康夜话需要开发更多与居民互动的方式，如“健康大讲堂”“健康夜校”“健康生活方式进社区”等。

2. 拓宽传播方式，扩大影响力

多媒体时代，QQ 群、微信群、短信、微博等交流方式的融入让居民不再受时间地点限制，还能以此扩大影响力。

3. 树立正面典型，吸引志愿者

健康夜话宣传队伍主要由医务人员组成，争取吸引更多志愿者参与进来，壮大健康知识传播的队伍。

4. 加强队伍建设，提高知识技能

邀请更多权威专家加入健康夜话队伍；定期举办工作人员健康知识培训班，掌握健康知识；定期沟通传播中遇到的问题和经验交流。

“健康夜话”作为社区卫生服务中心落实国家医改政策、全面推动家庭医生服务的重要环节，拉近了社区医院与社区居民的距离，拉近了医联体成员单位间的距离，下一步将继续以“错时宣教，强化参与，拉近距离”为工作思路，上级医院建立“专家进社区”长效机制，不断深化医联体建设，以“健康夜话”为健康促进的先行品牌，打造“健康小剧社”等更多百姓喜闻乐见的健康品牌，争取为辖区百姓提供更多的优质健康服务。

（重庆市沙坪坝区新桥社区卫生服务中心
重庆市沙坪坝区疾病预防控制中心　供稿）

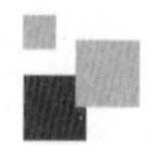

探索志愿者参与模式，助推社区慢性病管理

滨湖区地处江苏省无锡市西南部，是无锡城市核心功能区，总面积572平方公里，常住人口50.38万。根据2015年滨湖区社区诊断报告，滨湖区存在的主要卫生问题有：慢性病的患病率、死亡率均呈逐年上升趋势，2015年18岁及以上成年人高血压、糖尿病患病率分别为21.69%和5.00%，由于慢性病导致死亡的人数占总死亡人数的80.34%；基层慢性病管理工作人员严重不足，医务人员人均管理患者450人次，慢性病专管医生人均管理640人，慢性病管理的任务相当重；慢性病患病率高，而规范管理率低，进行高血压、糖尿病规范管理的不足管理人数的50%；慢性病患者的健康观念相对滞后，不健康生活方式仍广泛存在。基于上述问题，自2018年起，滨湖区积极探索实施“以社区卫生服务机构为支撑、健康志愿者为核心、慢性病患者积极参与”的慢性病干预方式，借助志愿者的公益资源和社会力量以缓解及改善困局，推动慢性病随访管理工作。

一、具体做法

（一）体卫融合，招募健康志愿者

区疾控中心成立了专门的工作领导小组，制定了工作方案，积极联系、发动志愿者的招募工作。志愿者要求热爱公益事业，愿为公众健康服务；身心健康，身体力行采取健康生活方式；具备从事志愿服务的时间和能力；具有较好的交流、表达和书写能力，在社区中有一定的号召力和影响力。

广场健身舞运动协会的会员热心健康事业、志愿公益服务，部分成员持有国家级社会体育指导员证书，定期在居民中开展广场舞公益培训，在社区中有广泛的群众基础，有利于志愿活动中进行健康生活方式的传播。另一方面，他们自身在运动管理方面有较强的优势，可以身体力行，充分发挥特长，带领慢性病患者开展丰富多彩、健康有益的运动。为此，区卫生计生局、区文体局和无锡市广场舞协会多部门配合，在无锡市广场舞协会的会员中广泛动员发动，2018年共招募了来自全区9个街道的50名“健康志愿者”，在辖区10个社区卫生服务中心慢性病管理人员的分别指导和带领下，参与到了各自社区的高血压、糖尿病患者管理工作中来。同时，为方便群众的识别，区疾控中心为健康志愿者们统一配发了志愿者服装和服务包。

（二）强化培训和指导，提升志愿者技能

区疾控中心负责志愿者培训工作，组建由区级慢性病临床内科专家及市级慢性病管理专家组成的专家组，负责指导志愿者的知识技能。

志愿者培训学习包括三部分内容，一是邀请专家对志愿者进行专业的理论培训。培训内容包括志愿者的义务与职责、全民健康生活方式相关内容、高血压和糖尿病基本知识和自我管理技能、血压计和血糖仪的使用方法、科学用药物知识和医保政策等。培训结束后，对志愿者进行考核评估，合格者颁发市级健康志愿者荣誉证书。二是组织实习带教和实地指导。由社区医生对考核合格的志愿者进行实习带教，就如何开展志愿者活动进行现场操作带教，带教时间为 1 个月。志愿者熟练掌握相关的技巧后，由社区医生对志愿者进行实地指导，指导时间不少于 2 个工作日。三是开展定期工作交流。每季度组织志愿者，以讲座、交流等方式对项目开展过程中的经验和困难进行沟通、商榷。

（三）明确任务，推动志愿活动开展

在培训的基础上，提出志愿者四大工作任务，在各个社区内开展了不同形式的志愿活动，传播健康知识和理念。

1. 管理任务

协助社区卫生服务中心组建和开展慢性病患者自我管理小组，担任自我管理小组组长，逐步取得了小组成员们的信赖，帮助和指导慢性病患者建立健康的生活理念和生活方式，进一步控制慢性病的进展。

2. 指导宣传任务

以主动上门或定期通知慢性病患者到社区卫生服务中心随访的方式，协助开展健康生活方式的指导和宣传。健康志愿者们与固定的服务对象单独进行交流沟通，开展健康生活方式指导，提高患者自我管理能力和积极性，帮助患者通过饮食、运动等非药物治疗更好地控制血压、血糖，最终达到延缓并发症的效果。

3. 宣传教育任务

积极参与社区医生组织的慢性病主题宣传日活动和健康知识讲座，帮助医疗工作者开展现场测量血压、血糖服务，发放和讲解健康知识宣传折页。

4. 模范带头任务

积极发挥健身舞特长，身体力行、每日一练，引领患者参与健康体育锻炼，同时在锻炼过程中向周围居民、慢性病患者宣传正确的慢性病防控知识、理念与技能，改变不良的生活方式，塑造健康生活理念的良好氛围。

（四）细化指标，评估工作开展实效

区疾控中心组建督导评估组，负责志愿者活动过程和工作考核指标的评估。每季度组织对志愿者工作开展等情况进行评估，并根据志愿者的业绩和慢性病患者的满意度和管理效果，对工作优秀、表现突出的志愿者予以表彰激励。

健康志愿者工作情况评估指标细化为三项内容，一是接受“三二一”学习：即每位志愿者接受推广项目理论培训不得少于3天，实地指导不少于2个工作日，接受实习带教时间不得少于1个月。二是完成“五五十”任务：即每个志愿者协助社区卫生服务中心管理至少5个高血压患者和5个糖尿病患者，包括组织这些患者成立自我管理小组，每年开展至少10次自我管理小组活动，活动后与患者单独进行电话或上门交流，协助社区卫生服务中心开展日常的健康生活方式指导，留有活动记录、志愿者交流记录等。三是志愿者所在工作的社区高血压、糖尿病患者的血压、血糖知晓率以及群众的满意度均在90%以上。

（五）经费保障，促进项目持续发展

将志愿者奖励和劳务补贴纳入项目预算，拨出专项经费，每年20 000元，用于向优秀的志愿者发放奖励和劳务补贴，为项目可持续发展提供强有力的保障。区疾控中心对经费的使用进行全程监督管理，细化经费使用名目，确保经费专项专用。

（六）部门联动，形成志愿者管理闭环

1. 各镇/街道社区积极提供支持

各镇/街道社区配合志愿者招募活动，营造宣传氛围，提供志愿者活动场地，按季度将志愿者活动情况进行小结，并在当年度12月底将全年活动情况上报至区疾控中心。

2. 区疾控中心承担管理工作

区疾控中心负责制定实施工作计划，负责志愿者的总体管理、综合协调、

志愿者队伍建设的指导工作，定期开展技术指导、工作评估和督导管理。按季做好报表统计分析，年度做好志愿者活动情况总结及志愿者活动效果评估。

3. 社区卫生服务中心做好联络工作

各社区卫生服务中心设立志愿者联络人员，协助做好志愿者的选拔、招募和审核工作，协助志愿者组建慢性病患者自我管理小组，为志愿活动开展提供必要的支持，指导志愿者做好活动资料的整理归档工作。

二、工作成效

（一）管理效果明显提高

工作开展两年来，志愿者参与服务的高血压患者血压知晓率、糖尿病患者血糖知晓率得到了有效提升，分别从95.04%和91.37%上升到97.00%和96.39%，显著高于一般管理对象相关知晓率（91.11%和90.94%）。统计结果显示，服务的患者满意度逐年提高，高血压和糖尿病患者满意度2019年均达到90%以上（93.26%和92.17%），高于全区水平（79.29%和72.14%）。

（二）提高随访质量，便于自我管理

“上门随访难度大，经常被拒之门外”一直是困扰基层医疗机构慢性病管理的难题之一。志愿者专业技能的提升、自我管理小组活动中一次次耐心的交流以及小组活动之后的一个个电话沟通，健康志愿者们取得了小组成员们的信赖。为接下来上门随访工作打下良好的基础。志愿者通过上门的方式与固定的服务对象单独进行交流沟通，开展健康生活方式指导，既减轻了慢性病医生的工作负担、能够规律有效地监测管理对象的血糖、血压，又提高了管理对象的依从性，以及患者自我管理的积极性，最终达到了延缓并发症的效果。志愿者服务营造了基层医疗机构、慢性病患者和街道社区多方受益的良好氛围。

（三）起到示范引领作用

2018年9月1日，在“2018健康江苏行启动暨无锡市全民健康生活方式行动日宣传活动”的现场，来自滨湖区的志愿者团队被评为2018年无锡市优秀健康生活方式指导员、健康志愿者团体三等奖，其中2名志愿者分别获得了个人二等奖和优秀奖，并作为优秀志愿者代表，在活动现场发表了获奖感言，为广大志愿者树立了榜样，激励着更多的人参与到健康志愿者的队伍中来。

三、思考

（一）可借鉴经验

通过本项目发现，深入挖掘开发社会志愿者资源，招募志愿者时应兼顾健康知识水平和服务意愿，选择有慢性病防治方面的特长，有社区影响力的志愿者，有利于最大限度地调动和发挥志愿者的作用，营造良好志愿服务氛围，推动志愿服务的常态化建设。本项目中健身舞团队志愿者通过推广编排科学合理、群众简单易学的慢性病防控健身操，积极动员社区服务对象的参与，发挥运动干预在慢性病预防方面的积极作用，教育引导慢性病患者树立正确健康观，倡导健康生活方式。

（二）存在问题及警示

志愿者的积极性以及患者的管理依从性仍有待进一步提高，推广内容的科学性以及方式的合理性仍有进步的空间。在多种形式的志愿者活动中，仍然存在不足，例如：招募到的健康志愿者大都是退休人群，年龄偏大，本身对慢性病知识的了解较少，提供的服务较有限，服务供需不平衡，不能充分满足患者的需求；部分志愿者家庭事务与志愿活动相冲突，导致参与不到位；慢性病随访工具未全部配备到位，有借用、合用的情况，不利于志愿活动的开展；志愿者激励考核机制不到位，影响志愿者参与的积极性；全社会响应、社区宣传力度还不够，仅靠志愿者个人影响力较小，未能形成常态化机制；志愿者招募以健身舞团队为主，渠道较为单一，未形成多元化志愿者参与的格局。

（三）持续发展建议

1. 加强支持性环境建设

提供政策支持，由政府牵头，加大扶持力度，对健康志愿者的工作开展加强管理，形成固定的考核机制，建立多层次、多样化的补助制度，对工作优秀、表现突出的志愿者提供一定的奖励，予以表彰激励。

2. 拓宽招募渠道

可吸纳八段锦、太极拳等多种其他类型健身团队成员、退休医生和教师以及在营养饮食、心理健康方面有特长的志愿者参加，形成志愿者队伍的多元化，提高志愿服务内容的全面性。

3. 广泛培养凝聚志愿服务骨干队伍

定期组织健康志愿者开展交流会,对项目开展过程中的经验和困难进行沟通、商榷,增进志愿者之间的交流,促进优势互补,良性互动的长效机制。

4. 加强宣传发动

利用报刊、电视、网络等多种大众媒体形式进行多方面宣传,打造本项目的品牌效应,提高健康志愿者的参与度,社会公众的响应度,把健康志愿服务形成一个常态化机制。

(无锡市滨湖区疾病预防控制中心　供稿)

来自四堂间的笑声

人口老龄化持续加速，2016年上海市奉贤区60周岁及以上老年人已达15.28万，占户籍总人口的28.9%，其中超过一半以上的老人生活在农村地区。

受传统观念和经济条件影响，农村老人选择去养老机构的不多，更多的人选择居家养老。农村空巢老人和独居老人越来越多，对居家养老服务的需求逐渐增加。奉贤区统计局专项调查显示：奉贤区农村中老年群体更倾向于传统的居家养老模式；农村中老年群体对助医服务、文体活动、住房家电维修、养身保健培训需求度最高。农村老年人有“不离乡土、不离乡邻、不离乡音、不离乡愁”的“恋家”情结，需要的是熟门熟路、乡里乡亲地“快乐养老”。

为了破解农村留守老人及独居老人的居家养老问题，奉贤区民政局于2014年，在四团镇三坎村先行试点“睦邻点”居家养老服务项目，租用宅基地房设睦邻点，因场所类似农家的“客堂间”，具备“吃饭的饭堂、聊天的客堂、学习的学堂、议事的厅堂”四种功能，后简称为“四堂间”，附近的老年村民可到四堂间用餐、看电视节目、聊天、看书等。试点得到广泛好评后，2015年区民政局制定文件鼓励各村根据自身实际情况设“睦邻点”，并确定了“四堂间”硬件标准以及配套的保障制度。

新农村建设如火如荼，不断推进奉贤的乡村更美更精致，为更好地满足老年人在乡村居家养老的需求，推进精准养老服务管理，2016年9月份，区政府全面启动“睦邻四堂间”建设项目。随着睦邻点项目实施的深入，为老服务的需求不断拓展。

一、具体做法

围绕“以养老需求为导向，实现精准养老服务，让老年人共享社会发展成果”目标，在“政府牵头、社会赞助、村委负责、老年自愿”的机制和属地化原则下，睦邻“四堂间”为本宅基（村民小组）独居、高龄、困难等老年人提供就近养老服务。区政府搭台，企业赞助，送来资金补助，配套建设微公园和体育运动场所；利用农村闲置住宅，通过标准化改造，提供助餐、文化娱乐、精神慰藉等居家服务；卫生、体育等组织公共服务下沉睦邻“四堂间”网点；广泛动员社会组织，购买公益服务配送，丰富“四堂间”老人晚年生活。睦邻“四堂间”遍地开花，成为农村老年人快乐养老幸福驿站。

（一）政府倡导，多方聚力，搭建“四堂间”社区居家养老平台

“四堂间”建设标准包括，建筑面积在60~100m^2，配备厨房、客堂、餐间、卫生间和必要的设施设备，有一定的室外活动场所。通常租用农村闲置的宅基房，适当改造而成。2016年建设起始，“四堂间”一次性装修费用和运营费用由政府、村委会、爱心企业三方承担。2018年起，将农村宅基睦邻“四堂间”建设纳入区乡村振兴战略，出台文件，建立长期发展保障机制。按照标准要求创建并通过验收的“四堂间”，每个点位给予创建补贴5万元。按照标准要求运营并通过考核的“四堂间”，每个点位给予每年5万元的运营补贴（其中4万元作为运营补贴经费，1万元作为星级达标奖励经费），主要用于厨师工资和餐费补贴。资金来源渠道，原则上按照区、镇财政3 ：2配套。同时，积极争取各类社会基金、爱心企业等慈善、公益资金的支持。将大力发展宅基睦邻“四堂间”纳入第三批中央财政支持开展居家和社区养老服务改革试点项目，2018—2020年，支持“四堂间”运营管理经费不少于300万。

（二）招募对象，搭建老年朋友圈

“四堂间”主要招募对象为本宅基独居、高龄、困难等老人，村委会按照老年人自愿、子女同意的原则与老年人及子女签订自愿参与协议，每个睦邻点招募参加的老年人不少于12人，服务半径不超过步行15分钟，都是熟悉的乡里乡亲。每个月末统计下一个月的用餐人数，对卧床、行动不便在家或临时有突发情况的老年人，“四堂间”工作人员都上门送餐。老年人自负餐费每顿不超过5元，就能每天都吃到一顿热气腾腾、荤素搭配的营养午餐，“四堂间”更为老人们提供了一个相互沟通交流的温馨场所，让子女更放心。

（三）政策扶持，吸引四方资源

区镇两级政府积极招募专业机构、公益组织以及各类社会服务资源，为睦邻点提供文化、体育、保健等教学娱乐活动，实现老有所学。属地社区卫生服务中心推进基于睦邻“四堂间”网点的家庭医生团队服务机制建设，安排家庭医生及团队定期到“四堂间”巡访，随访慢性病患者，提供长处方等便利就医措施，为卒中、肿瘤等患者提供适宜的社区康复、居家疗护等医疗服务。充分

利用“四堂间”的场地和设施资源，建立老年人的健康小课堂机制，配置科普视频、举办健康养生小课堂，教授老年人适宜的健康养生操等，老年人适宜运动干预和中医养生等慢性病适宜技术服务广泛覆盖到全区“四堂间”。多部门协同推进“四堂间”堂主、厨师等工作人员和志愿者的培训项目以及综合评估，指导“四堂间”提升管理水平，更全面保障老年人在日常的堂间生活中，作息规律、运动适宜、膳食合理，心情疏导、被照护到位等。

（四）参政议政，发挥老年人优势

村委会利用“四堂间”阵地，组织和引导老人们参与村民小组的急重难点问题，参与村规民约制定，征求社会治理意见等。发挥老年人“老娘舅、老舅妈”角色，参与调节村民、家庭间矛盾，更多体现老年人社会价值。

（五）统筹资源，发挥各部门技术优势

“四堂间”设置标准化厨房、餐间、设施设备，厨房设施报辖区食品卫生监督部门备案，工作人员执健康证上岗。社区卫生服务中心医生定期指导合理膳食、营养配餐、减盐控油等工作。2017 年起，区民政局以政府购买服务方式，招募上海新途社区健康促进社等社会组织承担“四堂间”的专业化运营管理。2018 年初，该组织招募管理人员担当“四堂间”的堂长、堂主、大使等，引进健康设施、医疗服务、孝贤文化等。区民政局则统一委托第三方评估机构对新增睦邻“四堂间”开展达标验收，对已建成的睦邻“四堂间”进行评估和星级评定。

（六）定期交流，各显风采

2019 年开展了首届“四堂间”睦邻节，更是让不同镇、不同村的堂主和老人们有了汇聚一堂的机会。各个“四堂间”纷纷拿出自家的拿手好戏，将平时练习表演的节目一一登台亮相。从村里的小舞台，走向区里的大舞台，老人们既紧张又兴奋。台上，韵味十足的国乐演奏《江南丝竹》、妙趣横生的《凳之舞》，还有奉贤传统滚灯表演，赢得了台下阵阵喝彩。

二、成效

（一）有效对接和满足农村老人的养老服务需求

老来有伴，“四堂间”里有稳定的乡邻朋友圈；老有所养，四堂间有安心安

全营养餐；老有所学，四堂间里有小课堂，年轻的小朋友们来教老朋友健康知识、新游戏；老有所乐，四堂间里能看文艺演出、健康服务送上门；老有所为，四堂间里大家听我来调解，服务乡村做贡献。为老年人群打造健康社交圈，提供更多社会角色岗位实践活动，尤其能帮助到农村独居老年人群的生理和心理健康。

（二）拓展村民自治新载体

农村宅基睦邻“四堂间”的创建，既实现了农村老年人自我管理、自我发展、自我约束、相互关爱、相互帮助的自助养老模式，又体现了农村老年人的自我价值。上海新途社区健康促进社等机构的专业管理，引导“四堂间”更有效率和质量地发现老年人全方位的综合养老保健需求，调集社会公益资源给予满足，专业的评估分析也帮助区镇两级政府综合养老政策的更好决策。

（三）推进老年人慢性病防控工作协同开展

每个月的固定时间和节假日，社区家庭医生团队来服务，问病又问药、健康生活方式最要紧，定期体检读懂报告，心梗脑梗康复治疗；节假日里，区内二三级大医院的专家们来义诊，开讲座；体育指导员来教太极拳、五禽戏、手指操，月月还有社区文艺团队送演出，老年健身舞、科普小剧场、戏曲表演。说得是乡语，老人听得懂，讲得百姓身边事、惠民好政策、健康养生、安全防范，老年人喜闻乐见。各部门紧密协同，为农村老年人营造更加全面立体的健康生活支持性环境，不断拓展睦邻“四堂间”的老年人健康管理。四堂间的老人们家庭医生签约率为100%，家庭医生每月2次定期来四堂间服务，开展高血压、糖尿病患者随访37 240人次，累计在四堂间开展健康教育2 100余次，慢性病规范管理率为91.2%，参与体育锻炼率为72.8%，健康教育知识知晓率明显提升。

（四）弘扬社会睦邻新风尚

四堂间展现了“志愿帮扶、邻里守望、乡情关怀”的新型邻里关系，体现了奉贤“孝贤文化”的好家训和互助好家风，彰显了新农村崇尚文明、邻里和睦的社会风尚。即使子女不在身边，老伙伴间能相互监护安暖，健康管理有同伴，居家疗护有同伴，一旦发现谁有头疼脑热，身体不适的，第一时间搭手帮扶，联系子女、联系家庭医生，送医救治。厅堂的朋友圈，凝聚着乡间的人情力量，把每个老年人个体以及每个家庭单元，紧密地联系在一起。

三、思考

自2014年试点探索，2016年全面推广至今，奉贤区已创建完成宅基睦邻“四堂间”堂间”家、服务老年人6 500人，至“十三五”末，将完成创建500家。奉贤区农村宅基睦邻“四堂间”项目先后被评为奉贤区依法治理优秀案例、上海养老服务创新实践十大案例、首批全国农村公共服务典型案例等，是适合远郊实际、农村老人认可的综合养老服务新模式的成功案例，是当前社区居家养老与机构养老模式的有效补充，是破解农村养老难题的创新之举。

人口老龄化是当代世界人口发展的趋势，老年人是慢性病管理的重点人群。结合农村老年人居家养老需求的实际，奉贤区不断完善农村睦邻四堂间养老模式，同时启动生活驿站（四堂间升级版）、综合养老服务中心等更多元的社区养老平台建设，民政、卫生等相关部门展开更多的资源对接和技术协作，稳步推进老年人群的慢性病防控体系建设，完善和拓展综合养老服务模式，为老年人营建更加全面的健康生活支持环境，保障老年人生活无忧，患病无惧。当然，“四堂间”的发展历程并不长，在如何做深内涵、持续服务方面更好地运营下去还有待进一步的探索。如何把养老服务做细、做实，单靠政府一家是远远不够的，需要社区力量以及每个人去参与。

不离乡村，“四堂间”里快乐养老。在“新农村”的美丽田间，有清风伴流水，有新燕啄春泥；在多功能的四堂间里，老人们听蛙声赏梨香，吴侬乡语话健康，其乐融融。

（上海市奉贤区疾病预防控制中心
上海市奉贤区老龄事业发展中心　供稿）

共植创新“四叶草”,健康管理新格局

花木街道地处上海市浦东新区行政、文化的中心位置,占地面积20.93km^2,下辖44个居委会、164个居民小区,区域内常住人口21.69万人。但居民健康难点也颇多,如:辖区登记在册的高血压患者共33 091人,糖尿病患者共16 351人,管理难度大;60岁及以上常住老人5.25万,其预防保健需求突出。

习近平总书记在2016年全国卫生与健康大会上指出:没有全民健康,就没有全面小康。为此,花木街道深入调研,发现辖区健康管理主要症结为:健康服务内容单一,服务时间不稳定;各居民区健康服务的水平不均衡,健康志愿者专业性不够高;全科医生缺乏统一的服务规范和标准;慢性病高发而难以有效控制。

对此,花木街道以“全民健康”为目标,创新实践街道健康管理新模式,“政府主导”“社会参与”“居民自治”“品牌引领”四个维度并重,构建“全民健康,全域共建,全员参与,全居并进”新格局,不断提升为社区居民提供公平可及、标准规范、系统连续的健康服务的能力。新模式以“四叶草”命名,既彰显上述四个维度的重要性,又契合“花木”之名。

一、主要做法

(一)街道搭台,部门合力,“政府主导”之叶脉络清晰

1. 自下而上的健康议题和项目形成机制

花木街道广泛开展分层、分类调研,分别与老年人、残疾人、慢性病患者、低保家庭等重点人群代表座谈,与居民区书记、健康促进社工座谈,与社区卫生服务中心人员专题研讨,听取健康服务社会组织与健康自我管理小组反馈,了解居民健康服务需求,形成健康需求清单,不断实践自下而上的健康议题和项目形成机制。2018年完成《健康花木,共建共享——花木街道“家门口”健康服务体系建设》专题报告。

2. 健康服务整合与信息发布机制

街道行政部门、医疗机构、健康促进行业协会、健康管理组织、养老机构、

托幼机构、健康服务监测机构、志愿者团队等取长补短，互通有无，整合形成多项健康服务内容。通过街道分管科室统合，花木街道的各类健康服务内容、健康教育信息在“健康花木”微信公众号和居委“家门口”服务站发布，保障了信息的权威性，提升了居民获取健康信息的便利性。

3. 创建健康服务“111”工作法

健康信息通过“健康花木”微信公众号、“家门口”服务站电子显示屏一键发布，健康服务事项在“健康小屋”一站获得，健康活动通过健康协理员、健康促进志愿者等服务团队一口通办。以“重点人群管理”为例，居民可以在“健康花木”微信公众号或“家门口”的“健康小屋”获取孕情监测、婴幼儿疫苗接种、长期护理险健康评估等健康服务信息，可以在规定时间、地点参与由全科医生提供的健康监测、管理等预防保健服务。

4. “家门口”健康服务评估

花木街道联合联洋新社区健康服务中心，开发评估工具包，每年两轮全覆盖地评估 44 个居委的健康活动情况、健康小屋使用情况、居民满意度。健康活动情况评估包括活动开展次数，活动平均参与人次数，家门口健康类服务覆盖总人数等；健康小屋使用情况包括健康小屋开放时间，物资配置、使用和管理情况，家庭医生服务频次等；居民满意度调查用于评价居民对本社区开展的健康活动、健康教育内容、健康小屋设施及功能、社区环境健康等方面的满意度。

（二）集成资源，签约共建，“社会参与”之叶郁郁葱葱

1. 梳理整合辖区资源

花木街道积极发挥社会力量作用，召开健康服务专题会议，引导辖区三类社会资源——健康公共资源、社区自治共治资源和市场资源，参与街道健康服务体系建设，充实健康服务资源。其中，健康公共资源是指不同级别的专业医疗机构，由辖区内 2 家社区卫生服务中心、辖区外二、三级医院、相关健康管理机构组成。社区自治共治资源包括工青妇、红十字会等群团组织，包括志愿者协会、养老机构、残联等政府扶持的社会组织，还包括街道社会组织服务中心培育或中标参与健康相关项目运营的其他第三方社会组织。市场资源是指党建引领下的辖区共建企事业单位。

2. 编制健康资源菜单

花木街道根据辖区社会资源确定了 12 张健康资源菜单，涵盖家庭医生签

约、优质医疗资源义诊、全科医生进社区、健康讲座、健康主题日活动、重点人群管理、健康养老地图、控烟宣传、环境健康、健康活动菜单、健康项目评估、健康养老特色项目等内容。12 张健康资源菜单对应了 38 项健康服务项目。

3. 签订健康共建协议

花木街道各居委与资源单位签订了两类健康共建协议，辖区居民可享受 38 项健康服务项目。一是与第三方社会组织签订《健康自管服务协议》，包含五大类 16 项健康服务项目，如健康宣教、健康体测、自管小组、控烟巡查等；二是与公立医疗机构签订《健康支持服务协议》，包含五大类 22 项健康服务项目，如家庭医生签约、传染病防控、老年人免费体检、安全用药指导等。

（三）创新机制，闭环管理，“居民自治”之叶蔓蔓日茂

1. 强化“1+2”健康自管机制

为提高居民健康自我管理小组的管理水平，花木街道创新性引入第三方社会组织参与健康自我管理小组培育。每个健康自我管理小组以组长及两位组员形成“1+2”管理团队核心，汇总包括社区医疗资源、社会组织资源（居家养老服务中心、老年协会、计生协会、残联等）、社群团队（文化、体育团队）、社区企业资源等在内的“X”资源，共同参与高血压、糖尿病等慢性病的健康自我管理。

2. 居民深度参与健康服务闭环管理

组建五支“专业化 + 志愿化”的健康服务团队，分布到各“健康小屋”，人员全部公示上墙，定时、定点、定岗、定人开展服务，形成健康服务从支持到服务到评估的管理闭环。一是健康支持团队，包括 21 位医院专家半年一次开展义诊，35 位全科医生每周一次进社区开展服务。二是健康宣教团队，包括综合性医院专家、社区卫生服务中心医生、8 名拥有教育、医疗、管理从业背景的社区志愿者，为居民提供“点单式”讲座。三是健康管理员团队，由第三方社会组织招募的近百名人员组成，每周至少服务半天，协助居民健康体测，开展健康咨询和控烟宣传等志愿服务。四是健康评估员团队，由 10 名居民代表组成，对开展的健康活动进行监督反馈。五是健康协理员团队，由健康促进条线社工组成，负责“健康小屋”维护、活动协调等。

（四）一居一品，培育特色，“品牌引领”之叶熠熠生辉

1. 44 个“一居一品”建设

为进一步精准服务居民，各居委主动对接各类资源，设计适合本居民区人

群特点的健康品牌项目,形成了44个“一居一品”。花木街道每年年底开展各居委健康品牌项目评比活动,“健康花木、共建共享”的发展理念在居民中得到广泛认同。

2. “X”个特色品牌项目孵化

街道每年选取居民呼声最高的热点健康服务需求,积极寻求区级及以上层面的健康相关试点项目或特色项目,在不同社区进行试点,并根据项目反馈进行推广,创建了若干个街道层面的健康特色品牌项目,形成了“X”个健康管理特色品牌项目,与44个“一居一品”构成了花木街道“44+X”健康管理品牌建设的恢宏局面。

二、初见成效

(一)全民健康,两个维度三项内容力促“人人享有健康”

花木街道为辖区健康管理设立高标准、开出“大处方”:以“全民健康”为目标,紧紧围绕覆盖全生命周期、覆盖全人群两个维度开展系列工作,通过充实健康服务资源、强化健康服务团队、培育特色健康项目,满足社区居民多元化的健康需求,达成“人人享有健康”的愿景。

(二)全域共建,“家门口”“家门外”健康资源高度集成

“四叶草”赋能的“健康小屋”,不仅成为实施社区居民健康服务的多功能载体,也正成为提高社区居民凝聚力的健康基地。47个健康小屋都拥有一套标准化配置,包括:一套包含服务时间、服务团队等信息的上墙公示牌,一组包含血压计、体重秤等在内的健康体测设备,一套跨越各生命周期的健康管理书籍,一位定点周周见的全科医生,一名来自东方、公利等医院的结对健康专家,一支由专业社会组织与社区居民组成的健康促进志愿者团队,一套社区通办、即时更新的健康资源服务清单,一套详细记录各类健康服务的时间、地点、内容、受益对象等信息的《“家门口”健康服务记录册》。

2018年底,花木街道“花木社区健康地图2.0版”发布。“花木社区健康地图”由健康促进志愿者自主设计,清晰标注了花木街道辖区内的医院、药店、健康步道、健康团队、健身场所等健康服务信息。

（三）全员参与，居民自治有效融入街道健康管理

花木街道组建近200个“2+X”居民健康自我管理小组，拥有组员3 000余人。调查发现，通过“2+X”高血压自我管理小组活动，小组成员高血压核心知识知晓率达到92.2%；生活习惯和行为管理方面都有明显改善，每日控油控盐的人数超过组员人数的90%、每日食用蔬果的人数超过82%、不抽烟不饮酒的人数超过90%、规律测量血压的人数超过92%、规律运动的人数增多。经过全科医师规范管理和指导、“1+2+X”居民健康自我管理小组积极作用，健康自我管理小组组员血压控制率达到79.6%.“1+2”管理团队建设等星级小组分类指导经验作为试点在浦东新区全区推广。

街道的五支健康服务团队如火如荼开展健康教育、健康管理、控烟宣传、环境健康、健康项目评估等健康自管活动。2019年1—10月，健康服务团队已开展健康教育讲座近170场，参与各类活动医疗保障31次，组织二、三级医院专家义诊近90次。居民满意度调查显示，100%的居民对健康服务团队的工作表示满意。

（四）全居并进，健康管理特色品牌项目百花齐放

花木街道涌现了一批健康管理特色品牌项目，如明月居委“候鸟之家”健康驿站项目为随子女来上海的候鸟父母提供健康服务；牡丹七居委“彩虹工作坊”聚焦流动人口优生优育；“健康存折”项目监测自我管理小组组员血压。

2016年花木街道联洋社区开展了八段锦对老年人平衡功能影响研究试点工作，并在第九届全球健康促进大会上展示了社区八段锦锻炼场景，获得高度评价。2017年，花木街道针对联洋社区外籍人士聚集的特点，以联洋社区卫生服务中心中医体验馆为基地，推出了体质辨识、老外识百草、针灸推拿体验等中医文化推广项目，深受外籍居民欢迎。

三、思考

1. 政府精准政策引领、社会力量深度参与、居民高度自治是推进花木街道全民健康的关键

从细处着想、实处入手，通过整合辖区社会资源、签订共建协议，深化了健康小屋服务内涵、规范了健康小屋管理模式；从服务入手、团队先行，针对群众反映的家庭医生签约不做实和居民健康意识差、就医习惯陈旧等情况，动员专

业人士、志愿者、社工和居民，建立 5 支健康服务团队，为居民提供全周期的健康管理服务；从需求着手、项目落地，因地制宜，将居民呼声最高的热点问题，整合成具有花木特色的健康项目，全方位开展。

2. “四叶草”模式面临的新挑战

目前健康小屋主要以婴幼儿、孕产期妇女、残疾人、老年人等人群的健康管理为工作重点，如何将服务范围扩大至在校学生、职业人群等青壮年群体，需要进一步深入思考、创新发展和探索实践。

3. “四叶草”模式下一步计划开展扩容举措

组建健康服务联盟，打造“家门口”健康服务圈。在现有工作基础上，花木街道将结合“家门口”健康服务，打造“健康楼宇、健康学校、健康市场、健康公园”等多位一体的健康服务联盟，分单元启动“居家养老、妇幼保健、残疾人照护”等健康主题论坛，最终形成包括医疗机构、养老机构、“健康小屋”等在内的 15 分钟社区健康服务圈，让花木居民真正享受到“共建共享”、覆盖全生命周期全人群的健康服务。

（上海市浦东新区疾病预防控制中心；
上海市浦东新区花木街道办事处　供稿）

后记

在各方同道的支持与协助下，《慢性病综合防控践行探索精选（第二集）》出版了！这部书籍延续了第一集的初心，通过发掘慢性病综合防控工作推进中的特色、亮点，把慢性病综合防控的"故事"讲好，反映出这一领域的成功经验、工作理念，为行政决策者、领域内的技术从业者，以及其他读者提供一份良好的精神食粮。

本书选中的45篇案例来自全国18个省（自治区、直辖市）的44个县（市、区）（详见下表）。感谢各省（自治区、直辖市）、设区的市、区（县、市）级党委政府、卫生健康和相关领域慢性病综合防控的全体同仁的努力探索和勇于创新！

精选案例分布的省份和区县的案例数一览表

序号	省份	案例数	区县名称（案例数）
1	北京	3	东城区（1）、丰台区（1）、昌平区（1）
2	河北	1	邯郸市邯山区（1）
3	辽宁	1	鞍山市立山区（1）
4	上海	6	浦东新区（1）、松江区（1）、奉贤区（1）、嘉定区（1）、静安区（1）、虹口区（1）
5	江苏	5	苏州市张家港市（1）、淮安市（1）、无锡市滨湖区（1）、扬州市高邮市（1）、镇江市（1）
6	浙江	3	丽水市莲都区（1）、宁波市北仑区（1）、杭州市江干区（1）
7	安徽	1	芜湖市镜湖区（1）
8	福建	3	三明市尤溪县（1）、厦门市湖里区（1）、泉州市丰泽区（1）
9	江西	3	新余市渝水区（2）、南昌市南昌县（1）
10	山东	3	烟台市福山区（1）、威海市荣成市（1）、东营市广饶县（1）
11	湖北	3	十堰市张湾区（1）、荆州市沙市区（1）、武汉市江岸区（1）

续表

序号	省份	案例数	区县名称（案例数）
12	湖南	1	长沙市长沙县（1）
13	广东	4	珠海高新区（1）、深圳市龙岗区（1）、深圳市宝安区（1）、深圳市南山区（1）
14	广西	1	钦州市钦北区（1）
15	海南	1	海口市龙华区（1）
16	重庆	4	荣昌区（1）、万州区（1）、沙坪坝区（1）、渝中区（1）
17	云南	1	大理白族自治州鹤庆县（1）
18	甘肃	1	张掖市甘州区（1）

征途漫漫，唯有奋斗。我们投身于维护人民健康的事业中，我们愿与同道们一起坚持以人民为中心的发展思想，牢固树立“大卫生、大健康”理念，以基层为重点，以改革创新为动力，不断提高人民健康水平。期望更多的地区在借鉴和复制本书中案例的实践过程中，积累更多的经验，总结更多的方法，共同谱写慢性病防控的新篇章。

由于时间、能力、学识的局限，本书在撰写中难免存在疏漏、瑕疵或遗憾，敬请各位同仁斧正。